小儿脏腑推拿

主　　编　王华兰

副 主 编　孙德仁　冯燕华　张　锐　庞智文
　　　　　李君芳　王　列

编　　委　（以姓氏笔画为序）
　　　　　王　列　王　珍　王华兰　冯燕华
　　　　　刘　静　刘宝良　刘晓璟　孙德仁
　　　　　李君芳　李莹莹　吴鹏超　张　典
　　　　　张　欣　张　锐　陈宗金　周　开
　　　　　庞智文　赵林灿　董　升

学术秘书　李莹莹（兼）

人民卫生出版社

图书在版编目（CIP）数据

小儿脏腑推拿 / 王华兰主编 . —北京：人民卫生
出版社，2020
ISBN 978-7-117-29461-4

Ⅰ.①小…　Ⅱ.①王…　Ⅲ.①小儿疾病 – 推拿　Ⅳ.
①R244.1

中国版本图书馆 CIP 数据核字（2019）第 299351 号

人卫智网	www.ipmph.com	医学教育、学术、考试、健康，购书智慧智能综合服务平台
人卫官网	www.pmph.com	人卫官方资讯发布平台

小儿脏腑推拿

主　　编：王华兰
出版发行：人民卫生出版社（中继线 010-59780011）
地　　址：北京市朝阳区潘家园南里 19 号
邮　　编：100021
E - mail：pmph @ pmph.com
购书热线：010-59787592　010-59787584　010-65264830
印　　刷：保定市中画美凯印刷有限公司
经　　销：新华书店
开　　本：710×1000　1/16　印张：25
字　　数：436 千字
版　　次：2020 年 1 月第 1 版　2020 年 1 月第 1 版第 1 次印刷
标准书号：ISBN 978-7-117-29461-4
定　　价：89.00 元

打击盗版举报电话：010-59787491　E-mail：WQ @ pmph.com
质量问题联系电话：010-59787234　E-mail：zhiliang @ pmph.com

前　言

　　《小儿脏腑推拿》是研究和阐述儿科脏腑推拿疗法基础知识、基本技能及其临床应用的一门实用性专著。为了更好地适应我国中医小儿推拿的发展及市场需求，满足当前临床需要，规范小儿脏腑推拿操作技能，着重培养小儿推拿医师的临床实践能力，推动其整体素质，体现小儿推拿学科的科学性、系统性、完整性和实用性，特编写此书。

　　全书共分十章：第一章主要阐述小儿脏腑推拿发展史；第二章简要介绍小儿脏腑推拿的理论依据；第三章为小儿生理与病理特点；第四章为小儿脏腑病治疗概要；第五章为小儿推拿作用；第六章为小儿脏腑推拿治疗知要；第七章为小儿脏腑推拿手法；第八章为小儿脏腑推拿穴位；第九章为小儿常见病症；第十章为小儿保健推拿；书末还附有小儿推拿常用腧穴及小儿艾灸疗法。本书内容论理清楚，图文并茂，方法简便，易学易懂，疗效确切，适合从事教学、临床诊疗工作者，推拿专业学生及广大推拿爱好者阅读。

　　本书在编写过程中，各编委认真负责，查阅各种资料，并坚持质量控制，力求将本书打造成小儿推拿的精品之作。本书特点如下：①开拓创新，强化特色，提高临床效用。本书在原有小儿推拿手法分类的基础上，按手法作用将其划分为11大类，如解表清热类、补益温里类、消食健脾类、安神镇惊类等；在脏腑推拿手法临床应用方面，增加了脏腑推拿十八大特色手法，如推拿法、按摩法、选法、压法、弹法、分法等，更加注重内容的临床实用性。②内容全面，重点突出，传承发展。将小儿脏腑推拿优势病种按照脏腑系统分类，详细论述各类疾病的病因、病理、小儿特色诊断、特色手法，对小儿推拿各部位常用保健手法进行规范，并搭配小儿生活习惯、食疗、运动等小建议，帮助小儿提高身体素质，摆脱疾病困扰。

　　本书编委由全国各地高等中医药院校的小儿推拿专家组成，在编写过程中，也得到了许多专家教授的大力支持和帮助，谨在此表示衷心感谢！由于参

3

编人员水平有限,在编写过程中尽管做了很多努力,但仍可能存在一些不足之处,希望广大读者在使用过程中提出宝贵意见,以便今后修订时进一步完善和提高。

编者

2018-10-30

目　录

第一章　小儿脏腑推拿发展史

第一节　脏腑推拿发展源流

推拿是用手或器械作用于人体体表的特定部位或穴位,使机体产生相应反应,用以预防、治疗伤病的医术,是中医学的瑰宝,是我国人民在长期的生活和生产实践中,与伤病作斗争的经验总结。推拿古称"按摩""按跷""案杌"等,如《素问·血气形志》曾记载:"形数惊恐,经络不通,病生于不仁,治之以按摩醪药。"《汉书·艺文志》中,也列有《黄帝岐伯按摩》十卷篇目。可见,我国很早就把推拿作为治疗疾病的重要手段。

脏腑推拿是指运用推拿(按摩)手法作用于人体(以腹部为主)的经络穴位或特定部位,以治疗因脏腑功能失调导致的内科、妇科及儿科等病症的中医外治疗法,是中医推拿(按摩)疗法中的一个重要流派。脏腑推拿历史源远流长,早在殷墟出土发现的甲骨文中就记载了20多种病名,如"蛊",《说文解字》曰:"蛊,腹中之虫也",这个病名的确定,说明当时已对体内的疾病有所认知。有学者认为脏腑推拿操作手法最早记载于《素问·举痛论》:"寒气客于肠胃之间,膜原之下,血不得散,小络急引,故痛。按之则血气散,故按之痛止。"此外,巢元方在《诸病源候论》中提出了振腹、摩腹、摩脐上下并气海、按胁等操作手法。张仲景的《金匮要略》中就提到了按腹人工呼吸法,其主要用于自缢的急救操作:"正救自缢死……一人摩捋臂胫,屈伸之,若已僵,但渐渐强屈之,并按其腹。"但随着朝代更替和封建思想的影响,脏腑推拿这一身体接触较大的治法就渐渐不被人们所接受,有关的医籍也被删改,仅在宫廷之中及道家被保留和使用,导致后世对脏腑推拿的传承和了解甚少。据安纯如道人口述,腹部按摩起源于五台山,具体年份不详,于明末清初时传入民间,当时安纯如道人在保定周边传授脏腑推拿疗法,他的弟子中就有王庆传、胡秀璋等人。新中国成立后,脏腑推拿逐渐有所起色,王文、王雅儒、骆俊昌、胡秀璋等人专注于从事脏腑推拿,形成了有特色的脏腑推拿方法,如"脏腑图点穴法""骆氏腹诊推拿""胡氏腹部推拿法",等等,流传至今。

脏腑推拿在传承的过程中,由于地域人文医学的不同,也表现出不同的学术流派特点。

脏腑图点穴法学术特点:脏腑图点穴法的主要治疗原则是通过调整冲、任、督三脉的经气来达到治疗疾病的效果,其手法种类精简,注重旋转补泻,书中提出九字手法,分别为补、泻、调、压、推、拨、分、扣、按。并且首创阑门穴,位于脐上1.5寸,操作程序为先腹部任脉,后腰背部督脉,同时使用多个穴位。

骆氏腹诊推拿手法学术特点:骆氏腹诊推拿手法首先要掌握腹诊的技巧,通过腹诊来判断疾病的性质,进而按八纲辨证方法确定推拿的治疗原则,并且需要练就"视之不见,触之如电"的手法基本功,常用温、补、和、通、消、汗、吐、下等治疗八法,尤其擅长慢性胃病、肠炎、胆囊炎等疾病的治疗。

胡氏腹部推拿法学术特点:王金贵认为胡氏腹部推拿法的核心思想是应用五种气体的划分及四种导疗的应用,治疗时,腹部的按揉推运配合背俞穴,以此达到通经络、通脏腑的作用。在胡氏腹部推拿的基础上,经过几代人的传承和创新,逐渐形成具有天津地区特色的津沽推拿流派。

其他脏腑推拿学术特点:①刘冠军创立的长白山通经调脏流派以"经络—脏腑相关"理论为基础,认为患者多阳虚体寒,治疗上以扶助正气、温煦脏腑经脉为主,通经、调脏手法相结合,操作核心以推法、摩腹法为主,达到气机调达、阴阳平衡。②隋卓琴古法腹部按摩:隋卓琴是津门古法腹部推拿名家刘希曾的弟子,其腹部推拿主取上、中、下脘三穴,主穴善用按法,并分层次、分补泻,操作时要求形神合一、守神聚气,手法柔和渗透,柔中寓刚。

此外,脏腑推拿在流传的过程中留下了许多经典文献,《延年九转法》是其中的代表作。该法将导引功法和腹部推拿融为一体,全套功法包括八种摩腹方法和一种上身摇转法,以按摩为主,导引及静功为辅,重在摩腹。该书认为脏腑推拿能通和上下,分理阴阳,去旧生新,充实五脏,驱外感之诸邪,消内生之百症。《胃病推拿法》是当前对于脾胃病推拿记载较详细的文献之一。陈宇清老先生在书中提到了十八个胃病推拿手法,与传统手法操作不同的是,陈老先生在书中更强调的是手法操作的部位及方向,每一个手法都会有相应的几种手法顺序,并配以操作部位的体表操作方向图,不同的操作顺序对应的适应证也是各不相同的。此外,陈宇清老先生十分重视腹诊这一概念,如医案胃扩张症中,患者会有腹壁弛缓,胃的扩张部分向左侧凸隆,或向下低降;医案胃吐酸症中,其诊断依据中有一项为胃部血行障碍,神经过敏,略微抚摸,外皮发红,就有充血现象。这一系列的腹诊方法,不但丰富了传统的诊断依据,同时也能作为推拿疗效的一个标识,帮助判断进一步该如何操作治疗。

第二节　小儿脏腑推拿形成与发展

　　小儿推拿学是中医推拿学科的重要组成部分,随着儿科学理论体系的建立和推拿临床的广泛应用而逐步形成,是千百年来我国历代医家在长期临床实践中不断积累和总结的结果,对我国小儿的健康成长以及中华民族的繁荣昌盛作出了巨大贡献。《小儿药证直诀》概括小儿的生理病理特点为"脏腑柔弱,易虚易实,易寒易热",说明小儿疾病多与脏腑有关,在临床治疗中往往配合脏腑辨证及脏腑推拿,久而久之,在各医家的学术思想及临床经验中都能发现小儿脏腑推拿的影子,如赵鉴秋教授的小儿脏腑点穴等。

　　小儿脏腑推拿是以中医基础为基本理论,根据小儿生理病理特点,术者运用特定的手法作用于小儿特定的部位或穴位,来调整小儿脏腑气血经脉,平衡阴阳,达到防病、治病、保育的目的,同时小儿脏腑推拿又是一门技能性、操作性、实用性很强的临床外治方法。

　　结合小儿推拿发展史,小儿脏腑推拿形成与发展大体有以下几个阶段:

　　1. 晋隋唐时期　　晋隋唐时期,是推拿学发展的重要阶段,推拿按摩在内科、外科、妇科、急症治疗、养生保健等方面均得到了广泛应用,并取得了巨大成就,小儿推拿也散见其中,此期是小儿推拿的奠基时期。

　　晋代葛洪在《肘后备急方》中第一次记载了捏脊治疗腹痛的方法及操作要领,即:"卒腹痛……拈取其脊骨皮,深取痛引之,从龟尾至顶乃止,未愈更为之。"为小儿捏脊疗法奠定了理论基础。如今的小儿捏脊流派的形成正是得益于此,也可以说是小儿脏腑推拿雏形的开端。

　　隋唐时期,中国封建社会正处在上升阶段,我国的临床医学得到蓬勃发展,其时的重要著作《诸病源候论》《备急千金要方》《外台秘要》等集中记载了推拿按摩在这一时期的杰出成就。在隋代出现了规模较大的宫廷医学教育机构——"太医署",内设医学博士,专门教授徒生,开设了体疗、疮肿、少小、耳目口齿和角法五门专科。到了唐代,在已有的基础上更加完善,除按摩博士外,尚有按摩师、按摩工、按摩生;按摩成为宫廷医学教育的四大科目之一,已上升到与医药、针灸并列的重要地位。此外,按摩除作为养生保健的方法为贵族提供服务外,亦在当时社会医疗上广泛运用于疾病的治疗。值得一提的是,孙思邈在《备急千金要方》中介绍了膏摩治疗多种小儿疾病,如"中客忤""项强欲死""鼻塞不通""涕出""夜啼""腹胀满""不能乳食"等;急证也可运用,如:"治少小新生肌肤柔弱,喜为风邪所中,身体壮热,或中大风,手足惊掣,五物甘

3

草生摩膏方。"书中还首次将膏摩用于小儿保健推拿,书中说:"小儿虽无病,早起常以膏摩囟上及手足心,甚辟风寒。"王焘所著的《外台秘要》,是一部较全面的中医各科综合著作,书中记载用按摩小儿头部及脊背法,以防治小儿夜卧不安,即"小儿夜啼至明不安寐……亦以摩儿头及脊验。"

2. 宋元时期　北宋名医钱乙所著的《小儿药证直诀》是中医儿科学体系形成的重要著作之一,该书将小儿的生理病理特点概括为"脏腑柔弱,易虚易实,易寒易热",诊断方面创立"面上证""目内证"等。该书的问世,标志着中医儿科学理论体系的建立。小儿推拿正是在中医儿科学理论体系的建立和广泛的推拿临床基础上逐渐形成的。宋代《苏沈良方》中有掐法治疗脐风口撮等症,是宋代少有的一项关于小儿推拿疗法的成就,预示着推拿正在向专业化方向发展。

总之,晋隋唐宋元时期,按摩推拿学的快速发展,使得小儿推拿孕育其中,也见小儿脏腑推拿之雏形,为后来推拿治疗小儿脏腑病及小儿推拿行成独立体系奠定了基础。

3. 明清时期　中医学取得了显著发展,推拿学也日趋成熟,小儿推拿形成了自己的独立学术体系。小儿推拿自成体系主要有以下依据:①小儿推拿专篇和专著出现。②按摩改称推拿。《小儿推拿秘诀》首次提到推拿,指出:"余惟小儿无七情六欲之惑,弟有风寒水湿伤食之证,且初生脏腑脆薄,不经药饵,稍长又畏药难投,惟此推拿,一着取效于面步掌股皮肉之间","倘能察其病证,循其穴道,施以手法,而汗吐下三者,尤能得诀,大者又稍兼以药饵,未有不随试而效者也。"小儿多不能合作,需医者持拿而推之,故称推拿。③名医辈出,名著繁多。如《小儿推拿方脉活婴秘旨全书》《小儿推拿秘诀》《小儿推拿广意》《幼科铁镜》《幼科推拿秘书》《厘正按摩要术》等。④学术水平较高。

在上述主要著作中,基本上勾勒出现代小儿推拿的轮廓。除了一般穴位介绍和病症治疗外,还有如下学术特点:①总结出小儿推拿的手法特点。如平稳着实,轻快柔和,灵活熟练,运用自如。②颇具特色的推拿补泻理论。如"旋推为补,直推为泻";"缓摩为补,急摩为泻";"左揉为补,右揉为泻";以及"随经为补,逆经为泻"等。③丰富多彩的复式操作手法。如现在常用的"二龙戏珠""双凤展翅""凤凰展翅"等30多种复式操作手法均是这些著作提出来的。④总结出小儿推拿的注意事项。如《保赤推拿法》有"医者于用法时,具全副善念慈心……"强调医德和专心致志;"医者己大指食指皆不可修留爪甲",强调修指甲;"医手最宜轻稳,莫致儿皮肤疼痛",强调手法轻快。⑤小儿推拿与时间医学相结合。如《小儿推拿秘诀》提出：寅卯发，目上视，手足摇，口流涎，头项强，法当多推肝经，推肾经，宜用地黄丸，泻肾丸。小儿推拿应在下午，如《幼科铁镜》提出"若用推拿须下午，推拿切莫在清晨"，《保赤推拿法》认为"盖上半日阳气正盛，在儿关窍推拿多不能入"。

总之，小儿推拿形成独立体系和快速发展主要在明清时期，尤其是明末清初。多元化的手法和理论体系的进一步完善使小儿推拿流传至今并广泛应用于临床。小儿脏腑推拿在这时期也引起众医家的重视，明代陈氏著的《保婴神术按摩经》，是现存最早的小儿推拿专著，又称《小儿按摩经》。此书总结了明代以前的小儿推拿成就，记述了陈氏本人的许多实践和创见，认为小儿无七情所干，其病多在肝、脾两脏，且十分推崇用推拿治疗小儿病症，为小儿脏腑推拿发展奠定了坚实的基础。清代张振鋆的《厘正按摩要术》强调在小儿病诊断方面，除了四诊常用的方法外，更需配合胸腹按诊法；在穴位方面，对小儿手上特定穴位加以归纳整理，将以脏腑命名的穴位，均列于手五指掌面的一二三节，较之前更为明了。小儿脏腑推拿理念及运用一直贯穿于小儿推拿体系的形成和发展。

4. 民国时期　此时期由于西方文化的冲击，国民党政府扼杀、歧视中医，加之战乱频仍，民不聊生，整个中医事业处于举步维艰的境地，小儿推拿更是如此。然而由于其确切的临床疗效，中医和小儿推拿深深植根于人民群众之中，仍然被继承并顽强地向前发展。民间推拿医家在继承和发扬小儿推拿方面作出了积极贡献。许多小儿推拿名家都是在这一艰难困苦的时期中成长起来的，如山东的小儿推拿就至少有三个流派，此外还有湖南湘西刘开运小儿推拿、北京冯氏捏脊流派，河南陈宇清的胃病推拿法治疗小儿脏腑病等，他们成了新中国开拓小儿推拿事业的中坚力量。

5. 新中国成立后　国家医疗政策的正确导向，充分调动了人民群众的积极性，呈现出学术繁荣、百花齐放的景象。小儿推拿亦得到了蓬勃发展，全国各地相继开设了小儿推拿科，小儿推拿的临床治疗范围进一步扩大，不但用于治疗小儿内、外、骨伤、五官各科疾病，还包括初生儿疾病、杂病及部分传染病等。可以说，凡是儿科疾病都进行了推拿治疗尝试，并且注意观察、总结和分析其临床疗效。

在科研上，对于手法、穴位的作用机制进行了广泛探讨。如北京、安徽等地系统观察了捏脊疗法对患儿胃泌素、肺功能、血压及免疫功能的影响，从而证实了小儿推拿对小儿消化、呼吸、循环、免疫等系统的功效，等等。

第三节　小儿脏腑推拿在各流派中的发展

小儿推拿疗法作为防病治病的一门学科,在数千年的发展过程中,无论在治疗手法,还是在临床辨证方面都在不断发展、提高和完善。但是,由于其学术渊源、师承关系、时间、地域、治疗风格以及对小儿推拿认识等的不同,逐渐形成了各种不同的学术流派。目前在国内影响较大,为大家所公认的主要有小儿推拿三字经流派、孙重三小儿推拿流派、湘西小儿推拿流派、张汉臣小儿推拿流派、河东少儿推拿流派等。现就小儿脏腑推拿在各流派中的发展应用现状总结如下:

1. 小儿推拿三字经流派

代表人物:徐谦光、李德修(1893—1972)、赵鉴秋、葛湄菲等。

学术思想:

(1)"百脉皆汇于两掌":该流派认为气血不和为病之根。气血受血脉约束并调节。欲调小儿血脉,两掌为先。考其常用28个穴,头面仅"黄蜂入洞"和"(若)洗皂",其余全在上肢。建立起"推两掌—调血脉—治百病"的经典理论框架。

(2)抓主诉、用主穴:该流派在临床并无固定程式,强调根据主诉运用穴位。有此证用此推,无此证不用此穴。疾病分型基本与中医儿科和内科相同,各型处方都以针对主诉的穴位为君,久推,先推。

(3)重视纯阳、以清见长。

(4)重脾胃、调中土、长养万物:该流派重视后天脾胃,处处固护脾胃。

该流派传承人赵鉴秋教授与青岛市中医院儿科同仁依据《脏腑图点穴法》,继承发展这项技术并将其与小儿推拿结合,形成了小儿脏腑点穴推拿流派。经过40余年的临床积累,形成了小儿脏腑点穴推拿治疗小儿厌食症、泄泻、呕吐、痢疾、便秘、疳积、感冒、咳嗽、咳喘、肠梗阻、黄疸、肾炎、遗尿、尿频、腹痛、面瘫、脑性瘫痪、脑发育不全、脑炎后遗症、脑外伤及脑震荡后遗症、婴儿瘫后遗症、臂丛神经麻痹、癫痫等,对于保健康复、促进生长发育等也有明显效果。小儿脏腑点穴术共九式手法,分别为补、泻、调、压、推、拨、分、扣、按。其特点如下:①手法轻柔深透、以柔克刚,速度每分钟120下左右;②注重气机调理,尤以调理气分为主;③手法简单易学,九大手法,强调分筋辟肉;④疗效显著。小儿脏腑点穴推拿是目前唯一一个较为明确提出小儿脏腑推拿的儿推流派,已被列为非物质文化遗产名录。

2. 孙重三小儿推拿流派

代表人物:孙重三(1902—1978)、张素芳、姚笑等。

学术思想:

(1)效验穴位,固定成方:该流派在长期临床实践中取得了如天门、坎宫治外感,太阳治头目诸疾,耳背高骨定惊,天柱骨止呕,肚脐补虚,龟尾调大便,胸八道宽胸,箕门利小便等经验。将经验纳入并固定于相关疾病的治疗处方。为获取疗效奠定了基础。

(2)手体配穴,相得益彰:"手"指分布于上肢的穴位,除了小儿推拿特定穴外,还包括十四经分布于上肢的穴位,如"心胸取内关""面口合谷收"等。"体"指分布于胸腹和腰背部的穴位,属成人穴位小儿运用。手穴易于操作,体现传统小儿推拿特色;体穴离脏腑更近,近治作用明显。手体穴位配合,增强了临床疗效。

(3)多重刺激,复式特色:手法不同,刺激方式不同,作用机制不同。对病症而言,有病因、病位、病性、病势之不同,有兼症、合病、新病、旧病之异。理论上需要兼顾,需要多重刺激(多层次、多途径、多方式)以尽快阻断病机。因此,该流派在常规手法和穴位基础上植入了复式操作手法,提高了疗效。

该流派学术观点是建立在"天人合一"整体观念的基础上,强调治疗小儿疾病必须严格按照辨证施治的原则来选取和运用手法、穴位及手法操作,讲究推拿套路,形成"十三大手法"——摇肘肘、打马过天河、黄蜂入洞、水底捞月、飞经走气、按弦搓摩、二龙戏珠、苍龙摆尾、猿猴摘果、揉脐及龟尾并擦七节骨、赤凤点头、凤凰展翅、按肩井。在临床治疗疾病时,善于应用脏腑理论分阴阳,认为分阴阳可以"调阴阳,和气血";善用指三关,认为推指三关可以"和血通关,平肝胆之火,除大肠之热";善用体穴,近距离调理脏腑病症,增强疗效,可见小儿脏腑推拿理念一直贯穿于该流派诊治全程。

3. 湘西小儿推拿流派

代表人物:刘开运(1918—2003)、邵湘宁、彭进等。

学术思想:

(1)遵从古训,次第分明:对照明清时期小儿推拿著作,湘西小儿推拿流派在操作部位(次第)、主要穴位和手法、套路运用与变化等方面最能反映明清时期主流小儿推拿原貌。

(2)以五脏为中心,诊治不离五脏

1)审症归经、以经治症:人以五脏为中心,疾病不离五脏,抓住五脏,就抓住了疾病本质。该流派以五脏归类小儿常见症状,如咳嗽、流涕、气喘归于肺;

厌食、腹泻、疳积归于脾;惊风、癫痫、夜啼归于心、肝;遗尿、五迟、五软归于肾等。归于某一脏,就治某一经,直接切中脏腑病机。

2）五脏协调,全面调理:虽然疾病归某经,主攻有方向,但要获取疗效必须根据五脏相互生克关系进行全面调节。该流派创立了抑强扶弱、补母泻子的五经助制推拿法。

3）顺应五脏,以平为期:五脏各有特点。小儿"心肝多有余,脾肾常不足",肝多风,心主惊,脾主困,肾为虚。所有这些在五经补泻中均得到体现。

（3）有开有阖,开阖得宜:"开"即开窍,"阖"即关窍。开则开通经穴,激活气血,利于感知和传导。阖指结束时关闭经穴,让人体相对独立,让治疗信息持续作用。

五经推拿是刘氏推拿经验的核心部分,主要用于治疗小儿五脏病症（包括相应腑病）。五经是指与五脏相应的五个穴位,各穴位置在相应手指的螺纹面,从拇指至小指分别为脾经、肝经、心经、肺经、肾经。五行相生、相克理论和脏象学说是刘氏旋推五经法运用的理论依据。刘氏十分重视五行生克的关系和小儿五脏的生理特性、病理特点和五脏病候的虚实,提出:脾经宜用补法,不宜用清法（即泻法）,若用清法,清后要加补法;肝经、心经宜用清法,不宜用补法,若用补法,补后要加清法;肺经既可用清法,亦可用补法;肾经宜用补法,不宜用清法等,从而确立补母、泻子,或以补为主,或以泻为主,或补泻兼施的具体治法,并确定适度的手法次数与疗程,从而对五脏进行系统调控,达到治疗疾病的目的。

综上,我们可以看出刘氏虽未明确提出小儿脏腑推拿,但脏腑推拿理念是湘西小儿推拿流派的核心学术思想,一直贯穿于该流派的始终。

4. 张汉臣小儿推拿流派

代表人物:张汉臣（1910—1978）、田常英、张锐等。

学术思想:

（1）稚阴稚阳,用心呵护:该流派认为小儿生命力脆弱,易受伤害,易于夭折,扶助正气为儿科第一要务。为此常用补肾水、补脾经。正气包括阴阳,小儿属稚阴稚阳之体,故寒温不宜太过,补泻不可过猛,务使阴平阳秘。为此,清法常配合温法,泻法常配合补法。

（2）重望诊,审"滞色":该流派注重望小儿神、色、形、发和苗窍。在望色中建立起关于"滞色"的标准、分类、意义、观察方法和与之相应的小儿推拿治疗体系。

（3）倡辨证论治:张汉臣较早接受整体观和辨证论治思想,积极引入小儿推拿中。建立起辨表里、寒热、虚实和脏腑，以确定疾病深浅、病位、病性、趋势，最后总以阴阳的诊病程序。并分别与传统治疗八法对应。"理—法—方—推"环环相扣。

（4）重视实证，探寻机制：张汉臣系统学习并接受了现代医学，将其运用于小儿推拿。

1）口腔内望下唇黏膜（虫症）、两颊黏膜（麻疹）、腮腺管口（腮腺炎）等。眼、耳、鼻、喉病症建议专科检查。咳嗽、气紧要求听诊，拍X线片。发热查血等。

2）对常用57个穴位进行解剖学研究与定位。

3）开创小儿推拿实验，探讨小儿推拿机制。分别进行了补脾经、逆运内八卦等的机制研究，开创了小儿推拿实验先河。

5. 河东少儿推拿流派

（1）少小有别：传统小儿推拿多用于0~6岁的小儿。因扁鹊所救虢国太子当为少年，为此，该地区俗称"少儿推拿"，将其对象规定为0~14岁。

（2）防重于治：该流派创少儿防病评价和调理体系。以五行盛衰判断小儿体质。提出了体质调节不离五脏，抑强扶弱，贵在平衡等观点。

（3）先后天统一：该流派认为先天生后天，后天养先天，先后天实不可分。由于神阙本为先天通路，又是后天元神所舍，故有"先后天统一于神阙"之说。

（4）经络系脏腑，命根在于脚：该流派认为脏腑深藏体内，手法难以撼及。但脏腑发出经络，经络布于皮部，故循经络可以调脏腑。人体纵向分上、中、下三部，该流派重视足部，强调足部推拿。

综上所述，无论是赵鉴秋教授的小儿脏腑点穴，孙重三小儿推拿流派"天人合一"的整体观念、手体配穴，湘西小儿推拿流派的五脏协调、全面调理，张汉臣小儿推拿流派的重望诊、倡辨证论治，还是河东少儿推拿流派以五行盛衰判断小儿体质，提出体质调节不离五脏、抑强扶弱、贵在平衡，其皆是在中医理论的指导下，采用小儿推拿手法治疗因脏腑功能失调而导致的各种小儿脏腑病症。因此，可以说小儿脏腑推拿一直贯穿于整个小儿推拿体系的形成和发展，根植于小儿推拿各流派学术思想，并通过不同形式表现出来。

第二章　小儿脏腑推拿的理论依据

　　小儿脏腑推拿根植于中医基础理论,与阴阳学说、五行学说、脏象学说、经络学说、气血津液学说等密切相关,共同构成了小儿脏腑推拿的理论依据。

　　1. 阴阳学说　阴阳是中国古代哲学的一对范畴,是对自然界相互关联的某些事物或现象对立双方属性的高度概括,含有对立统一的内涵,《类经·阴阳类》曰:"阴阳者,一分为二也。"阴和阳既可以代表两种相互对立的事物和现象,又可以代表同一事物内部相互对立的两个方面,是通过分析相关事物的阴阳相对属性,以及某事物内部对立双方的相互关系,从而认识和把握自然界错综复杂变化的本质原因和发生发展的基本规律。

　　推拿临床所治疗的各种疾病,从根本上来讲属于人体阴阳平衡遭到破坏,所以调整阴阳是推拿治疗的基本原则之一。阴阳偏盛者"损其有余",如痰湿壅盛型高血压,可以重按太冲、丰隆等穴;阴阳偏衰者则"补其不足",如肝肾阴虚型高血压,可以轻揉太溪、涌泉和肾俞等穴。

　　阴阳学说的基本内容,可以从阴阳相互交感、对立制约、互根互用、消长平衡和相互转化等方面加以说明。

　　阴阳相互交感是指阴阳二气在运动中相互感应、相互作用而交合的过程,是万物生成和变化的开始。《荀子·礼论篇》曰:"天地和而万物生,阴阳接而变化起",又《周易》曰:"天地感而为万物化生",从而指出阴阳交感是万物化生的根本条件。

　　阴阳对立制约指阴阳双方具有相互斗争、相互制约和相互排斥、对抗的特性,如上与下、寒与热、内与外、升与降等都具有相对的属性,温热可以驱散寒冷,冰冷可以降低高温等,而阴阳相互制约的结果,使事物取得了动态平衡。风寒痹证常用摩擦温热类手法治疗,气上逆咳喘向下顺推膀胱经,这正是在推拿治法中运用了阴阳的对立制约理论以达到治愈疾病的目的。

　　阴阳互根互用是指阴阳具有相互依存、互为根本,并具有相互资生、促进和助长的关系。《素问·阴阳应象大论》说:"阴在内,阳之守也;阳在外,阴之使也",说明阳以阴为基、阴以阳为用的相互依存的关系。如果阴和阳之间的互根互用关系遭到破坏,轻者出现"阳损及阴"或"阴损及阳"的病理变化,重者就会导致"孤阴不生,独阳不长",甚则"阴阳离决,精气乃绝"(《素问·生气通天论》）。阴阳消长平衡是指阴阳双方不是一成不变的，而是处于不断增长和消减的变化之中，双方在彼此消长的运动过程中保持着动态平衡，此长彼消、此消彼长、此长彼亦长、此消彼亦消，如果消长过度，导致平衡被破坏，在人体则引起病变。如长期熬夜消耗阴津，阴消阳长，则易发为眩晕、失眠等疾病。

阴阳相互转化是指在一定条件下，阴阳双方可以向其各自相反的方向转化，即阳可以转化为阴，阴可以转化为阳。《黄帝内经》以"重阴必阳，重阳必阴""寒极生热，热极生寒"和"物生谓之化，物极谓之变"来阐释阴阳转化的机制。如素无腰疾而突发腰椎间盘突出症患者，本为阳证，但失治误治，迁延日久，可转为慢性腰痛而为阴证。

阴阳学说的应用主要在于：①说明人体的组织结构，即人体上部为阳，下部为阴；体表为阳，体内为阴；背腰属阳，胸腹属阴；经脉行于四肢外侧为阳经，行于四肢内侧为阴经等。②概括人体的生理功能：人体的正常生命活动是阴阳两个方面保持着对立统一协调关系的结果，所谓健康就是阴阳平衡状态。推拿临床运用较多的伤科疾病治疗，骨关节肌肉等结构基础属阴，而功能活动属阳，二者互相依存。③阐释人的病理变化：阴阳学说认为疾病发生的根本是人体阴阳失衡所致。颈椎病的发生有椎间盘的退变、受寒、积累劳损等较多因素，但对颈椎的最终影响则是破坏了从结构到功能的力学平衡协调性，治疗的根本也是恢复颈椎的平衡协调。④指导疾病的诊断和治疗：《黄帝内经》中的"诸寒之而热者取之阴，热之而寒者取之阳"，以及"辛甘发散为阳，酸苦涌泄为阴"，《类经附翼》中的"动极者镇之以静，阴亢者胜之以阳"等，均是以阴阳学说为指导的。调整阴阳同样也是推拿的基本原则。王冰在注释《素问·血气形志》"治之以按摩醪药"时说："夫按摩者，所以开通闭塞，导引阴阳"。推拿调整阴阳，既可以调整五脏六腑的阴阳失衡，也可以调整骨骼经筋的阴阳失衡；此外，推拿治疗中所用的手法也有阴阳之分，如其中轻、浅、短、小的手法属阴；重、深、长、大的手法属阳。

2. 五行学说　五行，又称"五材"，是指木、火、土、金、水五种物质及其运动变化。《尚书·洪范》所说的"水曰润下，火曰炎上，木曰曲直，金曰从革，土爰稼穑"，是对五行特性的经典概括，在五行属性的基础上，运用五行规律来解释说明人体的各种联系及变化。

五行之间并不是静止的、孤立的关系，而是存在着生、克、乘、侮的相互联系，可以用来解释人体的生理和病理现象。五行相生是指木、火、土、金、水之间存在着有序的递相资生、助长和促进的关系。五行相克是指木、火、土、金、水之间存在互相制约、抑制、克伐的关系。五行相乘是指五行中某一事物对其所胜事物的过度克制,相乘有两种方式,即太过相乘和不及相乘。五行相侮是指五行之间的克制次序遭到破坏,出现逆向克制的异常相克现象,又称"反克"。相侮也有两种方式,即太过相侮和不及相侮。

五行学说可以说明五脏的生理特点、脏腑组织间的内在联系、人体与外界环境、四时五气以及饮食五味等的关系。如木有生长、升发、舒畅、条达的特性,肝喜条达而恶抑郁,有疏通气血,调畅情志的功能,故肝属木。肾制约心,即水克火,如肾水上济于心,可以防止心火之亢烈。《素问·至真要大论》中说:"夫五味入胃,各归所喜。故酸先入肝,苦先入心,甘先入脾,辛先入肺,咸先入肾"。

五行学说除可以说明脏腑间的病理影响外,还可以用于疾病的诊断和治疗。根据整体观念,当人体内脏有病变时,必定在体表会出现相应的反应,出现色泽、声音、形态、脉象等诸方面的各种变化,即所谓"有诸内者,必形诸外"。五行学说将人体五脏与自然界的五色、五音、五味等一一对应,构成了"天人一体"的五脏系统,推拿临床时通过望、闻、问、切四诊所搜集的外在表现,判断患者体质的阴阳寒热,疾病的虚实表里,从而决定手法运用的轻重缓急,治疗经脉穴位的配搭取舍,根据治疗后的各种表现,推断治疗效果、病情进展和判断疾病的预后。

五行学说可以用于控制疾病的传变。根据五行生克乘侮理论,五脏中一脏有病,可以传及其他四脏而发生传变。筋病属肝,骨病属肾,颈部筋病,如不及时柔肝养血荣筋,补益肾精,日久必然伤及肾脏,发为颈椎骨病。

另外,五行学说还能确定治疗原则和治法。"虚则补其母,实则泻其子"是根据相生规律确定的治疗原则,如肝血不足易发筋病,则须补肝益肾,取肾俞、太溪、肝俞、膈俞、血海等穴,手法宜轻柔、有节律,做较长时间的操作治疗;肺实热引起的发热,治宜清肺泻热,可取肾经水泉、涌泉等穴,用重手法泻之。

3. 脏象学说　"脏象"二字首见于《素问·六节脏象论》。"脏(藏)",即指藏之于体内的内脏,分为五脏、六腑、奇恒之腑三类;"象",是指表现于外的生理、病理现象,二者组合即为机体内脏的生理活动和病理变化反映于外的征象。

心、肝、脾、肺、肾合称五脏,属于实体性器官,主"藏精气",即生化和贮藏气血、津液、精气等精微物质,主持复杂的生命活动,所以说"五脏者,藏精气而不泻也,故满而不能实"(《素问·五脏别论》)。心的主要生理功能是主血脉、主藏神,主宰人体整个生命活动的作用,故称心为"君主之官""生之本""五脏六腑之大主",属火,为阳中之阳,与夏气相通应,手少阴心经与手太阳小肠经相互属络于心与小肠,相为表里。肺的主要生理功能是主气司呼吸、主行水、朝百脉、主治节,有"华盖""娇脏"之称,属金,为阳中之阴,与秋气相通应,手太阴肺经与手阳明大肠经相互属络于肺与大肠,相为表里。脾的主要生理功能是主运化、统摄血液,有"后天之本"之称,喜燥恶湿,属土,为阴中之至阴,与长夏之气相通应,旺于四时,足太阴脾经与足阳明胃经相互属络于脾与胃,相为表里。肝的主要生理功能是主疏泄和主藏血,有"刚脏"之称,属木,为阴中之阳,与春气相通应,足厥阴肝经与足少阳胆经相互属络于肝与胆,相为表里。肾的主要生理功能是主藏精、主水、主纳气,有"先天之本""五脏阴阳之本"之称,属水,为阴中之阴,与冬季元气相通应,足少阴肾经与足太阳膀胱经相互属络于肾与膀胱,相为表里。胆、胃、小肠、大肠、膀胱、三焦合称六腑。《素问·五脏别论》曰:"六腑者,传化物而不藏,故实而不能满也",即六腑主受纳和腐熟水谷,传化和排泄糟粕,主要是对饮食物起消化、吸收、输送、排泄的作用。但实际上,五脏中亦有浊气,六腑中亦有精气,脏中的浊气,由腑输泄而出,腑中的精气,输于脏而藏之。奇恒之腑即脑、髓、骨、脉、胆、女子胞,它们不与水谷直接接触,而是一个相对密闭的组织器官,而且还具有类似于脏的贮藏精气的作用。

　　五脏六腑,除心、肺两脏之外皆位于腹部。脾位于腹腔上部,膈膜之下,与胃以膜相连,"形如犬舌,状如鸡冠",与胃、肉、唇、口等构成脾系统。主运化、统血,输布水谷精微,为气血生化之源,人体脏腑百骸皆赖脾以濡养,故有"后天之本"之称;在五行属土,为阴中之至阴;与四时之长夏相应。肝位于腹部,横膈之下,右胁下而偏左。与胆、目、筋、爪等构成肝系统。主疏泄、藏血,喜条达而恶抑郁,体阴用阳;在五行属木,为阴中之阳;与四时之春相应。肾,位于腰部脊柱两侧,左右各一,右微下,左微上,外形椭圆弯曲,状如豇豆。与膀胱、骨髓、脑、发、耳等构成肾系统。主藏精,主水液,主纳气,为人体脏腑阴阳之本,生命之源,故称为"先天之本";在五行属水,为阴中之阴;与四时之冬相应。胆为六腑之一,又属奇恒之腑,呈囊形,附于肝之短叶间,与肝相连。肝和胆又有经脉相互络属,互为表里。主要功能为贮存和排泄胆汁,主决断,调节脏腑气机。胃位于膈下,腹腔上部,上接食管,下通小肠。胃腔称为胃脘,分上、中、下三部:胃的上部为上脘,包括贲门;下部为下脘,包括幽门;上下脘之间名为中脘。贲门上接食管,幽门下接小肠,为饮食物出入胃腑的通道。胃主受纳和腐熟水谷。小肠位于腹中,上端与胃相接处为幽门,与胃相通,下端与大肠相接为阑门,与大肠相连,是进一步消化饮食的器官。小肠与心之间有经络相通,二者互相络属,故小肠与心相为表里。主受盛化物和泌别清浊。大肠亦位于腹腔之中,其上段称"回肠"(相当于解剖学的回肠和结肠上段);下段称"广肠"(包括乙状结肠和直肠)。其上口在阑门处与小肠相接,其下端紧接肛门(亦称

"下极""魄门")。大肠与肺有经脉相连,相互络属,故互为表里。主传导糟粕和吸收津液。膀胱位于下腹部,在脏腑中居最下处。主贮存及排泄尿液,与肾相表里,在五行属水,其阴阳属性为阳。对三焦解剖形态的认识,历史上有"有名无形"和"有名有形"之争。即使是有形论者,对三焦实质的争论,至今尚无统一看法。但对三焦生理功能的认识,基本上还是一致的,主通行元气和疏通水道。

脏腑藏于内,通过经络络属于腹部,故通过对腹部相应穴位的刺激可以达到调整脏腑、治疗疾病之作用。

4. 经络学说 经络内属于脏腑,外络于肢节,介于脏腑与体表之间,将人体连接成为一个有机的整体,贯通上下,沟通内外,对推拿临床实践具有重要的指导作用,是手法治疗时选取治疗部位的重要根据。经络系统由经脉和络脉组成,经脉包括十二经脉、奇经八脉、十二经别、十二经筋和十二皮部;络脉包括十五络脉、浮络和孙络等。

十二经脉与脏腑的关系主要有"属""络"关系。十二经脉每经都隶属于一个脏或腑,每经都与其相表里经脉所属的脏或腑相联络。手足三阴经属脏络腑,手足三阳经属腑络脏。此外,十二经脉中的某些经脉在其循行路径上,还与其他有关脏腑相联系。奇经八脉与脏腑没有直接的属络关系,彼此之间也无表里配合关系,但其贯穿在十二经脉之间,与某些内脏器官相联系。十二经别则加强了体表与体内、四肢与躯干的向心性联系,加强了足三阴、足三阳经脉与心脏的联系。

经络的生理功能:①沟通内外、联系肢体。经络内属脏腑,外络肢节,沟通于脏腑与体表之间,将人体五脏六腑、四肢百骸、五官九窍、皮肉、筋骨等组织器官联结成为一个有机整体。②运行气血,濡养全身。经络纵横交错,是运行气血的通路,为各组织器官的功能活动提供必要的物质基础,从而保证了人体正常的功能活动。③抗御外邪,保卫机体。经络能行气血、营阴阳,使卫气密布于皮肤之中,加强皮部的卫外作用,致六淫之邪不易侵袭。④传导感应,反映生理功能。

经络的病理变化可以反映病候。由于经络与机体各部分之间存在着特定的联系,所以当人体脏腑的功能受到某些致病因素的侵袭而发生疾病时,便可在相对应的经脉循行的路线或所隶属的相关部位上表现出各种症状和体征,如肝病可引起胁痛,心火上炎可出现口舌生疮等。此外,经络亦可传注病邪。在正虚邪胜时,经络是病邪传注的途径。当体表受到病邪侵入时,可通过经络由表及里,由浅入深传变。经脉病可以传入内脏,内脏病亦可累及经脉。因此,

经络是脏腑之间、脏腑与体表器官之间病变相互影响的渠道:

（1）五脏与经络的关系:五脏即肝、心、脾、肺、肾,五脏与经络的关系主要是通过经脉的循行来实现的。

肝五行属木,与之配属的经络为足厥阴肝经。足厥阴肝经起于足大趾爪甲后丛毛处(大敦穴),沿足背内侧向上,经过内踝前一寸处(中封穴),上行小腿内侧(经过足太阴脾经的三阴交),至内踝上八寸处交出于足太阴脾经的后面,至膝腘内侧(曲泉穴)沿大腿内侧中线,进入阴毛中,环绕过生殖器,至小腹,夹胃两旁,属肝,络胆,向上通过横膈,分布于胁肋部,沿喉咙之后,向上进入鼻咽部,连接目系(眼球后的脉络联系),上经前额到达巅顶,与督脉交会。可知足厥阴经内属于肝,通过足厥阴经别加强本经对肝的调节作用。

心五行属火,与之配属的经络为手少阴心经,手少阴心经起于心中,出来后归属于心系(心脏周围的组织),向下通过膈肌,联络小肠。其分支从心系向上夹着食管连于目;其直行主干又从心系上肺,向下斜出于腋下,沿上肢内侧后边,至肘中,沿前臂内侧后边,到手掌后骨突起处进入掌内后边,沿小指桡侧到达其末端。可知手少阴经内属于心,并通过手少阴经别加强本经对心的调节作用。

脾五行属土,与之配属的经络为足太阴脾经。足太阴脾经起于足大趾内侧端(隐白穴),沿内侧赤白肉际,上行过内踝的前缘,沿小腿内侧正中线上行,在内踝上8寸处,交出足厥阴肝经之前,上行沿大腿内侧前缘,进入腹部,属脾,络胃,向上穿过膈肌,沿食管两旁,连舌本,散舌下。本经脉分支从胃别出,上行通过膈肌,注入心中,交于手少阴心经。可知足太阴经内属于脾,通过足太阴经别加强本经对脾的调节作用。

肺五行属金,与之配属的经络为手太阴肺经。手太阴肺经起于中焦,向下联络大肠,回过来沿着胃的上口贯穿膈肌,入属肺脏,从肺系(气管、喉咙)横行出胸壁外上方,走向腋下,沿上臂前外侧,至肘中后再沿前臂桡侧下行至寸口(桡动脉搏动处),又沿手掌大鱼际外缘出拇指桡侧端。其支脉从腕后桡骨茎突上方分出,经手背虎口部至示指桡侧端。可知手太阴经内属于肺,通过手太阴经别加强本经对肺的调节作用。

肾五行属水,与之配属的经络为足少阴肾经。足少阴肾经起于足小趾下面,斜行于足心(涌泉穴),出行于舟状骨粗隆之下,沿内踝后缘,分出进入足跟,向上沿小腿内侧后缘,至腘内侧,上股内侧后缘入脊内(长强穴),穿过脊柱,属肾,络膀胱。本经脉直行于腹腔内,从肾上行,穿过肝和膈肌,进入肺,沿喉咙,到舌根两旁。本经脉一分支从肺中分出,络心,注于胸中。可知足少阴肾经内属于肾,通过足少阴经别加强本经对肾的调节作用。

以上为十四正经中五脏与经络的络属关系。在小儿脏腑推拿临床应用中,针对五脏的补泻最常采用是推五经穴(即十指螺纹面),为增强疗效亦配合推拿十四经经穴:如治疗小儿肾气不足引起的遗尿,即采用补肾经同时配合涌泉、太溪穴以加强补益肾气的作用。

(2)六腑与经络的关系:六腑即胆、小肠、胃、大肠、膀胱、三焦,六腑与经络的关系同样是通过经脉的循行来实现的。

胆五行属木,与之配属的经络为足少阳胆经。足少阳胆经起于眼外角(瞳子髎穴),向上到达额角部,下行至耳后(完骨穴),外折向上行,经额部至眉上(阳白穴),复返向耳后(风池穴),再沿颈部侧面行于手少阳三焦经之前,至肩上退后,交出于手少阳三焦经之后,向下进入缺盆部。其包括如下几个分支:耳部分支:从耳后(完骨穴)分出,经手少阳的翳风穴进入耳中,过手太阳经的听宫穴,出走耳前,至眼外角的后方。眼外角分支:从眼外角分出,下行至下颌部足阳明经的大迎穴附近,会合于手少阳经到达目眶下,下行经颊车,与前脉会合于缺盆后,然后向下入胸中,穿过横膈,联络肝脏,属于胆,沿着胁肋内,出于少腹两侧腹股沟动脉部,经过外阴部毛际,横行入髋关节部(环跳)。缺盆部直行分支:从缺盆分出,向下至腋窝,沿胸侧部,经过季胁,下行至髋关节部(环跳穴)与前脉会合,再向下沿大腿外侧,出膝关节外侧,行于腓骨前面,直下至腓骨下段,再下到外踝的前面,沿足背部,进入足第四趾外侧端(足窍阴穴)。足背分支:从足背(临泣穴)分出,沿第一、第二趾骨间,出趾端,穿过趾甲,回过来到趾甲后的毫毛部(大敦,属肝经),与足厥阴肝经相接。可知足少阳经内属于胆,并通过足少阳经别加强本经对胆的调节作用。如小儿脏腑推拿治疗小儿下肢肌张力异常,常选取足少阳胆经的风市、阳陵泉等穴,即是通过对足少阳胆经经筋的直接治疗来调整患儿的肌张力异常。

小肠五行属火,与之配属的经络为手太阳小肠经。手太阳小肠经起始于手小指外侧的末端,沿着手掌小指边而上行至腕关节部,出于手踝骨(尺骨小头突起处)中,直行向上沿着前臂外侧后缘到达肘关节内侧(尺侧)尺骨鹰嘴和肱骨内上髁之间,向上沿着上臂内侧后缘到达肩关节部(肩解),绕行于肩胛,与诸阳经交会于肩上至大椎穴处,再向前行进入缺盆,络于心,沿食管(咽)向下穿过膈肌至腹腔属本腑小肠。此经脉一分支是从缺盆穴处分出,沿颈侧向上达面颊,行至外眼角(目锐眦),折返进入耳中。又一支脉是从面颊部分出,上行至眼眶下方(顽),抵达鼻旁,行至内眼角(目内眦)。可知手太阳经内属于小肠,并通过手太阳经别加强本经对小肠的调节作用。小儿脏腑推拿常采用清小肠治疗心经积热引起的夜啼,即是通过清小肠以利小便,使心经积热由小便排出。

　　胃五行属土,与之配属的经络为足阳明胃经。足阳明胃经循行部位起于**鼻翼旁**(迎香穴),夹鼻上行,左右侧交会于鼻根部,旁行入目内眦,与足太阳经相交,向下沿鼻柱外侧,入上齿中,还出,夹口两旁,环绕嘴唇,在颏唇沟承浆穴处左右相交,退回沿下颌骨后下缘到大迎穴处,沿下颌角上行过耳前,经过上关穴(客主人),沿发际,到额前。本经脉分支从大迎穴前方下行到人迎穴,沿喉咙向下后行至大椎,折向前行,入缺盆,下行穿过膈肌,属胃,络脾。直行向下一支是从缺盆出体表,沿乳中线下行,夹脐两旁(旁开二寸),下行至腹股沟外的气街穴。本经脉又一分支从胃下口幽门处分出,沿腹腔内下行到气街穴,与直行之脉会合,而后下行人腿前侧,至膝膑沿下肢胫骨前缘下行至足背,入足第二趾外侧端(厉兑穴)。本经脉另一分支从膝下3寸处(足三里穴)分出,下行入中趾外侧端。又一分支从足背上冲阳穴分出,前行入足大趾内侧端(隐白穴),交于足太阴脾经。可知足阳明经内属于胃,并通过足阳明经别加强本经对胃的调节作用。针对小儿饮食积滞,小儿脏腑推拿常配合采用点按天枢、足三里等穴位来促进胃肠蠕动,达到消食导滞的效果。

　　大肠五行属金,与之配属的经络为手阳明大肠经。手阳明大肠经起于示指桡侧端(商阳穴),经过手背行于上肢伸侧前缘,上肩,至肩关节前缘,向后与督脉在大椎穴处相会,再向前下行入锁骨上窝(缺盆),进入胸腔络肺,通过膈肌下行,入属大肠。其分支从锁骨上窝上行,经颈部至面颊,入下齿中,回出夹口两旁,左右交叉于人中,至对侧鼻翼旁,经气于迎香穴处与足阳明胃经相接。可知手阳明经内属于大肠,并通过手阳明经别加强本经对大肠的调节作用。在小儿脏腑推拿临床中,治疗小儿外感风寒引起的鼻塞流涕时采用的点揉迎香穴,即是直接刺激大肠经经穴来达到提高疗效的目的。

　　膀胱五行属水,与之配属的经络为足太阳膀胱经。本经脉分支从头顶部分出,到耳上角部。直行本经从头顶部分别向后行至枕骨处,进入颅腔,络脑,回出分别下行到项部,下行交会于大椎穴,再分左右沿肩胛内侧,脊柱两旁,到达腰部,进入脊柱两旁的肌肉,深入体腔,络肾,属膀胱。本经脉一分支从腰部分出,沿脊柱两旁下行,穿过臀部,从大腿后侧外缘下行至腘窝中。另一分支从项分出下行,经肩胛内侧,从附分穴夹脊下行至髀枢,经大腿后侧至腘窝中与前一支脉会合,然后下行穿过腓肠肌,出走于足外踝后,沿足背外侧缘至小趾外侧端,交于足少阴肾经。可知足太阳经内属于膀胱,并通过足太阳经别加强本经对膀胱的调节作用。小儿脏腑推拿临床中的捏脊法即是通过刺激五脏六腑在膀胱经的背俞穴来调整脏腑功能。

三焦五行属水,与之配属的经络为手少阳三焦经。手少阳三焦经起始于第四指(无名指,小指次指)末端,上行出于第四、五掌骨之间,沿手背到达腕关节背部,再向上行于前臂外侧尺桡骨(臂外两骨)之间,穿过肘关节部,沿上臂外侧上行至肩关节部,与足少阳胆经交叉走其后面,进入锁骨上窝(缺盆),散布于胸腔之中部(膻中),散络于心包,下行穿过膈肌,从胸至腹属于上、中、下三焦本腑。它的支脉是从胸腔中部分出,上行出于锁骨上窝(缺盆),再上项部,联系于耳郭后面,直行向上出于耳郭上角,自此弯曲向下到面颊部,再至眼眶下部。它的又一分支是从耳郭后面进入耳中,再出走于耳郭前面,经过客主人穴所在部,向前交叉于面颊部,到达外眼角(目锐眦),接于足少阳胆经。可知手少阳经内属于三焦,并通过手少阳经别加强本经对三焦的调节作用。在小儿脏腑推拿临床中,针对小儿便秘常配合支沟穴即是应用三焦经经穴的特殊作用来提高疗效的。

(3)背腰与经络的关系:背腰部主要分布的经脉有督脉、足太阳膀胱经及手太阳小肠经。背腰部人体正中线为督脉,属于奇经八脉,有"阳脉之海"之称。督脉起于小腹内胞宫,下出会阴部,向后行于腰背正中至尾骶部的长强穴,沿脊柱上行,经项后部至风府穴,进入脑内,沿头部正中线,上行至巅顶百会穴,经前额下行鼻柱至鼻尖的素髎穴,过人中,至上齿正中的龈交穴。本经腧穴共29穴,其中长强至大椎共14穴,分布于背腰部。督脉外侧为足太阳膀胱经,本经共有67个穴位,其中大杼至秩边有44穴,在腰背部。手太阳小肠经腧穴共19穴,其中天宗至肩中俞共5穴布于背部。

背俞穴是脏腑经气输注于背腰部的腧穴,又简称俞穴。背俞穴全部分布于背部足太阳经第一侧线上,即后正中线(督脉)旁开1.5寸,与背腰部相应脏腑位置的高低基本一致处,与脏腑有密切关系,共12穴,即肺俞、厥阴俞、心俞、肝俞、胆俞、脾俞、胃俞、三焦俞、肾俞、大肠俞、小肠俞、膀胱俞。背俞穴是脏腑经气输注于背部之处,故当脏腑器官发生病变时就会在相应的背俞穴上表现出一些异常变化,如皮肤色泽变化、形态变化(凹陷、隆起);按之有异物感(结节、条索状、半球状)及压痛,这些异常变化对诊断相应脏腑病症有一定价值。背俞穴还可以治疗相应脏腑病及与该脏腑有相关联系的五官病、肢体病。背俞穴常和募穴配伍,治疗脏腑病,如:在治疗小儿肾气虚引起的遗尿时,常在按揉背部肾俞穴的同时,配合腹部关元穴;针对小儿食积等脾胃病,常选取中脘、胃俞、脾俞等,都体现了俞募配穴的应用。

(4)四肢与经络的关系:十二经脉在四肢的分布规律是:三阴经上肢分别

为手太阴肺经在前、手厥阴心包经在中、手少阴心经在后,下肢分别为足太阴脾经在前、足厥阴肝经在中、足少阴肾经在后,其中足三阴经在足内踝以下为厥阴在前、太阴在中、少阴在后,至内踝8寸以上,太阴交出于厥阴之前;三阳经上肢分别为手阳明大肠经在前、手少阳三焦经在中、手太阳小肠经在后,下肢分别为足阳明胃经在前、足少阳胆经在中、足太阳膀胱经在后。

五输穴、郄穴、下合穴均位于四肢部。五输穴,是十二经脉各经分布于肘膝关节以下的五个重要腧穴,即井、荥、输、经、合。各经的五输穴从四肢末端起向肘膝方向依次排列,并以水流大小的不同名称命名,比喻各经脉气自四肢末端向上,像水流一样由小到大,由浅入深的特点。《灵枢·九针十二原》指出:"所出为井,所溜为荥,所注为输,所行为经,所入为合"是对五输穴经气流注特点的概括。五输穴各有所主病症。《灵枢·顺气一日分为四时》曰:"病在脏者,取之井;病变于色者,取之荥;病时间时甚者,取之输;病变于音者,取之经;经满而血者,病在胃;及以饮食不节得病者取之合"。《难经·六十七难》曰:"井主心下满,荥主身热,输主体重节痛,经主喘咳寒热,合主逆气而泄"。井穴:多用于昏迷、厥证。井穴是十二经脉之"根",阴阳经脉之气相交之所,有疏通气血、开窍醒神、泄热作用。小儿推拿中的掐十宣、掐老龙即是应用井穴的开窍醒神作用。荥穴:主要用于清泄各经热证,阳经主外热,阴经主内热。输穴:位于腕踝关节附近,阳经输穴主治各经痛症及循经远道病症;阴经输穴即各经原穴,主治及反映所属脏器病症。经穴:主要用于循经远道作为配穴,用于寒热、喘咳等。合穴:阴经合穴用于胸部及腹部病症;足阳经合穴主要用于腑病;手阳经合穴多用于外经病症。

"郄"有空隙之意,郄穴是各经经气深聚的部位。十二经各有一个郄穴,阴维脉、阳维脉、阴跷脉、阳跷脉也各有一个郄穴,共16个郄穴。除足阳明胃经的梁丘外,都分布在肘、膝关节以下。临床上郄穴多用于治疗急性病。十六郄穴分别为手太阴肺经孔最穴,手厥阴心包经郄门穴,手少阴心经阴郄穴,手阳明大肠经温溜穴,足太阴脾经地机穴,足厥阴肝经中都穴,足少阴肾经水泉穴,足阳明胃经梁丘穴,足少阳胆经外丘穴,足太阳膀胱经金门穴,手少阳三焦经会宗穴,手太阳小肠经养老穴,阴维脉筑宾穴,阳维脉阳交穴,阴跷脉交信穴,阳跷脉跗阳穴。小儿脏腑推拿临床中常选用梁丘穴治疗胃绞痛,即是应用了郄穴对急性痛症的特殊治疗作用。

下合穴指六腑之气下合于下肢足三阳经的腧穴,又称"六腑下合穴"。《灵枢·本输》指出:"六腑皆出足之三阳,上合于手者也",说明六腑之气都通向下肢,在足三阳经上各有合穴,而手三阳经上又有上下相合的关系。《灵枢·邪气脏腑病形》提出了"合治六腑"的理论,说明脏腑之病应取下合穴:"胃合于三里,大肠合于巨虚上廉,小肠合入于巨虚下廉,三焦合于委阳,膀胱合入于委中央,胆合入于阳陵泉"。胃、胆、膀胱三脏腑的下合穴就是其本经的合穴,而大肠、小肠、三焦三脏的下合穴则另有合穴。《灵枢·本输》说:"大肠、小肠皆属于胃",三焦是"太阳之别","入络膀胱"。《针灸甲乙经》也指出:"委阳,三焦下辅俞也......此足太阳之别络也。"膀胱主藏津液,三焦主水液代谢,二者关系密切。因此,大肠、小肠下合于胃,三焦下合于膀胱经。如小儿食积的治疗中选用足三里穴即是下合穴特殊治疗作用的经典运用。

（5）小儿特定穴与十四经的关系:小儿推拿特定穴不同于经络学说的特定穴,具有以下特点:不仅具有孔穴点状,还有从某点至另一点成线状和部位(面)状穴位;大多数分布在头面和四肢(特别是双手);前人对小儿推拿特定穴中部分穴位归属提出了独特的见解,但是不像十四经穴那样有线路相连成经络系统。小儿推拿穴位中有部分穴位属于十四经穴,但其作用受小儿生理、病理特点的影响而与成人经穴作用有所不同。其作用原理,受经络学说指导。小儿推拿穴位呈面状分布为多,操作大部分是直接作用于皮肤,因此与十二皮部的关系密切。

小儿推拿特定穴的命名依据是:根据脏腑命名,如心经、大肠、膀胱等;根据人体部位,如指节、腹、脊等;根据作用功能,如端正、精宁等;根据五行学说,如脾土、肝木等;根据山谷河流,如山根、洪池等;根据建筑物体,如天庭、三关等;根据动物名称,如老龙、龟尾等;根据哲学名词,如阴阳、八卦等。

小儿推拿特定穴位的取穴方法同经络学说中取穴方法一样,即按体表标志,折量分寸,指量法取穴。《幼科推拿秘书》中说"取小儿中指节,度之为寸,折半为五分,非分寸之谓也。"小儿推拿穴位有其特殊的位置及作用,决定了在推拿操作时有特殊的操作手法。大多数穴位有其固定的操作过程,以手法名称加穴位名称构成小儿推拿特定的"操作名",如"旋推脾""按揉足三里"等。小儿推拿,特别强调手法的治疗量及补泻,故小儿推拿非常重视手法的次数(时间)、疗程、强度(轻重)、频率(速度)及方向等因素。其中,次数"一项"仅作为6个月至1岁患儿临床治疗应用时参考,临诊时尚要根据患儿年龄大小,身体强弱、病情轻重等情况而有所增减。小儿推拿的操作顺序,一般是先头面,次上肢,再胸腹、腰背,最后是下肢。亦有根据病情轻重缓急或患儿体位而定顺序先后,可以灵活掌握。

经络学说广泛地应用于临床各科的治疗,尤其是对推拿具有重要的指导意义。在诊断方面,可以把疾病在各经脉所经过部位的表现作为诊断依据。

推拿临床特别重视某些点上的异常反应,如压痛、结节、条索状等病理反应,既可以协助诊断,又可作为推拿辨证施治的依据。在治疗上,可以根据某经或某脏腑的病变,选取相关经脉和腧穴,运用推法、擦法、按法等推拿手法进行治疗,也可以根据疾病所出现的症状,结合经络循行的部位及所联系的脏腑,作为辨证归经的依据,从而在相应的经络上进行推拿施治。如额、面颊、牙齿、喉咙等部位,是足阳明胃经和手阳明大肠经循行所过之处,因此,前额头痛、风火牙痛、咽炎等疾病都可作为阳明经的病变进行施治。

5. 气血津液学说　气血津液,是构成人体的基本物质,也是维持人体生命活动的基本物质。它既是脏腑功能活动的物质基础,也是脏腑功能活动的产物。

气是构成人体和维持人体生命活动的具有很强活力的精微物质,主要包括来源于父母的先天之精气、水谷之精气和自然界的清气,通过肺、脾胃和肾等脏腑的作用而成。气对于人体具有十分重要的生理功能,主要有推动、温煦、防御和固摄等作用,气的这些功能密切配合,相互协调,相互为用,共同维持着正常的生命活动。推拿的刺激和信息传递,是通过气的感应运载而传导于内脏,达到调节机体的目的。

血是运行于脉中、循环流注全身的富有营养和滋润作用的红色液体。生成血的最基本物质是水谷精微、津液和肾精,其主要来源于脾胃所摄取的水谷精微,化为营气和津液,经过肺的作用,贯注心脉而成为血,故脾胃为气血生化之源。血是生命活动的主要物质之一,对人体有濡养和运载的作用,是精神活动的主要物质基础。血正常运行必须具备三个条件:一是血液充盈,寒温适度;二是脉管系统通畅完好;三是心、肺、肝、脾等脏功能正常,特别是心脏的功能尤为重要。

津液是人体各种正常水液的总称,包括各脏腑组织的内在体液及其正常的分泌物。其中清而稀者为津,浊而稠者为液,二者可相互转化,故统称为“津液”。津液来源于水谷,主要通过脾胃以及大、小肠等脏腑的消化吸收功能而生成。津液主要有滋润濡养、化生血液及充养血脉的功能。

推拿临床上可根据气血津液的生理特点和病理关系来指导辨证施治,如一个少气懒言、面色萎黄、肌肉瘦削、肌肤干涩、毛发不荣的患者,运用推拿作用于脾经和胃经或相对应的穴位上,从而促进胃肠道的消化吸收,使气血津液生化充盈、调畅,以致面色红润,肌肉壮实,皮肤和毛发润泽,感觉灵敏,运动自如。

第三章 小儿生理与病理特点

第一节 小儿年龄分期与生长发育特点

一、小儿年龄分期

儿童期的生长发育是一个连续而有阶段性的过程。在此期间各系统组织器官不断生长、发育,其功能亦渐趋成熟。根据其解剖、生理等特点,从受精卵到生长发育停止,可分为胎儿期、新生儿期、婴儿期、幼儿期、学龄前期、学龄期及青春期。

(一)胎儿期

自精子和卵子结合、新生命开始,直到胎儿娩出称为胎儿期。孕期约40周,胎儿期贯穿于整个妊娠过程,可分为3个阶段:①胚卵期:精子和卵子结合的最初2周,受精卵不断分裂、长大;②胚胎期:受孕后2~8周,是胚胎形成的关键阶段,最易受不利因素影响而导致胎儿发育异常;③胎儿期:受孕后第9周至胎儿娩出,在这一阶段,胎儿的组织和器官迅速生长,其功能也渐趋成熟。母孕期如果胎盘、脐带异常或其他因素引起胎儿缺氧,各种感染、不良理化因素以及孕母营养不良、吸烟酗酒、精神和心理创伤等,均可导致胎儿生长发育障碍,严重者可致死胎、死产、流产、早产、低出生体重或先天畸形。

胎儿期保健主要通过对孕母的保健来实现。大力提倡和普及婚前男女双方检查及遗传咨询,预防遗传性疾病与先天畸形发生;禁止近亲结婚;营造良好的生活环境,避免接触放射线和化学毒物;避免吸烟、酗酒;患有疾病的孕母应在医生指导下确定怀孕与否及孕期用药;对高危产妇除定期产前检查外,应加强观察;注意劳逸结合,减少精神负担和心理压力,保证充足合理营养;预防感染;尽可能避免妊娠期并发症,预防流产,加强随访。

(二)新生儿期

自胎儿娩出,脐带结扎时开始至28天之前。在此期间,新生儿开始脱离母体而独立生存,脏腑娇嫩、形气未充的生理特点表现得最为突出。新生儿的脏腑功能未曾健全,精神发育未曾成熟,处于稚嫩状态,机体调节功能不足,对外界的适应能力和御邪能力都较差,加上胎内、分娩及生后护理不当等原因,故发病率和死亡率都是最高的,占婴儿死亡的 50% 以上。所以,应采取特殊的保健措施,如定期进行访视,指导早开奶、科学护理,指导母亲观察新生儿的疾病症状和体征,预防和治疗疾病,以降低新生儿的死亡率。

新生儿保健是儿童保健的重点。新生儿娩出后应规范化护理;新生儿居室温度应保持在 20~22℃,湿度以 55% 为宜;保持新生儿体温正常恒定;提倡母乳喂养,指导母亲正确的哺乳方法;父母应多与婴儿交流,抚摸有利于早期的情感交流;应尽量避免过多的外来人员接触;注意脐部护理,预防感染。

围生期是指产前、产时和产后的一个特定时期。由于各国医疗保健水平的差异,所采用的定义也不尽相同。国内采用围生期的定义是胎龄满 28 周至生后 7 天。这一时期是生命周期最为脆弱的时期。目前,国际上常以围生期死亡率来衡量一个国家或地区的卫生水平。

(三)婴儿期

自出生到 1 周岁之前为婴儿期。体格生长十分迅速,显示出蓬勃的生机。各系统器官的生长发育在持续进行,但婴儿脾胃未充,运化力弱,因而显示出脾常不足的显著特点,容易发生营养和消化紊乱。肺脏娇嫩,卫表未固,出生6 个月以后来自母体的免疫能力逐渐消失,自身免疫力又未能健全,御邪能力弱,故易受外邪侵袭,易发生各种感染和传染性疾病。

世界卫生组织推荐给 6 个月以内的婴儿实施纯母乳喂养,6 个月后添加合适的辅食,为断离母乳做准备。母乳可持续吸至 2 岁或 2 岁以上。定期进行体格检查,要做好婴幼儿喂养的咨询和指导工作,以早期发现缺铁性贫血、佝偻病、营养不良、发育异常等疾病。坚持户外活动,进行空气浴。给予各种感知觉的刺激,促进大脑发育。该时期应按计划免疫程序完成基础免疫。预防异物吸入及窒息。

(四)幼儿期

自 1 岁至满 3 周岁之前为幼儿期。是社会心理发育最为迅速的时期,体格生长发育较前稍减慢,同时活动范围渐广,接触社会事物渐多。此阶段消化系统功能仍不完善,营养的需求量仍然相对较高。

由于感知能力和自我意识的发展,幼儿对周围环境产生好奇、乐于模仿。重视与幼儿的语言交流,通过游戏、讲故事、唱歌等促进幼儿语言发育与大运动能力的发展。培养幼儿的独立生活能力,安排规律生活,养成良好的生活习惯。定期进行体格检查,预防龋齿。由于对危险的识别和自我保护能力都有限,意外伤害发生率非常高,应格外注意防护。由于幼儿的自身免疫力尚不够健全,仍需注意防治传染病。

（五）学龄前期

自 3 周岁至 6~7 岁进入小学前为学龄前期。此时体格生长发育速度已经减慢，处于稳步增长状态；但是神经精神发育、动作、语音、思维发展仍较快，好奇、多问、模仿性强。与同龄儿童和社会事物有了广泛的接触，知识面能够得以扩大，自理能力和初步社交能力能够得到锻炼。此期儿童发病率有所下降，肺系疾病、脾胃疾病、时行疾病均较前减少。

学龄前期小儿智能发展快、独立活动范围大，是性格形成的关键时期，所以加强这一阶段儿童的教育较为重要。应注意培养其学习习惯、想象与思维能力，使之具有良好的心理素质；应通过游戏、体育活动增强体质，在游戏中学习遵守规则和与人交往。每年应进行 1~2 次体格检查，进行视力、龋齿、缺铁性贫血等常见病的筛查与矫治。保证充足营养，预防溺水、外伤、误服药物以及食物中毒等意外伤害。

（六）学龄期

自入小学始（6~7 岁）至青春期前为学龄期。此期儿童的体格生长速度相对缓慢，除生殖系统外，各系统器官外形均已接近成人。智能发育更加成熟，可以接受系统的科学文化教育。

此期智能发育更成熟，自控、理解分析、综合等能力均进一步增强，能够适应学校、社会的环境，要因势利导，在德、智、体三方面全面发展，保健和预防工作应由家庭和学校积极配合完成。此期发病率有所降低，但要注意防治近视眼和龋齿；端正坐、立、行的姿势；安排有规律的生活、学习和锻炼，保证足够的营养和睡眠；注意预防矫治心理行为等方面的问题。

（七）青春期

青春期是儿童时期过渡到成年人的一个迅速发育阶段。生后第二个生长发育高峰到来的时间存在性别差异。女孩的体格生长和生殖系统发育都比男孩早 2 年左右。青春期的进入和结束年龄存在较大个体差异，可相差 2~4 岁。女童的青春期为 9~12 岁起，至 17~18 岁；男童为 11~13 岁起，至 19~21 岁。其显著特点是肾气盛，天癸至，生殖系统发育趋于成熟，女孩行经，男孩溢精，体格生长也出现第 2 次高峰，体重、身长增长幅度增加。

在此阶段，由于性激素的作用使生长发育速度明显加快，但神经内分泌调节还不够成熟，易出现良性甲状腺肿、青春期高血压；女孩出现月经不规则、痛经等。此期的青少年与社会环境接触增多，外界对其影响加大，但情绪、心理行为的发展尚不稳定。因此，在保证供给足够的营养以满足生长发育外，还应根据其心理发展的特点，加强教育和疏导。

二、小儿体格生长发育

处于生长发育过程中的儿童,在形态和功能上都随着年龄的增长而不断变化,故生长发育是儿童区别于成人的主要特点。生长是指随着年龄的增加,身体各组织、器官的不断长大,具体表现在形态上,是量的变化,如体重、身高可以通过测量的数值来表示;发育是组织、器官的不断成熟,主要表现在功能上,是质的改变,如性的成熟、心理的发展都是随着年龄的不断增长而逐渐变化的,但这种变化不能直接用数值表示出来。

(一)生长发育规律

生长发育,可因遗传、性别、营养和生活环境等因素的影响,出现个体差异,但在总的速度和各个器官、系统的发育顺序上,都遵循一定的规律。认识总的生长发育规律有助于儿科医生对儿童的生长发育状况作出正确评价与指导。

1. 生长发育由量变到质变　机体的生长发育是在量的增长过程中发生质的改变,并遵循生长发育的一般规律:即由上到下、由近到远、由粗到细、由低级到高级、由简单到复杂的规律。如出生后运动发育的规律是:先抬头、后抬胸,再会坐、立、行;从臂到手,从腿到脚的活动;从全掌抓握到手指拾取;先画直线后画圈、图形;先会看、听、感觉事物,认识事物,发展到有记忆、思维、分析、判断。

2. 生长发育是连续的、有阶段性的过程　各年龄阶段生长发育有一定特点,不同年龄阶段生长速度不同。体重和身长在生后第1年,尤其前3个月增加很快,第1年为生后的第一个生长高峰;第2年以后生长速度逐渐减慢,至青春期生长速度又加快,出现第二个生长高峰。

古代医家是运用"变蒸"这一学说来解释婴幼儿生长发育规律的,由于小儿生长发育旺盛,其形体、智力都在不断地变异,蒸蒸日上,逐渐向健全方面发展,此时偶尔出现低热和出汗等症状而无病态者,称之为"变蒸"。关于变蒸的大小,历来观点不尽一致,但对"小蒸"的认识比较统一,认为32天为一"小蒸",共10次,即320天。"小蒸"之后是"大蒸",一般"大蒸"共3次,第1、2次各64天,第3次为128天,这样大、小蒸共576天。"小蒸"的这种特点非常符合婴儿1岁之内生长蒸蒸日上、发育迅速的规律,而"大蒸"也符合1岁之后小儿生长发育速度逐渐减慢的特点。

在"变蒸"的过程中,脏腑功能也随之变化,出现轻重不同的证候。张汉臣先生认为"变蒸"是特定年龄段的小儿在生长发育过程中由量变到质变的发展变化,具有一定的周期性,但这种周期并不固定,时间的间隔大约是9的倍数,当处于生物周期的节点或是低谷时,机体的某些功能或许比较低,往往出现一些不适,如发热,烦躁,出汗,食欲不振,呕吐等。因此表现为阶段性显著变化的规律,每隔一定阶段"变蒸"后,小儿的身心发育就常会有质的变化,其智慧也有异于前。民间有一种说法,即小儿每28~30天会发生一次"故事"。有的小儿每个月发一次烧,家长常说"不烧不长大","长一次病,长一次心眼"。但"变蒸"所指的是正常的规律,而非病理状态。古代医家认为轻者不必用药,只要静卧即可,重者可以治疗,但不可"深治太过"。此时我们用推拿治疗较为适宜,既可避免药物的过度治疗,又能使发热、呕吐的症状及时缓解,防止造成不良后果。

3. 各系统、器官生长发育不平衡 人体各器官、系统的发育顺序遵循一定规律。如神经系统发育较早,脑在生后2年内发育较快;淋巴系统在儿童期迅速生长,于青春期前达高峰,以后逐渐下降;生殖系统发育较晚,在青春期以前,生殖系统一直处于幼稚状态,青春期启动后生殖系统开始加速发育,在短短的几年即发育成熟;其他系统如心、肝、肾、肌肉的增长与体格生长平行。

4. 个体差异 儿童生长发育虽按一定总规律发展,但在一定范围内受遗传、环境和教育的影响,存在着相当大的个体差异,发育水平有一定的正常范围,所谓的正常值不是绝对的,评价时必须考虑个体不同的影响因素,才能作出正确的判断。

这种个体差异性表现为一定的体质。中医学关于小儿体质的划分方法,主要根据中医学的基本理论来确定,如阴阳五行、脏腑、气血津液等。此外,还有根据小儿的体态来划分小儿体质类型,以五脏为中心,结合有余与不足,以及气血、痰湿、阴阳等方面,将小儿体质分为正常质与偏颇质两大类。

(1)正常质:正常质小儿一般体型匀称,营养良好,神情活泼,面色红润,双目有神,毛发黑泽,肌肉结实,筋骨强健,声音洪亮,脉搏有力,舌质淡红润泽,苔薄白,干湿适中。

(2)偏颇质:为非正常体质类型,不属病理表现,只是潜在着某种病理倾向和对某些病邪的易感性。因此称这些体质类型的小儿是"不正常的正常儿"。有如下类型:

1)脾气不足质:这种体质的小儿,营养较差,面色萎黄,头发稀黄,肌肉松软,形体偏瘦,声音尚响亮,双目尚有神,脉搏缓,舌质淡红,苔薄白。小儿由于脾气不足,故易为饮食所伤,出现积滞、厌食、呕吐、泄泻等证。

2)肾气不足质:这种体质的小儿,营养发育较差,形体偏瘦矮,面色萎黄,头发稀黄,立行较迟,夜尿清长,冬季手足凉,哭声低微,懒于玩耍,脉搏沉细或迟缓无力,舌质淡嫩,苔薄白。小儿由于肾气不足,如果失于调护,则在生长发育过程中易患五迟、五软、遗尿、水肿等病证。

3)肺气不足质:这种体质的小儿,营养发育一般,面色少华,头发稀黄,肌肉一般,哭声低微,动辄汗出、气短,双目尚有神,脉搏细,舌质淡红,苔薄白。小儿由于肺气不足,卫外功能未固,若失于调摄,则外邪易由表而入,侵袭肺系,以时行病、感冒、咳嗽、肺炎喘嗽等病证最为常见。

4)肝阴不足质:这种体质的小儿,营养发育一般,面色萎黄,皮肤不润,形体偏瘦,目干多眨,双目尚有神,头发稀黄,两颧色红,脉搏弦细,舌质偏红少津,苔少。若失于调摄,则易引动肝风,出现柔不济刚,筋脉失养的症状,如抽搐、角弓反张、肢体瘫痪等。

5)心血不足质:这种体质的小儿,发育一般,面色少华,口唇色淡,形体偏瘦,头发稀黄,易心悸惊恐,脉搏细而无力,舌质淡,苔薄。易发生心悸、怔忡、血虚等病证。

6)脾弱湿滞质:这种体质的小儿,营养发育一般或稍差,面目微浮,形体虚胖,肌肉松软,身重懒动,稍动则怠,脘腹痞胀,便溏尿少,食滞难消,脉搏细濡,舌质淡胖,苔腻。易患厌食、积滞、泄泻等病证。

7)痰湿内蕴质:这种体质的小儿,营养发育一般,面目少华,形体肥胖,身体困重,不喜活动,动则易汗出气短,脉搏细滑,舌质淡胖,苔白腻或黄腻。此体质小儿由于痰湿内蕴,在外感因素作用下,易患哮喘、癫痫等,也易发展为肥胖症。现代对痰湿内蕴体质的物质代谢特征进行了初步研究,发现痰湿内蕴体质者在脂代谢、糖代谢、能量代谢等方面均存在异常改变,血液流变学研究显示其血液呈高黏滞状态。

8)阴虚内热质:这种体质的小儿,营养发育一般,形体消瘦,皮肤干涩,毛发枯黄,口鼻干燥,两颧色红,夜间汗出,手足心热,大便燥结,脉搏细数,舌质红,苔少而无津。此类小儿在发病过程中易出现真阴内亏,火热炽盛证候,常见壮热、抽搐、昏迷、谵语等病状。

9)脾弱肝旺质:这种体质的小儿,营养发育一般或稍差,形体单薄,精神欠振,双目尚有神,性情急躁,夜寐易惊,饮食不香,时有腹痛,头发稀黄,脉搏细弦,舌质淡红少津,苔少。此体质小儿由于脾弱肝旺,在疾病发展过程中,易出现土虚木盛,而出现疳证、泄泻、慢惊风等病证。

张汉臣先生针对不同体质类型的小儿,有针对性地进行推拿保健,如脾气不足质、肾气不足质、肺气不足质分别以补脾经、补肾经、补肺经,阴虚内热质重点滋阴清热,多用补肾经、清板门等穴位,对正常质小儿使用不快不慢的正常手法,对虚性体质使用轻手法,用力轻,速度慢,操作时间长,对实性体质使用重手法,用力重,速度快,操作时间短。熟知小儿的体质类型,对于小儿的喂养保健、正确辨证、预防诊断、治疗疾病等都有重要意义。

（二）影响生长发育的因素

儿童体格生长发育是生物学因素和环境因素相互协同作用的结果。遗传潜力决定儿童生长发育水平,这种潜力从受精卵开始就受一系列环境因素的作用与调节,由此而表现出每个个体的不同生长发育模式。所以,生长发育是遗传与环境因素共同作用的结果。

1. 生物学因素

（1）遗传因素:细胞染色体所载基因是决定遗传的物质基础。父母双方的遗传因素决定小儿生长发育的"轨道"。种族、家族的遗传信息影响深远,如皮肤、头发的颜色、面型特征、身材高矮等。影响生长的遗传代谢缺陷病、内分泌障碍、染色体畸形等,更与遗传直接有关。

（2）性别:性别影响着儿童的生长发育速度和限度,如女孩的平均身高、体重在青春期启动前略低于同龄男孩,而语言、运动发育却早于男孩。在一般情况下,女孩青春期启动的年龄较男孩约早2年,其身高、体重可超过男孩;男孩青春期启动虽较女孩迟,但持续的时间较长,最终的身高、体重还是会超过女孩。因此,在评价儿童生长发育时,男女应有各自的标准。

（3）内分泌:胰岛素、生长激素、甲状腺激素和性激素等,通过调节物质代谢水平,调控骨骼、肌肉的生长以及成熟,从而直接影响儿童的生长发育。

2. 环境因素

（1）营养:营养素是保证儿童正常生长发育最重要的环境因素。当营养素供给充足且比例恰当,加之适宜的生活环境,可使生长潜力得到充分发挥。孕期营养不良不仅使胎儿生长发育落后,还影响胎儿脑的发育;出生后营养不良,特别是第1~2年可影响儿童体格生长、神经发育并致免疫、内分泌等代谢功能低下,还可导致佝偻病、缺铁性贫血等疾病;如营养摄入过多,可引起儿童期肥胖症等。

（2）疾病:疾病对儿童生长发育的阻碍作用十分明显。妊娠早期的特殊病原微生物 TORCH 感染[弓形虫(toxoplasma);梅毒(syphilis);风疹(rubella);巨细胞病毒(CMV);疱疹病毒(herpesvirus)]是导致出生缺陷的重要因素。妊娠期感染不仅危害母体,还会对胎儿产生严重不良后果,如流产、早产、死胎或胎儿生长受限、发育畸形等;如感染累及神经系统,造成不同程度的智力障碍,从而影响儿童的生长发育。生后急性感染常使儿童体重减轻;长期慢性疾病可使儿童体重、身高发育受影响；内分泌疾病常引起骨骼生长和神经系统发育迟缓，如先天性甲状腺功能减退症等；先天性心脏病常伴随儿童生长发育迟缓。

（3）母亲情况：胎儿在宫内的发育受孕母生活环境、营养、情绪、疾病等各种因素的影响。母亲妊娠早期受到某些药物、X线照射和环境毒物的影响，可使胎儿发育受阻。迄今已证实有些药物，可影响胎儿的生长，甚至导致畸形。例如沙利度胺曾经作为抗妊娠反应药物在欧洲和日本广泛使用，导致许多海豹肢症（phocomelia）畸形胎儿。吸烟和酗酒可致胎儿生长受限，严重者还影响其大脑发育。国内外学者均证实由工业化造成的环境污染，可以影响儿童的生长发育，如铅、镉污染。空气中的化学物质（二氧化碳、一氧化碳、二氧化硫、氮氧化物和可吸入颗粒物等）与儿童肺炎、支气管炎、哮喘的发病率显著相关，当污染严重时，儿童的生长发育可受影响。

（4）家庭和社会环境：良好的自然环境和居住环境，配合良好的生活习惯、科学护理、良好教养、体育锻炼、完善的医疗保健服务等都是促进儿童生长发育达到最佳状态的重要因素。家庭环境，如父母的职业、受教育程度、家庭经济状况和家庭氛围等对儿童生长发育的影响不容忽视。已有大量调查资料显示，贫穷、家庭破裂是世界范围内有害儿童身心健康的社会问题，严重影响儿童的正常生长发育。

综上所述，儿童的生长发育可通过外界环境的改善促使其向良好的方向发展，经过若干年后将其获得的良好体格生长发育特征，又遗传给下一代。这种现象被称为生长发育长期加速趋势，具体表现在青少年的平均身高逐渐提高、性发育提前等。儿童生长发育长期加速趋势的原因目前尚不十分明确，可能与营养、生活环境及条件的改善、各种疾病的控制、卫生知识的普及等有关，这些因素使人类生长发育潜力得以最大限度地释放。长期增长加速趋势是有一定限度的，达到最大限度的时间与营养、经济、卫生以及教育文化水平等有密切关系。如果促进因素改善得不理想，长期增长加速趋势的过程就会延长，达到最大限度的时间也会推迟。目前，在发达国家的部分人群中，身高增长已呈停滞状态，初潮年龄也无明显提前迹象。这说明，这些人群的身高已达到遗传所赋予的生长潜力最大值，因而其平均身高、性成熟等指标逐渐趋于稳定。

（三）儿童生理常数

1. 出生至青春前期的体格生长规律

（1）体重：体重是身体各器官、骨骼、肌肉、脂肪等组织及体液重量的总和，是反映近期营养状况和评价生长发育的重要指标。体重是最易获得的反映儿童生长与营养状况的指标。临床中用体重计算药量和静脉输液量。新生儿出生体重与胎次、胎龄、性别以及宫内营养状况有关。我国 2005 年九市城区调查纟 显示,正常新生足月男婴平均出生体重为(3.3±0.4)kg,女婴为(3.2±0.4)kg,与世界卫生组织的参考值一致。生后最初 2~3 天由于摄入少、水分丧失和胎粪及小便排出,体重可减轻 3%~9%,至 7~10 天可恢复到出生时体重,称为"生理性体重下降"。如果体重下降幅度超过 10% 或至第 10 天还未恢复到出生时的体重,则为病理状态,应分析其原因。正常情况下,婴儿期前 3 个月体重增长速度最快,3~4 个月体重约为出生时的 2 倍,与后 9 个月的增加值几乎相等,1 岁末已增至出生时的 3 倍(10kg),为生后第一个高峰;第二年增加 2.5~3.5kg;2 岁至青春前期增长比较稳定;进入青春期后,体重的增长呈现第二个高峰,每年可增达 4~5kg,但个体差异较大。由于儿童体重增长并非匀速增长,评价时应以其体重的增长变化(测量的体重)为依据。如果不能获得具体体重,在计算用药量和液体量时,可参照以下公式进行推算:

$$1{\sim}6\ 个月体重(kg) = 出生体重(kg) + 月龄 \times 0.7(kg)$$

$$7{\sim}12\ 个月体重(kg) = 出生体重(kg) + 6 \times 0.7(kg) + (月龄 -6) \times 0.3(kg)$$

$$2\ 岁至青春前期体重(kg) = 年龄(岁) \times 2(kg) + 8(kg)$$

（2）身材

1）身长 / 身高:身高指头部、脊柱与下肢长度的总和,是反映长期营养状况和骨骼发育的重要指标。3 岁以下儿童立位测量不易准确,应仰卧位测量,称为身长。3 岁以上采用站立位测量称为身高。立位的测量值比仰卧位少 1~2cm。年龄越小增长越快,也出现婴儿期和青春期两个生长高峰。出生时身长平均为 50cm,生后第 1 年身长增长最快,约为 25cm;前 3 个月增长 11~13cm,约等于后 9 个月的增长值,1 岁时身长约 75cm;第 2 年身长增长速度减慢,为 10~12cm,即 2 岁时身长约 85~87cm;2 岁以后身高每年增长 6~7cm。可用公式推算:身长 / 高(cm) = 年龄(岁) × 7(cm) + 75cm。

身长 / 身高的增长受遗传、性别、营养、内分泌、宫内生长水平的影响较明显,短期的疾病与营养波动不易影响身长 / 身高的生长。

2）坐高 / 顶臀长:是头顶到坐骨结节的长度。3 岁以下儿童仰卧位测量的值称为顶臀长。坐高增长代表头颅与脊柱的生长,可间接反映下肢与躯干的比例。不同的年龄阶段,头、脊柱和下肢的增长速度及所占身长 / 高的比例也不同。婴儿期头部生长最快,脊柱次之;到青春期时,下肢生长最快。由于下肢随着年龄的增加其生长速度加快,因此坐高占身高的比例也随之下降。出生时坐高占身长的 66%;4 岁时占身长的 60%;6 岁以后则小于 60%。一些遗传、内分泌疾病可使身体的某些部分比例失常,因此测量上部量(头顶到耻骨联合上缘的长度)和下部量(耻骨联合上缘至足底)对诊断某些疾病有参考价值。新生儿上部量占60%,下部量占40%,身高(长)的中点在脐上;1岁时中点在脐下;6岁时中点下移至脐与耻骨联合之间;12岁左右上、下部量相等,中点恰在耻骨联合上缘。

3)指距:是两上肢水平伸展时两中指尖的距离,代表上肢长骨的生长。正常人一般比身高稍短,在长骨生长异常,如马方综合征,其指距可能大于身高1~2cm。

(3)头颅骨:头颅骨主要由额骨、顶骨、颞骨和枕骨组成。颅骨间的缝隙称为骨缝。颅骨骨缝在出生时稍分开,至3~4个月时完全闭合。额骨和顶骨形成的菱形间隙为前囟,出生时对边的中点连线为1.5~2.0cm,随着颅骨的发育前囟稍为增大,6个月以后逐渐骨化而变小,一般在1~1.5岁闭合,部分儿童2~3岁闭合。前囟大小、闭合时间有很大的个体差异;大小、闭合时间异常可能与儿科临床疾病有关,如小头畸形前囟小、闭合也较早;严重活动期佝偻病、脑积水或甲状腺功能减退的患儿,前囟大、闭合常常延迟。前囟张力也是重要临床体征之一,如颅内压升高时前囟饱满、张力增加;饥饿、脱水或极度消瘦时前囟凹陷。后囟是两块顶骨和枕骨形成的三角形间隙,出生时已近闭合或残留很小,一般在生后6~8周完全闭合。测量头围、观察囟门及骨缝的变化可以衡量颅骨的生长发育。

面骨、鼻骨及下颌骨在婴儿期较颅骨发育迟,呈现面部较小、颅骨较大状。随着牙齿的萌出,面骨及鼻骨开始变长,下颌骨向前突出;面骨、鼻骨及下颌骨继颅骨之后加速生长发育,使下颌角倾斜度逐渐减小,垂直直径增加,小儿额、面比例以及面部的形状便逐渐向增长的脸形发展。

(4)头围:头围是自眉弓上缘经枕骨枕外隆凸最高点绕头一周的最大周径,反映脑和颅骨的发育。2岁以内测量最有价值。出生时头围相对大,平均33~34cm,第1年前3个月头围的增长(6cm)约等于后9个月头围的增长值(6cm),即1岁时头围约为46cm;生后第2年头围增长减慢,约为2cm,2岁时头围约48cm;2~15岁头围仅增加6~7cm。15岁时为53~54cm,与成人相近。头围小于同年龄、同性别的均值减2个标准差,称为头小畸形,应警惕是否存在大脑发育不良;头围过大伴随过快的增长提示脑积水。

(5)胸围:胸围是指经乳头下缘和两肩胛下角水平绕体一周的围度。胸围代表胸廓与肺的发育。胸廓在婴儿期呈圆筒形,前后径与左右径相等;2岁以后其左右径逐渐增大。在胎儿期胸廓相对脑的发育慢,出生时胸围比头围小1~2cm,平均为32cm;婴儿期胸围增长最快,1岁末胸围与头围相等,大约为

46cm；第二年约增加 3cm；3~12 岁胸围平均每年增加 1cm，1 岁至青春前期胸围应大于头围（约为头围 + 年龄 −1cm），到青春期增长又加速。

（6）乳牙：牙齿的发育与骨骼系统有一定关系，但在胚胎发生上不完全相同，故发育不绝对平行。人一生有两副牙齿，即 20 个乳牙和 32 个恒牙。牙齿的发育包括矿化、萌出和脱落三个阶段。出生时乳牙隐在颌骨中，被牙龈遮盖，故新生儿无牙。生后 4~10 个月乳牙开始萌出，2.5 岁出齐。出牙的时间个体差异较大，12 个月以后出牙者为萌牙延迟，其原因可为特发性，部分与遗传、疾病有关。一般 6 岁左右开始出第一颗恒牙，7~12 岁恒牙按乳牙长出的先后替换同位乳牙；12 岁左右出现第二横磨牙；18 岁以后出现第三恒磨牙（智齿），也有终身不出者。恒牙一般 20~30 岁出齐。

萌牙虽是生理现象，但部分小儿可伴有流涎、烦躁、睡眠不安甚至低热等不适症状。健康的牙齿与蛋白质、钙、磷、维生素 D 等营养素，咀嚼运动，以及良好的卫生习惯密切相关。

（7）呼吸和脉搏：在儿童安静时进行呼吸和脉搏的测量。年幼儿以腹式呼吸为主，可按照腹部起伏计数。呼吸过快不易看清者可以用听诊器听呼吸音计数。年幼儿腕部脉搏不易扪及，可计数颈动脉或者股动脉搏动。各年龄儿童呼吸及脉搏正常值见表 3-1。

表 3-1　各年龄儿童呼吸及脉搏正常值

年龄分期	呼吸	脉搏	呼吸∶脉搏
<28 天	40~45	120~140	1∶3
<1 岁	30~40	110~130	1∶3~1∶4
1~3 岁	25~30	100~120	1∶3~1∶4
4~7 岁	20~25	80~100	1∶4
8~14 岁	18~20	70~90	1∶4

（8）血压：动脉血压的高低主要取决于每次心搏输出量和外周血管的阻力。婴儿期，由于心搏量较少，血管管径较粗，动脉血压较低。随着小儿年龄增长，血压逐渐增高。1 岁以上小儿，下肢血压比上肢血压高 20~40mmHg（2.67~5.33kPa），婴儿期，上肢血压比下肢血压略高。静脉血压的高低与心搏量、血管功能、循环血量有关。上、下腔静脉血液返回右心室是否通畅也影响静脉压。一般用汞柱血压计，不同年龄的儿童应选用不同宽度的袖带，合适的袖带宽度应为 1/2~2/3 上臂长度，过宽测得血压偏低，过窄则偏高。新生儿及

小婴儿可用监护仪测量。儿童年龄愈小血压愈低,儿童时期正常收缩期血压(mmHg)=[年龄(岁)×2]+80,舒张压为收缩压的2/3。一般只测任一上肢血压即可,如疑为大动脉炎或主动脉缩窄的患儿,则应测四肢血压。

(9)脑及各器官的发育

1)脑:由大脑、小脑和脑干组成。在胚胎发育过程中,脑是率先发育的器官。脑发育,是形态发育与结构功能逐渐成熟的过程。脑起源于神经管的头段。胚胎5周时已可分出前中后脑及左右大脑半球;8周时已形成大脑皮质。婴儿出生时,大脑功能发育尚不完善,而与基础生命活动有关的中脑、脑桥、延髓、脊髓发育相对较成熟。出生时,新生儿脑重约390g(约占成人脑重的25%左右),大脑体积是成人1/3,但是他们已经有与成人相同的脑细胞数量(约有100亿~140亿);6~8岁时儿童脑重约1 200g,约占成人脑重的90%左右。大脑分为两个半球。两个大脑半球在活动协调、适应环境的感觉和运动功能方面是对称的。然而,两个大脑半球尚存在分解-合成或时间-图形的许多高级功能分离或不对称,即大脑半球一侧优势。左半球对语言语法技巧、运算、逻辑推理能力具有优势;右半球对形象思维、旋律、三维物体的感知占优势。大脑半球一侧优势是相对的,左半球也有一定的非词语性认知功能,右半球也有一定的简单语言活动功能。大脑优势不仅与遗传有关,还与后天训练有关。脑的不同功能向一侧半球集中是儿童脑结构和认知发育的主要特征。

脑干位于脑中下部,由延髓、脑桥、中脑、间脑组成,连接大脑、小脑、脊髓。脑干具有感觉分析、调整自主性神经(与情绪活动关系密切)、视及听反射、整合左右身体运动、调节呼吸循环、选择性注意、意识、呕吐、觉醒和睡眠周期、调节肌张力、心率、血压和血管收缩等功能。小脑主要功能是调节躯体运动,维持身体平衡和协调运动。小脑生后6个月达到发育高峰,6岁左右达到成人水平。因此,2~3岁前小脑尚未发育完善,随意运动不准确,共济运动较差。脑发育在3岁基本完成,12岁达到成人水平。

2)脊柱:脊柱的生长反映椎骨的发育。新生儿脊柱是直的,没有生理弯曲;3个月左右随着婴儿抬头,出现第一个弯曲即颈部前凸;6个月左右会坐时,出现第二个弯曲,也就是胸部脊柱后凸;1岁以后能站立,出现第三个弯曲,即腰部脊柱前凸;6~7岁时韧带发育完善,弯曲被固定。这些生理弯曲的形成,能使身体保持平衡并直立行走。坐、立、走的姿势和骨质的病变(如骨结核等),会影响脊柱的发育。

3)骨的发育:骨的发育包括骨化与生长。在胚胎期即开始进行。骨化有两种形式,一种为膜化骨,包括颅盖诸骨和面骨。膜化骨是间充质细胞演变为成纤维细胞,形成结缔组织膜,在膜的一定部位开始骨化,成为骨化中心,再逐步扩大,完成骨的发育。另一种为软骨内化骨,包括躯干及四肢骨和颅底骨等。软骨内化骨是由间充质细胞演变为软骨原基,后由成骨细胞的成骨活动而形成原始骨化中心。以后,还出现继发骨化中心。骨化中心不断扩大,最后软骨原基全部骨化,原始与继发骨化中心互相愈合而完成骨骼的发育。

骨化中心出现的多少可反映长骨的成熟程度。一般通过 X 线测定儿童长骨干端骨化中心的数目来判断骨骼发育的成熟程度,即骨龄。腕部骨化中心发育顺序:3~4 个月:头、钩骨;2~3 岁:三角骨;3~5 岁:月骨及大、小多角骨;5~6 岁:舟骨;6~8 岁:尺骨远端骨化中心;9~10 岁:豆状骨。8 岁以前腕部骨化中心数约为其岁数加 1。骨龄是一个独立的生长指标,不依赖年龄和生长速度的变化。动态观察骨龄的变化对评价个体的生长态势及小儿内分泌疾病疗效有重要意义。

4)肌肉及皮下脂肪:胎儿期肌肉组织生长较差,出生后随着活动增加逐渐生长,基本与体重增加平行。儿童肌肉纤维较细,间质组织较多。生后肌肉的生长主要是肌纤维增粗,5 岁以后则肌肉增长明显,并有性别差异。男孩肌肉占体重比例明显大于女孩。肌肉的生长与营养状况、生活方式、运动量密切有关。肌肉生长异常可见于重度营养不良、进行性肌萎缩等病症。

脂肪组织的生长发育主要表现为脂肪细胞数目的增加和体积增大。脂肪细胞数目增加主要在胚胎中后期、生后第 1 年以及青春期。脂肪组织是机体储存能量的主要场所,在机体需要时动员、释放能量。但是近年来的研究发现:脂肪组织还是一个活跃的内分泌器官,过多的脂肪储存可增加肥胖、高血脂以及心脑血管疾病的危险性。

5)循环系统:心脏位于胸腔中部偏左下方,在两肺之间。2/3 偏左,1/3 偏右,心底朝上,心尖朝下,主要由心肌构成,有心房和心室之分。在整个小儿时期,心脏重量的增长速度并非匀速生长,出生后 6 周内心脏重量增长很少。此后,心脏重量增长的速度呈持续和跳跃性增长。新生儿的心脏相对较成人大,其重量为 20~25g,1 岁时心脏的重量为出生时 2 倍;5 岁时为出生时的 4 倍;9 岁时为出生时的 6 倍,青春期后心脏重量的增长为出生时的 12~14 倍,达成人水平。

出生时,心脏 4 个腔的容积为 20~22ml,1 岁时达到出生时的 2 倍,2 岁半增大到 3 倍,近 7 岁时 5 倍,约为 100~120ml;其后增长缓慢,青春期始心脏容积仅为 140ml;以后增长又渐迅速,18~20 岁时,心脏容积已达 240~250ml,为出生时的 12 倍。

小儿心脏的位置随年龄而变化,新生儿心脏位置较高并呈横位,心尖搏动在第四肋间锁骨中线外,心尖部分主要为右心室,2岁以后,小儿心脏由横位逐渐转成斜位,心尖搏动下移至第五肋间隙,心尖部分主要为左心室。2~5岁时左心界位于第四肋间左锁骨中线外1cm处,5~12岁在锁骨中线上,12岁以后在第五肋间锁骨中线内0.5~1cm。

小儿的动脉相对较成人粗。动、静脉内径比在新生儿为1:1,成人为1:2。随着年龄的增长,动静脉口径相对变窄,在大血管方面,10岁以前肺动脉直径较主动脉宽,至青春期主动脉直径超过肺动脉,12岁始至成人水平。在婴儿期,毛细血管特别粗大,尤其是肺、肾、肠及皮肤的微血管内径较以后任何年龄时期都大,冠状动脉相对较宽,所以,心、肺、肾及皮肤供血较好,对这些器官的新陈代谢和发育起到重要的作用。

小儿的心率相对较快,主要是由于新陈代谢旺盛,身体组织需要更多的血液供给,而心搏量有限,只有增加心脏的搏动次数,才能满足身体生长发育的需要。同时,婴幼儿迷走神经兴奋性较低,交感神经占优势,心脏搏动较易加速。随年龄的增长,心率逐渐减慢,新生儿时期,心率为120~140次/分,1岁以内为110~130次/分,2~3岁为100~120次/分,4~7岁为80~100次/分,8~14岁为70~90次/分。小儿的脉搏次数极不稳定,易受多种因素影响,如进食、活动、哭闹、发热等。因此,测量脉搏时,应排除干扰因素,在小儿安静状态下测量。凡脉搏显著增快,安静状态下或睡眠时不减慢者,应考虑有器质性心脏病的可能。

6）肺脏和呼吸系统发育:出生后至2岁左右,肺泡结构和肺血管以不同的速度和程度发育。肺泡隔变薄,肺泡隔中的双层毛细血管融合为单层,肺泡内有新的肺泡隔不断出现,使原有肺泡在数量上增加,但同时肺内血管增长更快,肺中小动脉血管可以出现平滑肌的中层结构。在婴儿早期以上改变更明显。

在2~10岁阶段,气道、肺泡和血管发育基本上成比例同步生长,此阶段以肺泡容积增加为主,且肺泡和肺血管生长速度和身体发育速度相适应。此阶段会对青春期,甚至成年的肺与呼吸系统功能起决定影响,特别在个体所处环境、活动程度(体育锻炼、营养)和大气条件(海拔高度)的影响下,会使肺在适应性、疾病损害发生、发展和代偿功能上表现出差异。

7）消化系统

口腔:足月新生儿出生时已具有较好的吸吮吞咽功能,颊部有坚厚的脂肪垫,有助于吸吮活动,早产儿则较差。吸吮动作是复杂的先天性反射,严重疾病可影响这一反射,使吸吮变得弱而无力。新生儿及婴幼儿口腔黏膜薄嫩,血管丰富,唾液腺发育不够完善,唾液分泌少,口腔黏膜干燥,易受损伤和细菌感染;3~4个月时唾液分泌开始增加,5~6个月时明显增多。但婴儿口底浅,尚不能及时吞咽所分泌的全部唾液,因此常发生生理性流涎。

食管:新生儿和婴儿的食管呈漏斗状,黏膜纤弱、腺体缺乏、弹力组织及肌层尚不发达。下食管括约肌发育不成熟,控制能力差,常发生胃食管反流,绝大多数在8~10个月时症状消失。婴儿吸奶时常吞咽过多空气,易发生溢奶。

胃:新生儿胃容量约为30~60ml,后随年龄而增大,1~3个月时为90~150ml,1岁时为250~300ml,5岁时为700ml~850ml,成人约为2 000ml。故年龄愈小每日喂食的次数愈多。但哺乳后不久幽门即开放,胃内容物陆续进入十二指肠,故实际胃容量不完全受上述容量限制。婴儿胃呈水平位,当开始行走时其位置变为垂直;胃平滑肌发育尚未完善,在充满液体食物后易使胃扩张;由于贲门和胃底部肌张力低,幽门括约肌发育较好,故易引起幽门痉挛出现呕吐。胃排空时间随食物种类不同而异,稠厚含凝乳块的乳汁排空慢;水的排空时间为1.5~2小时;母乳2~3小时;牛乳3~4小时;早产儿胃排空更慢,易发生胃潴留。

肠:小儿肠管相对比成人长,一般为身长的5~7倍,或为坐高的10倍。小肠的主要功能包括运动(蠕动、摆动、分节运动)、消化、吸收及免疫保护。大肠的主要功能是贮存食物残渣、进一步吸收水分以及形成粪便。小肠黏膜肌层发育差,肠系膜柔软而长,结肠无明显结肠带与脂肪垂,升结肠与后壁固定差,易发生肠扭转和肠套叠。肠壁薄,故通透性高,屏障功能差,肠内毒素、消化不全产物和过敏原等可经肠黏膜进入体内,引起全身感染和变态反应性疾病。由于小儿大脑皮质功能发育不完善,进食时常引起胃-结肠反射,产生便意,所以大便次数多于成人。

肝:年龄愈小,肝脏相对愈大。婴儿肝脏结缔组织发育较差,肝细胞再生能力强,不易发生肝硬化,但易受各种不利因素的影响,如缺氧、感染、药物中毒等均可使肝细胞发生肿胀、脂肪浸润、变性坏死、纤维增生而肿大,影响其正常功能。婴儿时期胆汁分泌较少,故对脂肪的消化、吸收功能较差。

胰腺:出生后3~4个月时胰腺发育较快,胰液分泌量也随之增多。出生后1年,胰液分泌量迅速,为出生时的3倍。胰液分泌量随年龄生长而增加,至成人每日分泌1~2L。酶类出现的顺序为:胰蛋白酶最先,而后是糜蛋白酶、羧基肽酶、脂肪酶,最后是淀粉酶。新生儿所含脂肪酶活性不高,直到2~3岁时才接近成人水平,婴幼儿时期胰腺液及其消化酶的分泌易受炎热天气和各种疾病的影响而被抑制,容易发生消化不良。

肠道细菌:在母体内,孕晚期胎儿的肠道是存在少许细菌的。生后数小时细菌即从空气、奶头、用具等经口、鼻、肛门入侵至肠道;主要分布在结肠和直肠。肠道菌群受食物成分影响,单纯母乳喂养儿以双歧杆菌占绝对优势;人工喂养和混合喂养儿肠内的大肠杆菌、嗜酸杆菌、双歧杆菌及肠球菌所占比例几乎相等。正常肠道菌群对侵入肠道的致病菌有一定的拮抗作用。婴幼儿肠道正常菌群脆弱,易受许多内外界因素影响而致菌群失调,引起消化功能紊乱。

8)泌尿系统:小儿年龄越小,肾脏相对越大,位置越低,下极可低至髂嵴以下第4腰椎水平,2岁以后才达到髂嵴以上。婴儿肾盂和输尿管比较宽,管壁肌肉及弹力纤维发育不全,容易受压扭曲,导致尿潴留和泌尿系感染。婴儿膀胱位置比年长儿和成人高,尿液充盈时,易在腹部触及;随着年龄的增长,逐渐降入骨盆内。女婴尿道较短,新生儿尿道仅为1cm,尿道外口暴露,且接近肛门,易被粪便污染,上行感染较男婴多。男婴尿道口较长,但常因包皮过长、包茎污垢积聚引起上行感染。

泌尿系统生理特点如下:

肾功能:新生儿出生时肾单位数量已达成人水平,但其生理功能尚不完善。新生儿及婴幼儿的肾小球滤过率、肾血流量、肾小管的重吸收能力及排泄功能均不成熟,表现为排尿次数增多;尿比重低,浓缩功能差。

尿液:正常小儿的尿液为淡黄色,但个体差异较大。尿量与液体的入量、气温、食物种类、活动量及精神因素有关。婴幼儿每昼夜尿量约为400~600ml,学龄前儿童为600~800ml,学龄儿童为800~1 400ml。一昼夜学龄儿童尿量小于400ml、学龄前儿童小于300ml、婴幼儿小于200ml为少尿。一昼夜尿量小于30~50ml者,为无尿。

9)淋巴系统:在儿童期迅速生长,于青春期前达高峰,以后逐渐下降至成人水平。咽扁桃体在6月内已发育,腭扁桃体在1岁末逐渐增大,4~10岁发育达高峰,近青春期开始萎缩至成人水平。故扁桃体炎常见于年长儿,婴儿较少见。

10)生殖系统:小儿出生时生殖系统发育较晚,在青春发育期以前,生殖系统一直处于幼稚状态,青春期启动后生殖系统开始加速发育,在短短的几年即发育成熟。生殖系统的发育包括男性和女性生殖器官的发育。女性生殖器官包括卵巢、子宫、输卵管和阴道。乳房发育是女孩青春期开始的第一个体征,然后是阴毛和腋毛的发育。月经初潮是性功能发育的主要标志。初潮年龄有个体差异,受遗传、营养状况和经济文化水平等因素的影响。在美国,从

1850—1950年,初潮年龄每10年降低2个月。男性生殖器官包括睾丸、附睾和阴茎。男孩青春期出现的第一个最显著的第二性征变化是睾丸体积增大,随后是阴茎变长、增粗和阴毛出现,腋毛和胡须在阴毛生长第2年后出现。第一次射精的平均年龄受心理、文化和生物因素影响。青春期发育的年龄有很大的个体性。

青春期是儿童到成人的过渡期,受性激素等因素的影响,体格生长出现生后的第二个高峰,有明显的性别差异。男孩的身高增长高峰约晚于女孩2年,且每年增长值大于女孩,因此最终的身高一般男孩比女孩高。一般男孩骨龄15岁(女13岁)时,身高长度达最终身高的95%。青春期体重的增长与身高平行。女性耻骨与髂骨下部的生长与脂肪堆积,臀围加大。男性则有肩部增宽,下肢较长,肌肉增强的不同体型特点。

三、小儿心理发育特点

在儿童成长过程中,神经心理发育包括感知、运动、语言、情感、思维、判断和意志性格等方面,以神经系统的发育和成熟为物质基础,神经心理的正常发育与体格生长具有同等重要的意义,其发育的异常可能是某些系统疾病的早期表现。因此,了解儿童心理发育规律对疾病的早期诊断很有帮助。古代医家关于小儿发育留下了不少历史记载,如《小儿药证直诀》云:"自生之后,即长骨脉、五脏六腑之神智也。"唐朝《备急千金要方》中说:"凡生后六十日瞳子成,能咳笑,应和人;百日任脉成,能自反覆;百八十日尻骨成,能独坐;二百一十日掌骨成,能匍匐;三百日髌骨成,能独立;三百六十日膝骨成,能行。"

1. 感知意识的发育 感知在婴儿神经心理发育过程中是一个基本的心理过程。照顾婴儿的行为本身就对婴儿的视、听、嗅、味和触觉提供了刺激,所有这些刺激在婴儿的认知发育中起重要作用。

(1)视感知:视觉刺激在儿童和其环境联系中提供着重要的信息,尤其婴儿期发育迅速。新生儿已有视觉感应功能,瞳孔有对光反应,在安静清醒状态下可短暂注视物体,但由于眼肌调节能力差,物体太远或太近时都看不清楚,只能看清15~20cm内的事物。新生儿期后视感知发育迅速,1个月后可凝视光源,开始有头眼协调;2个月婴儿目光能跟随移动的物体90°;3~4个月时喜看自己的手,头眼协调较好,目光跟随180°;6~7个月时目光可随上下移动的物体垂直方向转动,跟随落地的物体;8~9个月时开始出现视深度感觉,能看到小物体;18个月时已能区别各种形状;2岁时可区别垂直线与横线;5岁时已可区别各种颜色;6岁时视深度已充分发育。

（2）听感知：出生时鼓室无空气，听力差；生后 3~7 日听觉已相当良好；1个月的婴儿对铃声有反应；3~4 个月时头能转向声源，听到悦耳声时会微笑；7~9 个月时能确定声源，区别语言的意义；13~16 个月时可寻找不同响度的声源；4 岁时听觉发育已经完善。正常儿童的听觉强度为 0~20dB。如果听觉强度在 20~40dB 为轻度听觉障碍，40~60dB 为中度听觉障碍，60~80dB 为重度听觉障碍，大于 80dB 以上为极重度听觉障碍。听感知发育和儿童的语言发育直接相关，听力障碍如果不能在语言发育的关键期内或之前得到确诊和干预，则可因聋致哑。根据国外调查资料显示，新生儿听力障碍的发生率为 1‰ ~3‰，而重症监护病房的高危新生儿听力障碍的发生率则可达 2%~4%。新生儿听力筛查是早期发现听力障碍的有效方法。目前我国正逐步将其纳入常规新生儿筛查内容。

（3）味觉和嗅觉发育：出生时味觉发育已很完善。他接触的第一种食物是略带甜味的母乳，因此婴儿对于甜的东西是非常敏感的。嗅觉中枢与神经末梢已发育成熟；3~4 个月时能区别愉快与不愉快的气味；7~8 个月开始对芳香气味有反应。

（4）皮肤感觉的发育：皮肤感觉包括触觉、痛觉、温度觉及深感觉等。触觉是引起某些反射的基础。新生儿眼、口周、手掌、足底等部位的触觉已很灵敏，而前臂、大腿、躯干的触觉则较迟钝。随着年龄的增长，儿童皮肤感觉的灵敏度和定位能力逐步提高。新生儿已有痛觉，但较迟钝；第 2 个月起才逐渐改善。出生时温度觉就很灵敏。2~3 岁儿童已能辨别各种物体软硬、冷热等属性，5~6 岁能区别相同体积而重量不同的两个物品。

2. 肢体动作的发育　运动发育可分为大运动和精细运动两大类。儿童运动能力的发展与其脑的形态及功能有关，此外尚与脊髓及肌肉的功能有关。运动发育是婴幼儿神经精神发育的一个重要体现，同时运动发育又能促进儿童的神经精神发育。儿童运动的发育有一定的顺序，即不同年龄阶段出现不同的运动行为，而且运动的发展还遵循着一些规律：

（1）从泛化到集中：婴儿最初的动作是全身性的、不精确的，以后逐步分化为局部的、精确的动作，由不协调到协调。

（2）从上到下：儿童动作的发展是自头端向足端进行。

（3）从近到远：儿童动作的发展是从身体中部开始，越接近躯干的部位，动作发展越早，然后逐渐向肢体远端发展。

（4）先正后反：即儿童正面的动作先于反面的动作。

（5）大运动发育程序：儿童的姿势或全身的活动称之为大运动，其主要发育程序为:2个月俯卧抬头,4个月竖头稳定,6~7个月会坐,8~9个月会爬行,12~15个月独走稳,2岁会跑、会双脚跳,4岁独脚跳。

(6)精细动作发育程序:儿童手和手指的运动和手眼协调操作物体的能力称之为精细动作。其发育程序为:6个月伸手够抓面前的玩具,8个月会双手传递,10个月能用拇指、示指拾取小物品。2岁叠6~7块积木,能一页一页地翻书,3岁叠10块积木,会穿珠子。

3. 语言能力的发育　语言为人类所特有,是人们交往、思维的工具。语言的发展离不开听觉器官、发音器官和大脑功能的完善。任何一项功能的异常均可出现语言障碍。正常儿童语言的发展经过发音、理解和表达三个阶段。语言能力正常与否,往往会影响儿童整体发展。新生儿已经会哭叫,往后出现咿呀发音;6个月月龄时可以听懂自己的名字;之后进入初步理解阶段,听懂几样物品的名称,会招手"再见",或拍手表示"欢迎"。12个月月龄时能说简单的单词,如"爸爸""妈妈""没了";以后开始学说话,2岁说短句子,会用代词"我",3岁会说歌谣、识性别,几乎能指认许多物品名,并说有2~3个字组成的短句;4岁时能讲述简单的故事情节。

4. 心理情感的发育

(1)社会行为:2~3个月时出现社会性的笑,并能以笑、停止啼哭、发音等行为表示认识父母;7~8个月小儿可表现出认生、对发声玩具感兴趣等;9~12个月是认生的高峰;12~13个月小儿喜欢玩变戏法和躲猫猫游戏;18个月的儿童逐渐有自我控制能力,成人在附近可以独自玩很久;2岁时不再认生,易与父母分开;3岁后可与小朋友做游戏,并能遵循游戏规则。

(2)注意:注意是心理活动的指向和集中。当人的心理活动集中于一定的事物时,这就是注意。注意是一切认识过程的开始,注意本身并不是一种孤立独立的心理过程,而是感觉、知觉、记忆、思维等心理过程的一种共同特征。注意分为无意注意和有意注意。无意注意是自然发生的,无需意志努力的注意。有意注意是指自觉的,有预定目的的注意。

3岁以前的儿童基本上还是无意注意,具有无目的、无预见的性质,其注意仍是客观事物的鲜明性、情绪性和强烈程度等特点所决定。3岁以后才逐渐发展形成有意注意。注意是随着年龄的增长而逐渐发展起来的。1~2个月的婴儿仅为无条件的定向反射,3~4个月则能较长时间注意一个新鲜事物;6~7个月对鲜艳的物体和声响产生定向反应,会准确地转头寻找;之后到1岁,注意时间延长,并会用手触摸注意的物品,尤其是注意感兴趣的事情;1~2岁的儿童,不仅能注意当前感知的事物,还能注意成人语言所描述的事情;至3岁,儿童的注意进一步发展,能倾听故事、歌谣。学龄前儿童开始能控制自己的注意,学龄初期的儿童集中注意的时间可达 20 分钟左右,10~12 岁左右可达 25~30 分钟。

(3)记忆:记忆是一个重要的心理过程,是对经历过的事物的反映。记忆主要有再认和回忆两种形式。原来感知过的事物在眼前重新出现,而且觉得确实感知过,即称为再认;过去感知过的事物不在眼前,而却在头脑中重现出来,即为回忆。

儿童由于条件反射的建立和发展,记忆能力也随着初步发展起来。婴幼儿的记忆首先出现再认。5~6 个月的婴儿再认妈妈,从复杂的背景中分辨出妈妈的脸,但此时再认的保持时间很短,如果离开妈妈一段时间后,婴儿就不认得妈妈了。1 岁的婴儿能再认 10 天前的事,并开始出现回忆。3 岁的儿童可再认几个月以前的事,回忆可保持几周。而 4 岁的儿童即可再认 1 年前的事,回忆可保持几个月。一般来说,人不能回忆 3 岁以前的事情。

婴幼儿记忆的特点:①记忆时间短,仅可保持几天至几星期。②记忆的内容少,限于经常接触的熟悉的事物。③记忆内容多带有情绪色彩,对快乐或恐惧的事情比较容易。④记忆的无意性很大,记忆过程缺乏明确的记忆目的,主要凭兴趣进行。随着他们的探索行动,感兴趣的就记住了,不感兴趣的则不屑一顾。⑤记忆中喜欢背诵,但在理解基础上记忆远比不理解的机械背诵效果好。⑥记忆的精确性尚差,随着年龄增长而逐渐改善。

(4)思维:思维是客观事物在人脑中概括的、间接的反映。婴幼儿期是人的思维发生和初步发展时期。思维分为以下三类:①感知动作思维:就是思维过程离不开直接的感知和动作,思维在动作中进行,与行动分不开。②具体形象思维:是利用直观形象解决问题的思维,即依靠表象、依靠事物具体形象的联想进行的思维。③抽象逻辑思维:是以抽象的概念和理论知识解决问题的思维,儿童在知识经验范围之内进行初步的抽象逻辑思维,即依靠概念、通过判断和推理进行思维。

儿童思维发展特点:2~3 岁儿童开始产生思维的低级形式,即感知动作思维;儿童从 3 岁左右,具体形象思维开始发展起来,具体形象思维是在感知动作思维的基础上形成的,正是感知动作思维使儿童积累了最初的一批事物的表象,为具体形象思维的发展提供了可能性,并在整个学龄前期的思维活动中占据了主导地位;之后出现思维的高级形式,也就是抽象逻辑思维,5~7 岁儿童的思维活动中已经有这种思维的萌芽,这是人类思维的高级形式,其中起着重要作用。儿童思维的发展经历着从感知动作思维到具体形象思维,再到抽象逻辑思维的过程。年长儿在进行思维时,三种思维往往相互联系,通常不会是单纯地利用某一种思维形式。

(5)想象:想象是人脑对已有表象进行加工改造而创造出新形象的过程。想象与回忆不同,回忆是指过去感知过的事物形象再现,而想象则是人在已有表象的基础上,根据语言的调节在头脑中形成过去从未感知过的新形象。1岁以前的婴儿没有想象,1~3岁开始有想象的萌芽。进入学龄前期的儿童想象要丰富得多,从日常生活的人和玩具逐渐扩大到社会环境,甚至宇宙。不仅想象的对象广了,想象的内容变得完整、细致和系统,并且加入很多创造性成分。学龄前儿童的想象还有许多不成熟的地方,主要表现在:①想象的主体易变化,画画时一会儿画小人,一会儿画飞机;②想象有时与现实分不清,经常将童话里的事情当成真实的;③想象具有夸大性,如儿童都喜欢听拔萝卜等夸张性强的故事;④以想象过程为满足,常常没有预定的目的,因而富有幻想的性质。

(6)意志:意志是指人自觉地克服困难来完成预期的任务和心理的过程,意志是人心理能动性的突出表现形式。意志过程基本特征:①意志行动是有目的的行动;②意志行动体现在克服困难之中;③意志行动是以随意运动作为基础的。三个基本特征互相关联,目的是意志行动的前提,克服困难是意志行动的核心,而随意运动是意志行动的基础。

新生儿没有意志,1~2岁的儿童才出现意志的萌芽表现。2岁儿童在成人语言的指导下能调节自己的行动,学会控制自己。3岁时,儿童的各种好的意志品质,如自觉性、坚持性、自制力等逐步明显起来,意志行动开始发展,什么事情都希望自己来,独立性增强。以后儿童开始能使自己的行动服从于别人和自己提出的目的,不仅能控制自己的外部行动,而且也逐步掌握自己内部的心理活动,从而产生了有意注意、有意记忆、有意想象等。然而这个年龄的儿童消极的意志品质,如顽固性、冲动性和依赖性也会出现。

(7)情绪:新生儿因生后不易适应宫外环境,较多处于消极情绪中,表现为不安、啼哭,而哺乳、抱、摇、抚摸等则可使其情绪愉快。婴幼儿情绪表现特点是时间短暂、反应强烈、容易变化、外显而真实。随着年龄的增长,儿童对不愉快因素的耐受性逐渐增加,能够有意识地控制自己,使情绪逐渐趋向稳定。

(8)个性和性格的发展:根据艾里克森的个性发展论,性格是在人的内动力和外环境产生和解决矛盾的过程中发展起来的,具有阶段性:婴儿期(信赖-不信赖),所有生理需要都仰赖成人,如果与成人无依恋关系,将产生不安全感和情绪问题;幼儿期(自主-怀疑),开始有自理能力,但仍需依赖成人,故依赖性和违拗性行为交替出现;学龄前期(主动 - 内疚),自理能力提高,有主动行为,但经常因失败而产生失望和内疚;学龄期(满足 - 自卑),因学习能力提高、某些行为得到认可而满足,又因经常失败而产生自卑;青春期(自我评价 - 自我意识混乱),发育接近成人,认知能力提高,心理适应能力增强但容易波动,在感情问题、伙伴问题、职业选择、道德评价和人生观等问题上处理不当易发生性格变化。性格的形成有遗传影响,但主要靠生活环境教育,一旦形成即相对稳定。

第二节 小儿脏腑特点

小儿生理特点主要表现为脏腑娇嫩,形气未充;生机逢勃,发育迅速。其病理特点主要表现为发病容易、传变迅速;脏气清灵、易趋康复。小儿的病因与成人相比较为单一,年龄越小,表现越显著。其特点主要以外感六淫与内伤饮食最为多见。了解这些特点,对于学习小儿推拿,更好地诊治疾病和做好小儿保健等工作具有十分重要的意义。

一、生理特点

1. 脏腑娇嫩,形气未充 "脏腑"即五脏六腑。娇,指娇气,不耐寒暑;嫩,指柔弱;"形"指形体结构,即四肢百骸,筋肉骨骼,精血津液等。"气"指生理功能活动,如肺气、脾气等。充,指充实。脏腑娇嫩,形气未充是指小儿时期,机体各个系统的器官形态发育和生理功能都是不成熟和不完善的。小儿初生肾气未充、骨气未坚、囟门未合、不能站立;齿为骨之余,初生无齿,生而未全,咀嚼不匀;脑髓未充、神气怯弱、啼哭无常;肌肤未坚,藩篱疏薄,卫外不固,病邪易侵;脏腑柔弱,不耐攻伐,用药稍呆则滞,稍重则伤;形气未盛,语言、智力、运动、心理发育尚不完备,等等,均为小儿脏腑娇嫩、形气未充的具体表现。

五脏六腑的形和气都相对不足,其中尤以肺、脾、肾三脏更为突出,常表现出肺脏娇弱、脾常不足、肾常虚的特点。明代医家万全经过长期的临证探索,在总结前人五脏虚实辨证的基础上,结合个人的实践体会,在《万氏家藏育婴秘诀》中总结出"三有余、四不足"的学说,即肝常有余、心常有余、阳常有余,肺常不足、脾常不足、肾常虚、阴常不足。这一学说的提出,高度概括了小儿时期的体质特征,即小儿生理功能活动特点及病理变化倾向,为临床根据五脏特点辨证论治提供了依据。

清代医家吴鞠通在《温病条辨·解儿难》中,提出了"稚阴稚阳"学说。"稚"

指幼稚，"阴"是指体内精、血、津液及脏腑、筋骨、脑髓、血脉、肌肤等有形之质；"阳"是指体内脏腑的各种生理功能活动。小儿出生之后，犹如萌土之幼芽，呈现脏腑柔弱，腠理疏松，筋骨未坚，血气未充，经脉未盛，卫外不固，运化力弱等稚弱状态，阴阳二气均属不足，需要随年龄的不断增长，生长发育的不断完善，才能逐步趋向成熟。"稚阴稚阳"的理论是用阴阳学说阐明小儿生理特点及体质特点，说明了小儿无论在物质基础（阴）与功能活动（阳）上，都是幼稚和不完全的。用现代医学的观点来分析，小儿无论在呼吸、消化、循环、泌尿、造血、骨骼、神经及内分泌等系统方面，其发育与功能均有不够成熟的地方。

2. 生机蓬勃、发育迅速　是指小儿生长发育过程中，无论在机体的形态结构方面，还是各种生理功能活动方面都是迅速地、不断地向着成熟完善方面发展。年龄越小，生长发育速度越快。以体格发育为例，从初生至周岁小儿体重增长 3 倍，身长增长 1.5 倍。古代医家用"纯阳"来概括这一生理特点。《颅囟经·脉法》中首先提出："凡孩子三岁以下，呼为纯阳，元气未散"。"纯阳"，是指小儿在生长过程中，表现为生机旺盛，蓬勃发展，好比旭日之初升，草木之方萌，蒸蒸日上，欣欣向荣，这说明小儿发育迅速，对水谷精气的需求更加迫切，相对地感到阴的不足。从现代医学来看，由于小儿新陈代谢旺盛，所需要的营养物质、热量与液体也相对地比成人多。

"稚阴稚阳"与"纯阳"学说概括了小儿生理特点的两个方面。"稚阴稚阳"学说是运用静止的观点，来阐述小儿脏腑的形态、功能均较幼稚不足；"纯阳"学说则是从动态发展的观点来观察和概括小儿在生长发育、阳充阴长的过程中，表现出生机旺盛、发育迅速、欣欣向荣的生理现象。两者为指导临床诊疗提供了重要理论依据。

二、病理特点

1. 发病容易

（1）易患脾胃疾病：脾为后天之本，气血生化之源，机体营养物质赖其提供。小儿具有"脾常不足"的生理特点，脾胃功能尚不健全，对营养精微的需求较成人相对为多，与其快速生长发育的需求形成矛盾状态，加之乳食不能自节，常会使其脾胃的运化功能紊乱，临床上易于出现消化系统疾病，如食欲不振、吐泻、积滞以及疳证等脾胃病。

（2）易患肺系疾病：肺为娇脏，难调而易伤。肺主宣发与肃降，外合皮毛，主一身之表。小儿具有"肺常不足"的生理特点，肺脏宣发功能尚不健全，腠理不密，卫外功能不固，对外界的适应能力较差，"治节"一身之气的功能尚未健全,六淫疫疠之邪不论从皮毛或从口鼻而入,均先及肺,影响肺之宣肃功能,临床上易于出现呼吸系统疾病,如感冒、咳嗽、哮喘、喉痹等症。

（3）易患肾系疾病:肾为先天之本。小儿之禀赋根于父母,出生之后又赖后天水谷之滋养。小儿初生正处生长发育之时,肾气未盛,气血未充,肾气随年龄增长而逐渐充盛。小儿具有"肾常虚"的生理特点,即小儿禀赋不足则肾气先虚,若后天又失于调养,则肾精失于填充,易受虚损。"肾主骨、生髓、通于脑",小儿的生长发育、抗病能力以及骨髓、脑髓、发、耳齿等的正常发育和功能都与肾脏有关。肾虚常易导致小儿体质虚弱,疾病反复难愈,甚至生长发育迟缓,如骨骼生长不利,出现囟门迟闭、齿迟、行迟、立迟、鸡胸等症。肾气虚损,膀胱气化失利,则发生水肿,尿频,遗尿等。

（4）易患心肝疾病:由于小儿具有"心常有余""肝常有余""阳常有余"的生理特点,心属火,主血脉,主神志,开窍于舌,其华在面;肝为风木之脏,旺于春,使小儿充满生机活力,迅速生长发育。小儿心肝发育未臻成熟,心怯神弱、肝气未盛,感邪后易于鸱张入里,化热化火,犯心而生惊、犯肝而生风,临床上容易表现为高热惊厥或手足抽搐、疫毒痢、暑温等。"心常有余"除可理解为小儿心气旺盛有余,生机蓬勃的生理特点外,在病理上表现为患病后容易出现哭闹无常,心烦易怒,甚至神志昏迷。

（5）易患时行疾病:小儿初生形气未充,对自然界不正之气的抗病能力低下,但由于机体有从母体中获得的抗体,故对时行疫疠也有一定抵抗力;半岁以后,来自母亲的免疫抗体逐渐消失,自身免疫力又尚未发育成熟,对时行疫疠失去抵抗力而易感发病,如幼儿急疹、风疹、麻疹、水痘、百日咳、流行性腮腺炎、小儿麻痹症、腹泻、痢疾、肝炎等传染病。传染病一旦发生,很容易在儿童中相互传播,造成流行。

（6）易受惊恐:小儿神气怯弱,一旦听到异声、看到异物都可致心神不宁,而易于发生惊恐、客忤等,甚则出现惊风、抽搐。从现代医学研究来看,小儿神经系统发育尚未成熟,情感脆弱,故易因精神刺激而发病。

2. 传变迅速　小儿患病之后,证候的转化较成人更为常见,随着正邪双方力量对比的演变,病情多变,虚证与实证、寒证与热证的转变都很迅速,具体表现为疾病的寒热虚实容易同时并见或相互转换,主要表现为"易虚易实","易寒易热"。这一特点要求儿科医生必须对病变过程中正、邪的对比时刻严密注意,对各种病证可能的发展变化娴熟于胸,治疗时以邪气去而正不伤为主旨,既不宜峻攻,又不可呆补。

小儿患病变化特别迅速,一日数变,可表现为病性的转变迅速和病位的扩大与传变等方面。如上午偶患感冒,下午即可传里而出现肺炎喘嗽。若不及时治疗,又可迅速出现正虚邪陷,心阳不振,气滞血瘀,虚中有实之象;又如婴幼儿泄泻,原为外感时邪或内伤乳食的实证,剧烈吐泻后,如不及时治疗,常易迅速出现液脱伤阴,甚或阴竭阳脱的危候。小儿一旦患病,则邪气易实,正气易虚,实证往往可以转化虚证,虚证也可见实象,或者出现虚实并见的错综复杂证候。

小儿寒热虚实的变化比成人更为迅速而错综复杂,因此,小儿患病后应及时就诊,并随时复诊。复诊时应重新辨证施治,若治疗不及时或处理不当,易使轻病加重,重病转危,进而导致死亡。

3. 脏气清灵,易趋康复 小儿为"纯阳之体",生机蓬勃,精力充沛,脏气清灵,反应敏捷,且病因单纯,情志因素的干扰和影响相对较少,故患病以后,经过及时恰当的治疗、推拿与护理,病情好转会比成人快,且容易恢复健康;即便出现危重证候,只要救治及时、恰当,预后亦往往比较良好。张景岳在《景岳全书》中提出的"其脏气清灵,随拨随应,但能确得其本而撮取之,则一药可愈",是对小儿患病易趋康复的概括,只要熟悉疾病发病特点、转变规律,掌握其表里寒热虚实和整体观念的辨证法则,就能随拨随应。反之若诊断不明,辨证不清,用药错误,非但不能随拨随应,反而失之毫厘,差之千里,正气衰,邪气盛,危殆立至,甚至留下终身残疾。

总之,对于儿科疾病,既要掌握小儿易于发病、病后易于传变的规律,也要了解其脏气清灵、易趋康复的特点,做到诊断准确、治疗及时,积极调动小儿自身的抗病康复功能,争取最佳的治疗效果。

第三节 小 儿 调 理

小儿能否健康成长,做好养护是重要一环。我国古代人民在长期的生活实践中积累了丰富的经验。早在《素问·四气调神大论》中就明确提出:"圣人不治已病治未病,不治已乱治未乱"。主张与其病后求良药,不若病前能自防。《诸病源候论》中有专对小儿护理的记载:"不可令衣过厚,令儿伤皮肤,害血脉,发杂疮而黄。儿衣绵帛,特忌厚热,慎之慎之。"《小儿病源方论》中提出养子十法,即一要背暖,二要肚暖,三要足暖,四要头凉,五要心胸凉,六要小儿勿见非常之物与未识之人,七要暖脾胃,八者儿哭未定勿使饮乳,九者勿得轻粉朱砂,十者生后1周之内不可轻易频洗等,对于小儿保健十分重视。

一、新生儿期养育护理

新生儿初离母体,如嫩草之芽,气血未充,脏腑柔弱,胃气始生,阴阳未和,脏腑未实,骨骼未全,所处环境发生了根本性变化,其适应及调节能力不足,抵抗力弱,易患各种疾病,且病情变化快,全赖栽培调护,若稍有疏忽,可致夭折,甚或遗患终身。故细心养护尤为重要。

1. 辨清生理状态　新生儿出生后,啼哭和安睡是其两项主要的生理活动。"哭则清气生,睡则浊气降,胸腹之间、上下左右气血贯通矣。"同时,几种特殊的生理状态不可被误认为病态。

马牙:新生儿上腭中线和齿龈部位的散在、黄白色、碎米大小的隆起颗粒,又称"板口黄""珠了黄"。因状如脆骨,形似马的牙齿而得名,是上皮细胞堆积或黏液分泌物积留所致。为新生儿特殊的生理现象之一,在生后数周至数月可自行消失,不影响小儿健康,不应当随便加以处治。

螳螂子:新生儿口腔两侧颊部稍硬、隆起状的脂肪垫,又称"螳螂嘴"。民间有些地区对"螳螂子"有切割治疗的现象。实际上,螳螂子有助于吮乳,日后可自行消退,不必处治。若对螳螂子妄加切割,反而会造成损伤、出血、感染等,将会带来不良后果。

初生女婴阴道出血:有些女婴出生后 5~7 天,出现的阴道少量血性物流出,持续 1~3 天自止的现象,又称假月经。一般不需特殊处理。

初生乳核:女婴乳房的肿块。有些出生 3~5 天的女婴,乳房可能会出现蚕豆至鸽蛋大小隆起的肿块,不需要挤压或做其他处理,可在 2~3 天后自行消退。

胎记:皮肤表面出现的形状大小不一的棕褐色斑块。又称母斑。可在出生时就存在,也可在出生几个月后慢慢浮现。胎记是皮肤组织在发育过程中出现的异常增生,是黄种人的遗传特征之一。一般不需做特殊处理。

此外,新生儿生理性黄疸也是新生儿特殊的生理状态。大部分新生儿在出生后第 2~3 天出现黄疸,第 4~6 天达高峰。足月儿在出生后 2 周黄疸退,早产儿可延至 3~4 周消退。

近年来,母乳性黄疸已成为新生儿黄疸的主要原因之一,这与母乳喂养率提高和对母乳性黄疸认识的提高有关。其发生率由过去的 0.5%~2% 上升到近来的 30%。母乳性黄疸可分为早发型和晚发型。早发型又称母乳喂养性黄疸,真正的母乳性黄疸是指晚发型。早发型患儿提倡早期开奶和增加母乳次数,可促进肠道蠕动和减少对胆红素的吸收。晚发型黄疸的原因尚未确定,可能是由于母乳中有未识别的因子,增加了肠道未结合胆红素的吸收。晚发型轻症者可进一步观察,不做特殊处理,而对晚发型中至重度者,可暂停母乳喂养 2~3 天,大多数黄疸可明显减轻,继续母乳喂养不会导致黄疸再次复发。黄疸消退延迟者,则非生理状态,应当及时诊断与治疗。

2. 断脐护脐　胎儿在腹,脐带是孕母供给胎儿营养和进行物资交换的重要通道;婴儿出生后,啼声一发,口鼻气通,百脉流畅,应立即结扎脐带,消毒剪断包扎,防止邪毒入侵,以免引起脐风及脐部疾病。断脐后,新生儿开始独立生存,因此可将断脐作为先天与后天的分界线。

为了避免脐风及脐部疾患的发生,初生断脐尤当慎重。对于断脐的方法,历代医家列举了许多,现代医学认为,新生儿娩出 1~2 分钟后,即需在无菌条件下结扎脐带并剪断,脐带残端要用干法无菌处理,继以无菌敷料覆盖。若在特殊情况下未能保证无菌处理,则应在 24 小时内重新消毒、处理脐带残端,以防因不洁而感染脐风。

断脐后还需护脐,护脐也是预防脐风及脐部疾患的重要措施。断脐之后,脐部要保持清洁、干燥,并注意保暖以防风冷外侵,若护理不当,亦可致感染和脐风。脐带残端经 4~10 天可自然脱落,脱落前洒浴时勿浸湿脐部,注意避免污水、尿液及其他污物污染脐部,以预防脐风、脐疮、脐湿等疾病的发生。

3. 拭口洁眼　新生儿出生后,开始有呼吸前,由医护人员清除口腔内黏液,以保证呼吸道通畅。防止口中污血秽物随吸咽下导致疾病的发生。如果新生儿口腔内黏液不及时清除,一旦啼哭后吸入体内,则可能发生疾病,甚至呛入气管引起窒息。故拭口法是保护新生儿健康的重要方法之一。

拭口的方法有很多,清·陈复正《幼幼集成》认为应根据小儿的体质选择不同的药物:"小儿初生……若身面俱红,唇舌紫赤,亦知其必有胎毒,每日用盐茶,但不可太咸,以帛蘸洗其口中,去黏涎,日须五六次,每日洗拭,则毒随涎去……倘儿面唇淡红,此为胎寒,不可用茶,唯以淡姜汤洗拭,每日一二次足矣。"

在拭口的同时,要轻轻拭去眼睛、耳朵中的污物。新生儿皮肤上的胎脂有一定保护作用,不应马上拭去。但皮肤皱褶处及二阴前后应当用纱布蘸着消毒植物油轻轻擦拭,去除污垢。

4. 祛除胎毒　自古以来,我国就有新生儿祛除胎毒的传统方法,包括给新生儿服用少量具有清热解毒作用的中药,以减少遗患,对改善小儿热性体质、减少疾病的发生具有积极作用。孕期恣食辛热甘肥,可以酿成五脏热毒;孕母心思郁怒太过,可以导致五志化火;父母淫欲之火,也可隐于父精母血,这些积蓄于父母体内的火热邪毒,往往可以通过精血或胞系遗传于胎儿,导致婴儿出生后易发诸如皮肤疥疮、流丹、湿疹、痄疖之类的疾病,或造成易患热性疾病的体质;婴儿初生时,口中秽液未及时清除而咽下,亦可引起疾病;父母原有的某些疾病(如梅毒)能遗传给胎儿,使婴儿也罹患同样的疾病。古人把这类疾病或引起这类疾病的病因都称为胎毒。胎毒重者,出生时常表现为面目红赤、多啼声响、大便秘结等,故小儿初生之时即须采取一定的方法祛除胎毒,以保障其健康。

自古以来,民间对初生小儿一直采用去胎毒的传统方法,即普遍用初生拭口和服用去胎毒药物,以清除从母胎中带来的热毒,用以预防某些疾病。现将常用之法简介于下,可以根据小儿体质选用之。①黄连法:取黄连2g,用水浸泡令汁出,滴入儿口中,黄连性寒,辨证属胎禀热毒者可用之,胎禀气弱或有蚕豆病者勿用。②甘草法:取甘草2g、金银花6g,煎汤拭口,并以少量喂服,对于胎毒轻者尤宜。③大黄法:取大黄2~3g,沸水适量浸泡或略煮,取汁滴儿口中,胎粪通下后停服。脾虚气弱者勿用。

现今临床中以上方法很少采用,应以新生儿出现的症状为依据,采取适当的治疗方法。

5. 洗浴衣着 新生儿皮肤娇嫩,需要谨慎保护,将体表污物、血渍拭干净后即可洗浴,否则易于引起感染。初生小儿洗浴时,应避免过寒过热,另外小儿神气柔弱,洗浴时应勿使其惊恐。

生后第3天再次洗浴,为"三朝浴儿",俗称"洗三"。洗浴时水温以36~37℃为宜,并可在水中加入少许猪胆汁以祛除污秽,滋润肌肤。洗浴时将小儿托于左手前臂,右手持软毛巾,蘸水后轻轻擦拭小儿体表,动作应轻柔,并注意防寒保暖。勿将小儿没入水中,以免浸湿脐部。洗毕后将全身拭干,可在皮肤表面涂以少量新生儿润肤霜,并在皮肤皱褶潮湿处扑以少许爽身粉。

新生儿体温调节功能不全,常出现低体温,故应注意保暖,尤其对胎怯儿及寒冷季节,须防冒受风寒。夏季则需防暑,衣被不能过厚或包裹过严,环境温度不宜过高,以免发生中暑。衣服样式宜简单,宽松而少接缝,不用纽扣、松紧带等,以免损伤娇嫩的皮肤。尿布应柔软且吸水性强,勤换勤洗,有条件者可用一次性尿布,尿布外不可加塑料等物品包裹,以保持阴部皮肤的干燥清洁。初生儿形气怯弱,猝闻异声巨响,则会引起气血紊乱而作惊惕,故须襁褓得宜,使其肢体舒适固定,神情得安,方可避免或减少外界刺激的不良影响。

襁褓所用的棉布,应以柔软的旧棉布为宜。包裹襁褓所用的捆带,系扣应在身前或身侧,不要垫于腰部,以免损伤腰部的皮肤。捆绑时应松紧适宜,过松则易蹬开,过紧则影响气血流畅,且有碍于婴儿发育。

新生儿的衣着,应以柔软而吸水性好的拆洗干净的旧棉布做成为好,且宜宽松而使四肢活动不受限制。《诸病源候论》指出:"小儿始生,肌肤未成,不可暖衣,暖衣则令筋骨缓弱。宜时见风日,若都不见风日,则令肌肤脆软,便宜损伤。"并强调:"皆当以故絮当衣,莫用新棉也。"

提倡头要凉,背、腹、足要暖。宋·陈文中《小儿病源方论》谓:"头六阳之会,诸阳所凑也。头脑为髓之海,若热则髓溢汗泄,或颈颅肿起,或头缝开解,或头疮目疾。"又谓:"其背脊骨第三椎下,去骨两傍各一寸半,是肺俞二穴也,若背被风寒,伤于肺俞经,使人毫毛耸直,皮肤闭而为病,其证或咳,或嗽,或喘,或呕哕,或呕逆,及胸满憎寒壮热,皆肺经受寒而得之……肚者,是胃也,为水谷之海。若冷,则物不腐化,肠鸣、腹痛、呕哕、泄泻等疾生焉……足是足阳明胃经之所主也,俗曰寒从下起,此之谓也。"民间用菊花、蚕砂、绿豆皮做枕头,还习惯给新生儿戴露顶帽,将头囟露出,即是头宜清凉之意。腹为阴,宜常暖,提倡小儿戴肚兜,特别是药物肚兜,内装温阳散寒药物(白芷、防风、肉桂、附子、檀香、雄黄、艾叶等),既可防治腹胀、腹痛、腹泻等脾胃疾病,还有增进食欲、增强免疫的作用。

6. 生后开乳　母乳喂养是最适合婴儿生长发育需要的喂哺方法,尤其是新生儿。新生儿强调要尽早开乳。新生儿娩出后,应将其置于母亲身边,给予爱抚,并尽早使其吸吮母亲乳头,促进母亲泌乳。产后2~3天乳汁分泌不多时,应鼓励母亲坚持喂哺,以促使母乳分泌,有利于哺乳成功。尽早开乳可减轻新生儿生理性黄疸,减少生理性体重下降及低血糖的发生,并有利于母体的恢复。母乳喂养时,还需要注意以下几个方面。

喂养时间:婴儿出生后即可喂奶。应根据小儿个体的差异来决定每日哺乳的次数和时间,不应拘泥于教条。

哺乳方法:哺乳的时候,乳母应当用上臂托住小儿头颈部,使小儿嘴唇与乳房在同一水平线上。同时应间断哺乳:"若乳汁涌,恐儿咽乳不及,虑防呛噎,则辄夺之,令儿少息,又复乳之。如是数反则可。"古人还提出了诸多哺乳的禁忌,如《婴童百问》曰:"凡小儿乳哺,不宜过饱,若满则溢,故令呕吐……"

乳母的宜忌:由于母体患病可自乳汁传于胎儿,故乳母的宜忌必须谨守。乳母在哺乳期必须保持精神舒畅,注意避寒暑,调摄饮食,防止疾病。此外,乳母如果消化不良,也可影响胎儿健康。乳母在哺乳期间,还应慎服药物。因为药物本身为补偏救弊所设,不少药物皆可以从乳汁排出,婴儿饮乳后亦可能引起阴阳不和,发生诸疾。若乳母有病,非得服药不可,如系大寒大热或有毒之品,则应暂时断奶,待乳母病愈后再给婴儿喂乳。若乳母患有全身性传染病,则更应及时断奶。

7. 母婴同室 母婴同室是中医历来所倡导的。母亲与其婴儿24小时全天候生活在同一居室,随时可将婴儿抱于怀中,亲昵、哺乳、轻拍使其安睡,观察婴儿的异常表现。古代医籍中关于母婴同室的记载,与今天所倡导的母婴同室观点是一致的,其科学性已被世界重新认识,并得到肯定和广泛应用。

8. 谨慎用药 初生小儿如嫩草,克伐不可,补亦不能,尤不可妄用方药。《景岳全书》指出小儿不可乱用方药的原因:"小儿气血未充,而一生之盛衰之基,全在幼时,此饮食之宜调,而药饵尤当慎也……夫有是病而用是药,则病受之矣;无是病而是药,则元气受之矣,小儿元气几何?"《医学真传》详述了小儿用药原则:"甫离胞胎,脏腑之形未充,阴阳之气已立……间有小疾,多属本气不和,不宜妄投以药,即药亦当调其本气,若概以发散、清痰、清热之药投之,非唯无利,反害矣。"

现代医学认为,新生儿肝肾功能、酶系统及其转化功能皆不成熟,其解毒及排毒功能均差,若用药不慎或时间过长,极易导致毒副作用的出现。如中药中水银、朱砂、轻粉含汞,砒石、雄黄含砷,铅丹含铅等,初生婴儿当禁用。又如大量应用维生素K,可引起溶血性黄疸;磺胺类药物在体内可与胆红素竞争与血浆蛋白的结合,影响间接胆红素的代谢,而出现高胆红素血症,增加新生儿核黄疸的发生;复方阿司匹林片等退热药,易引起新生儿出血,故遇发热者应首先采用物理降温;出生1周内使用氯霉素,易引起中毒,导致心血管功能衰竭,出现"灰色综合征"等,说明对新生儿必须做到合理用药。当然,新生儿患病仍需及时诊治,但用药总宜细心审慎为要。

9. 日常护理 新生儿居室应定时开窗通风,保持室内空气新鲜。新生儿专用的食具和用具,使用前后要清洁消毒。母亲在哺乳和护理前应先洗手。尽量减少亲友探视和亲吻,避免交叉感染。注意防止因包被蒙头过严、哺乳姿势不当等造成新生儿窒息。

近二十年来,随着医学的发展,初生婴儿,特别是生后1周的新生儿发病率和死亡率已明显下降,但仍显著高于其他时期的小儿。脏腑柔弱、成而未全、全而未壮的小儿生理特点,以及发病容易、易虚易实、易寒易热的小儿病理特点在新生儿期表现得尤为突出。因此,应高度重视新生儿期脏腑养育护理,使其能够安全、顺利地度过新生儿期。这对降低新生儿的发病率和死亡率,降低存活新生儿后遗症的发生率至关重要。

二、婴儿期养育护理

（一）喂养方法

婴儿喂养方法分为三种：母乳喂养、人工喂养和混合喂养。

1. 母乳喂养　以母乳为主要食物，喂哺出生后 6 个月内婴儿的喂养方式，称为母乳喂养。母乳喂养是人类在进化过程中形成的自然喂养方式，也是最理想的喂养方式，应大力提倡。母乳是婴儿最好的天然食物，对婴儿的生长发育有着不可替代的作用。世界卫生组织（WHO）与联合国儿童基金会在 2002年的世界卫生大会上提出了《婴幼儿喂养全球战略》，推荐出生后 4~6 个月内的婴儿采取纯母乳喂养。

我国古代就有倡导母乳喂养的传统，古代医家就此论述颇多。初生小儿，哺以母乳为最佳，如清·曾懿《女学篇》中指出："欲子女强，仍宜乳，故天之生人，食料也随之而生，故婴儿哺育，总以母自乳为佳，每见儿女自乳者，身体较为强壮。"明·龚廷贤《寿世保元》说："儿生四五个月，止与乳吃。六个月以后方与稀粥哺之。"指出四五个月以内应当以母乳喂养为主，这一观点与现代婴儿喂养的原则完全吻合。

母乳喂养具有诸多好处。母乳中含有最适合婴儿生长发育的各种营养物质，对促进婴儿的体格、智力发育是非常重要和不可或缺的，也是其他食品所不可替代的；母乳中含有多种免疫因子如各种免疫球蛋白等，具有增进免疫功能、提高抗感染能力、减少疾病发生的作用；母乳的温度适宜，方便又经济；母乳喂养可增进母婴的情感交流，有利于促进婴儿心理与社会适应性的发育；母乳喂养可促进乳母催乳激素的产生和子宫的收缩及复原，抑制排卵，减少乳癌、卵巢癌的发病率。

新生儿娩出后，应在产后 15 分钟至 2 小时内尽早开乳。婴儿吸吮母亲的乳头，可反射性地促进母亲泌乳，故产后 2~3 天乳汁分泌不多时，应鼓励母亲坚持喂哺，以促使母乳分泌，有利于哺乳成功。母乳喂养时，应由乳母细心观察婴儿的个体需要，按其所需哺乳，即"按需喂给"，这也是当今世界卫生组织提倡的喂养原则。

90% 以上的健康婴儿生后 1 个月即可建立自己的进食规律，一般每 2~3 小时喂 1 次，逐步延长到 3~4 小时喂 1 次，夜间逐渐停喂 1 次，以养成良好的作息习惯。每次哺乳时间为 15~20 分钟，也可根据婴儿个体差异适当延长或缩短，以吃饱为度。每次哺乳前，应做好清洁准备：母亲洗手，用湿热毛巾敷乳房、清洁乳头等；喂哺姿势宜取坐位，身体放松，怀抱婴儿，将其头、肩部枕于母亲哺乳侧肘弯部,侧身稍向上,尽量让婴儿吸空一侧乳房后再行另一侧哺乳;哺乳完毕将婴儿抱直,头靠母肩,轻拍其背,使吸乳时吞入胃中的空气排出,以减少溢乳。若母亲患有严重慢性疾病,如严重心脏病、活动性肺结核、乙肝或乙肝病毒携带、人类免疫缺陷病毒感染、糖尿病、恶性肿瘤、精神病,以及长期应用抗癌药、抗癫痫药、抗精神病药、激素、抗生素等药物时,不宜哺乳;乳头皲裂、感染时可暂停哺乳,但要吸出乳汁,以免病后无乳;且不宜在小儿啼哭时强行哺乳。

婴儿8~12个月时,完全进食乳品、代乳品及辅食,而停止母乳喂哺的方法,称为断乳。随着婴儿月龄的增长,母乳已不能满足其生长发育的需要,同时婴儿的消化功能也日趋完善,乳牙开始萌出,咀嚼功能增强,加之生后4~6个月起开始逐渐添加辅食,已能适应非流质饮食,故婴儿8~12个月时可以完全断乳。从添加辅食到完全断乳的一段时期称为转奶期,在此期间应逐渐减少哺乳次数,增加辅食量,并试用奶瓶或杯匙喂食;同时注意不要骤然断奶,避免婴儿因消化功能不适应而产生厌食、吐泻等症。断奶时间视母婴情况而定,如婴儿患病或遇酷暑、严冬,可延至婴儿病愈、秋凉或春暖季节。

2. 人工喂养 完全以乳制品、牛羊乳品或代乳品等为食物,喂养出生后6个月内婴儿的方式,称为人工喂养。人工喂养婴儿每天需要的总液量(奶、水等)为150ml/(kg·d)。

乳制品均是以牛乳为基础而加以改造制成的。目前市售的常见乳制品为婴儿配方奶粉。婴儿配方奶粉是参照母乳的组成成分,对牛奶的营养组成及比例进行了调整和改进,使所含营养素的成分接近于母乳,含量更适合婴儿生长发育的需要。喂哺婴儿时可直接加温水调配,不需煮沸,饮用方便。因此,目前已将婴儿配方奶粉作为人工喂养中乳制品的优先选择来源。但值得注意的是,婴儿配方奶粉仍不具备母乳的其他优点,尤其是母乳中含有免疫球蛋白、激素、活性酶等的问题,还未得到解决。婴儿配方奶粉应按年龄选用,用量为20g/(kg·d)。调配时奶粉与水的比例为1:7,即用盛4.4g奶粉的小匙取一匙奶粉加30g温开水配成。

全脂奶粉是用鲜牛奶经高温火菌、真空浓缩、喷雾干燥等一系列工艺加工而成的乳制品,按重量1:8(30g奶粉加240g水),或按体积1:4(1匙奶粉加4匙水)加开水调制而成的,其成分与鲜牛奶相似。加热后的奶粉蛋白质会发生变性,更利于婴儿的消化和吸收,也可减少致敏的可能。同时,全脂奶粉更便于运输、携带及贮存。其缺点是挥发性脂肪、维生素等成分较鲜牛奶有所丢失。

最常用的乳品为牛乳。牛乳中乳糖含量低于母乳,故每100ml牛乳中可加蔗糖5~8g,全牛奶喂养的婴儿用量为100ml/(kg·d)。牛奶所含蛋白质高于母乳,但以酪蛋白为主,易在胃内形成较大凝块难以消化,故牛奶需加热煮沸后方可饮用,一可灭菌,二可使蛋白质变性,更利于消化;所含矿物质比母乳多3~3.5倍,可增加婴儿消化道、肾脏的负荷,需适当加水以降低浓度;同时,牛乳中缺乏母乳中含有的各种免疫因子,故牛乳喂养的婴儿患感染性疾病的机会增加。羊乳的营养价值与牛乳大致相同,凝块较牛乳细而软,脂肪颗粒大小与母乳相仿,但铁、叶酸及维生素等含量较少,长期喂哺而不添加辅食,易致婴儿贫血。

大豆类代乳品营养价值较好。制备时应补足所缺成分,可用作3~4个月以上婴儿的代乳品。3个月以下小婴儿消化能力差,最好不用大豆类代乳品。

同母乳喂养一样,人工喂养亦需要正确的喂哺技巧。特别要注意选用合适的奶瓶、奶嘴、出奶孔和喂哺时奶瓶的水平角度等,并保证奶液的合理温度。

3. 混合喂养 因母乳不足而添加牛、羊乳或其他代乳品的喂养方法,称为混合喂养,又称部分母乳喂养,包括补授法和代授法。母乳不足,婴儿体重增长不满意时,除母乳喂养外,可用配方奶或牛羊乳加以补充的方法,为补授法,适宜于4个月内的婴儿。补授时,每日母乳喂养的次数照常,每次先哺母乳,再补充一定量的代乳品,直到婴儿吃饱。这种喂养方法可因经常吸吮刺激而维持母乳的分泌,因而较代授法为优。而一日内有一至数次完全用乳品或代乳品代替母乳的方法,为代授法,不利于泌乳的建立,只有在无法由母乳喂养的情况下,方可采用代授法。使用代授法时,仍应坚持母乳喂哺,每日应不少于3次,并维持夜间喂乳,以尽量延长母亲泌乳的时间。

4. 添加辅食 随着婴儿的生长发育,单纯喂乳已不能满足小儿机体需要,无论母乳喂养、人工喂养或混合喂养的婴儿,都应按时添加辅助食品,以满足婴儿生长发育的需要,并使婴儿的脾胃功能逐渐增强,以逐步适应普通食品的摄入。添加辅食的原则为:由少到多、由稀到稠、由细到粗、由一种到多种,并在婴儿健康、脾胃功能正常时逐步添加。辅食的添加顺序可参照表3-2。

表 3-2 添加辅食的顺序

月龄	添加的辅食
1~3 个月	鲜果汁;青菜水;鱼肝油制剂
4~6 个月	米糊、乳儿糕、烂粥、蛋黄、鱼泥、豆腐、菜泥、水果泥
7~9 个月	烂面、饼干、碎菜、鱼、蛋、肝泥、肉末
10~12 个月	稠粥、软饭、细面、馒头、面包、碎菜、碎面、油、豆制品等

（二）婴儿护养

1. 阳光和空气　阳光对人是不可缺少的,在婴儿尤为重要。要根据婴儿的年龄和不同季节的特点安排各种不同的户外活动。新生儿满月后即可抱到户外呼吸新鲜空气,时间为每日 1~2 次,每次 15 分钟;2~6 个月的婴儿可由 15 分钟逐渐增加至 2 小时,6 个月至 1 岁者可延长至 3 小时,随着月龄的增加而增加。户外活动不仅可使婴儿有更多的机会接触、认识大自然,而且机体不断受到阳光、空气和风的刺激,可增强体温调节功能及对外界环境突然变化的适应能力,增强体质,提高抗病能力,促进生长发育及预防佝偻病的发生。《诸病源候论》中即提出了"时见风日"的科学养护观:"宜时见风日,若都不见风日,则令肌肤脆软,便宜损伤……天和暖无风之时,令母抱日中嬉戏,数见风日,则血凝气刚,肌肉硬密,堪耐风寒,不致疾病。若常藏于帏帐之内,重衣温暖,譬如阴地之草木,不见风日,软脆不任风寒。"指出了阳光、空气、风及户外活动对小儿健康的重要性。

2. 衣着、卫生及睡眠　小儿衣着过暖,易生内热,使小儿筋骨软弱,对外界气候变化的适应能力下降,尤其是对寒冷的耐受能力降低,因而导致外感疾病发生。因此,应经常训练和锻炼小儿少穿一些,使其肌肤能更好地适应外界气温的变化,增强对寒冷的耐受能力。《诸病源候论》提出的另一种重要的科学养护观就是"不可暖衣":"小儿始生,肌肤未成,不可暖衣,暖衣则令筋骨缓弱。"这些古人总结出的有效育儿经验,经临床实践证明,是一种增强小儿体质的有效办法,值得大力提倡。

南宋医家陈文中在总结前人经验,结合自己临床实践的基础上,充分考虑小儿的生理、病理特点,提出了一系列较为科学的育儿方法,并将其归结为"养子真诀""养子十法"等,其中大部分是为护阳固阳而设,如"背暖""肚暖""足暖""脾胃要温",他的学术观点也颇为后世医家所推崇。"养子十法"体现了儿科预防医学思想,对后世儿科护理与保健学术思想的发展,起到了积极的作用。

婴儿衣着要宽松,不可紧束而妨碍气血流通,影响骨骼发育,尽量选用纯棉制品。要保持婴儿的清洁卫生,勤洗浴,勤换衣裤,便后清洁臀部等。婴儿所需睡眠时间较长,要使之得到保证;同时要掌握婴儿睡眠时间逐渐缩短的生理特点,在哺乳、玩耍等日常安排上,注意培养并逐步形成"夜间以睡眠为主、白天以活动为主"的良好作息习惯。

3. 精神调摄　婴儿期是感觉、知觉发育的重要时期,视觉、听觉及其分辨能力迅速提高,要结合生活实践,教育、训练他们由近及远认识生活环境,促进感觉、知觉发展,培养他们的观察力,避免暴受惊恐而扰乱心气致病。

（三）预防接种

婴儿时期脏腑娇嫩,卫外不固,从母体获得的免疫力在 6 个月以后就逐渐消失,而后天免疫尚未建立,故易于发生肺系疾病、脾系疾病和传染病,尤其对各种传染病具有较高的易感性。因此,必须切实按照《全国计划免疫工作条例》的规定,为 1 岁以内的婴儿完成预防接种的基础免疫,并定期进行体格检查,如发现生长发育异常、营养性缺铁性贫血、维生素 D 缺乏性佝偻病等疾病应及时干预和治疗。要合理膳食,使婴儿的脾胃功能逐步增强,注意饮食卫生,降低疾病的发病率。

婴儿期是小儿生长发育的第一个飞跃期,此时婴儿的生长发育极为迅速,身长、体重日益增加,语言、动作发育、心理活动逐渐成熟和丰富,对营养物质的需求量逐渐增加,保护其脾胃功能尤为重要,不但可以满足婴儿期的营养需求,同时为成年以后身体的健康打下良好基础。中国传统的婴儿期保健措施,在现今越来越显示出对增强儿童体质、减少疾病的发生具有积极意义。继承传统经验并加以宣传推广,并做好婴儿期的喂养、调护和预防接种等各项工作,对于保证婴儿的健康成长具有非常重要的价值。

三、幼儿期养育护理

1. **饮食调养**　幼儿处于以乳食为主转变为以普通饮食为主的时期。此期乳牙逐渐出齐,但咀嚼功能仍差,脾胃功能仍较薄弱,食物宜细、软、烂、碎。《小儿病源方论》说:"养子若要无病,在乎摄养调和。吃热、吃软、吃少,则不病;吃冷、吃硬、吃多,则生病。"食物品种要多样化,以谷类为主食,同时进鱼、肉、蛋、豆制品、蔬菜、水果等多种食物,荤素搭配。同时,此期要注意培养小儿良好的饮食习惯,每日 3 次正餐,正餐间可适当给予 2~3 次以奶类、水果及其他稀软面食为主要内容的加餐。进餐需定时、定量、有规律,不挑食,不偏食。零食的添加当以坚果、水果、乳制品等营养丰富的食物为主,数量和时机以不影响幼儿主餐食欲为宜。适当控制如糖类、碳酸饮料等含糖高的食物。此外,要训练幼儿正确使用餐具和独立进餐的能力。注意给小儿创造一个良好的进餐环境,避免喧嚣吵闹,以培养其集中精力进食的良好习惯。这一时期,不但要保证充足的营养供给,以满足小儿生长发育仍然较快的需要,还要防止食伤致病。因此,此期的饮食调养仍需由家长掌握。

2. **起居活动**　幼儿 1~1.5 岁学会走路,2 岁以后能够并且喜欢跑、跳、爬高。与此同时,手指的精细动作也发展起来,手用匙,乱涂画;初步学会用玩具做游戏。幼儿学走路时需由成人陪护,防止跌跤,但是又要给孩子保留一定的自主活动空间,引导孩子的动作发育。

结合幼儿的年龄和相应的生理特点,培养其养成良好的生活习惯。每日需保证睡眠,时间从 14 小时逐渐减至 12 小时,以夜间为主,日间午休 1.5~2.5 小时为宜。睡眠时需环境安静、空气清新、光线暗淡,同时应注意培养良好的睡眠习惯,防止吮手指、含奶头等不良习惯的形成。1 岁让孩子坐盆排尿,1.5 岁不兜尿布,夜间按时唤醒小儿坐盆排便,2~3 岁后夜间可不排尿。平时注意观察小儿欲解大小便时的表情,使小儿早日能够自主控制排便。2 岁开始培养其睡前及晨起漱口刷牙的卫生习惯,逐渐教孩子学会自己洗手洗脚、穿脱衣服。重视与幼儿的语言交流,通过对话、讲故事、唱歌、游戏等,促进幼儿语言发育与运动能力的发展,还应注意培养幼儿与人交往的能力,鼓励其交朋友。对幼儿进行早期教育,不在于让其学到多少知识,而是在于通过有目的、有计划、系统地对其感知能力的训练和培养,引导、发掘其潜能,提高其接受外界事物的能力,为以后的智力发育打下良好的基础。

3. 疾病预防　幼儿生活范围扩大,患感染性疾病的机会增加,要训练其养成良好的卫生习惯。日常生活中家长要耐心教育,纠正其不良习惯,如吮手、脏手抓食品、坐在地上玩耍等,饭前便后要洗手,腐败污染的食品不能吃,早日不穿开裆裤,衣被经常换洗。幼儿的肺系疾病、脾系疾病发病率高,要防外感、慎起居、调饮食、讲卫生,才能减少发病;还要继续按计划免疫程序做好预防接种,以预防传染病。幼儿好奇好动,但识别危险的能力差,应注意防止异物吸入、烫伤、触电、外伤、中毒等意外事故的发生。

四、学龄前期养育护理

学龄前期儿童较之婴幼儿时期生长发育速度进一步减慢,但活动能力增强,智识已开,求知欲旺盛。虽然随着体质增强发病率逐渐下降,但也要根据这一时期的特点,做好保健工作,保障儿童身心健康成长。

1. 体格锻炼　学龄前期小儿一般进入了幼儿园,也可能散居。要加强体格锻炼,以增强小儿体质;要有室内外活动场所,幼儿园要添置活动设备,如摇船、摇马、滑梯、跷跷板、转椅,做操用的地毯、垫子,以及各种电子活动设备,有条件的还有戏水池、小型游泳池、运动场等;安排适合该年龄特点的锻炼项目,如跳绳、跳舞、踢毽子、保健操,以及小型竞赛项目等。各种活动和锻炼方法轮换安排,要在游戏和锻炼中学会与人交往,培养集体主义精神和荣誉感。

2. 早期教育　要根据这一时期儿童的年龄大小和智力水平,采用多样形式教以各种常识,以启发其智慧,使之在与人接触、游玩中增长见识,提高理解和思维能力。学龄前期儿童好学好问,家长与保育人员应因势利导,耐心地回答孩子的提问,尽可能给予解答。幼儿园有规范的学前教育,包括课堂教学和在游戏中学习;家庭中也可通过讲故事,看学前电视节目,接触周围的人和物,到植物园、动物园游览等多种多样的形式使孩子增长知识。明代医家万全曾提出"遇物则教之"的学习方法。要注意培养小儿良好的生活习惯,起居要有规律,举止言行要公正而有礼貌,生活要勤俭朴素,对人要团结友爱;在教育方法上循循善诱,耐心仔细,不可偏袒溺爱,不要打骂恐吓,以免影响儿童身心健康。值得注意的是,不能强迫孩子过早地接受正规的文化学习,违背早期教育的规律,犯拔苗助长的错误。

3. 疾病预防 这一时期的儿童体质增强,发病率下降,要利用此时机,尽可能根治某些疾病;防病的根本措施在于加强锻炼,增强体质。同时,也要调摄寒温,《格致余论》说:"童子不衣裘帛,前哲格言,俱在人耳。"就是强调不要给孩子衣着过暖,否则会降低小儿对气候变化的适应能力。这一时期仍然要调节饮食、讲究卫生、避免意外。对幼儿期患病未愈的孩子要抓紧调治,如对反复呼吸道感染儿童辨证调补,改善体质,减少发病;对哮喘缓解期儿童扶正培本,控制发作;对厌食患儿调节饮食,调脾助运,增进食欲;对疳证患儿食治、药治兼施,健脾开胃,促进生长发育等;还要每两月进行一次体格测量,监测生长发育情况,每年做两次健康检查,及时发现疾病,按时预防接种,以保证其健康成长。

五、小儿的抚触与调神

1. 抚触 抚触,源于英文的 touch,也译作抚摸、按摩,是一种将按摩疗法应用于婴幼儿,以促进婴幼儿体格和智力生长发育,以及增进母(操作者)子感情的一种医学补充和替代疗法,也是一种新的婴儿护理技术。抚触始于 20 世纪 50 年代的西方国家,开始时是针对早产儿,因其良好的功效而在临床推广应用,在欧美等发达国家已成为医院日常护理的一部分。

小儿抚触是运用手法作用于人体体表的特定部位来刺激调节机体功能。这种方法无论是通过机体的神经、内分泌还是免疫系统发挥治疗作用,都离不开触觉和压力感受器等关键起始环节。各种感受器均能对以指揉法为代表的手法发生反应。指揉法刺激诸类感受器,能引导出同一形式的连续性神经冲动,并能引起接触区域以外部位的放电现象,表明其刺激反应不局限于施术点,具有传导性,深透性和与某些部位的关联性。婴儿抚触对患有自身免疫疾病、皮肤病、哮喘、病毒性肝炎等疾病的婴儿有意想不到的疗效。已有明确的实验表明,按摩有利于婴儿的发育,能增强婴儿免疫力和应激力,促进食物的消化和吸收,减少婴儿的哭闹等,并能通过提高代谢率或减少不良反应促进早产儿体重增加。另一些实验发现,婴儿抚触可兴奋迷走神经,调节胰岛素和胃泌素分泌;能促进生长激素分泌,增加婴儿食欲,有利于身高、体重增长;还可促进 β- 内啡肽、5- 羟色胺等的分泌,从而调节婴幼儿免疫功能;其最直接的影响为亲密母子关系。在健康婴儿方面,接受抚触的婴儿在各方面的发育指标明显超过了没有接受抚触的婴儿。人们很清醒地意识到了抚触对于小儿身体和心理发育的重要意义。抚触疗法早已不再限于早产儿或身体及精神存在问题的婴儿,而是扩大到任何健康的婴儿;而且接受抚触的小儿亦不仅限于新生儿,而是包括婴幼儿在内,甚至学龄期的儿童。

（1）小儿抚触的意义:综观传统按摩与新兴抚触这两种名称相似的治疗方法,我们会发现许多异同点:都是运用手法与小儿的皮肤接触,给予一定的刺激。不同的是,传统小儿按摩是在中医学脏腑经络等基础理论的指导下进行的防病治病的方法,强调手法及部位的准确性;而抚触疗法没有这些,更强调一种情感的交流和促进心理的健康发育,二者的侧重点不同。如果能将小儿抚触与传统小儿推拿有机结合,强调倾注情感的按摩,摒弃通常抚触法中一把抓、无重点的按摩方式,吸取了中医学经络腧穴的理论优势,并结合中国传统小儿按摩的特色。这对于小儿身心的健康发展,将起到更为积极的作用。

通过抚触,孩子会变得欢快活泼、面色红润,充满幸福和自信。而母亲也会心情舒畅,对自己的宝宝更加关爱。在触摸的过程中,母子间直接的身体接触和情感的传递增进了母子间的感情,培养育儿的信心。在抚触按摩中,当父母看到和理解孩子的反应时,心里会感到无比欣慰并做出响应,而孩子又会报以回应,这样双方会由此建立起亲情互动的关系。

（2）抚触的方法:婴儿抚触疗法的程序为按头面、胸、腹、四肢、背、臀的顺序进行;其主要手法有摩、揉、推、抹、点、按、拍、擦,以及运动肢体关节等;抚触手法要求轻柔,以使小儿舒适和得到安抚为原则。具体方法为:

1）头面部 4 式,眉头、眼窝、人中、下巴用双手拇指往外推压,划出一个微笑状。

2）一手托头,用另一只手的指腹从前额发际向上、后滑动,至后下发际,并停止于两耳后乳突处,轻轻按压。

3）两手分别从胸部的外下方（两侧肋下缘）向对侧上方交叉推进,至两侧肩部,在胸部划一个大的交叉,避开新生儿的乳头。

4）放平手掌,从新生儿的右下腹至上腹,再向左下腹移动,呈顺时针方向画半圆。注意动作要特别轻柔,如果脐痂未脱落,请避开脐部。

5）用一只手捏住其胳膊,从上臂到手腕部轻轻挤捏,然后用四指按摩手背,并用拇指从手掌心按摩至手指。

6）按摩婴儿的大腿、膝部、小腿,从大腿至踝部轻轻挤捏,然后用四指按摩脚背,拇指从足跟按摩至脚趾。

7）婴儿呈俯卧位,两手掌分别于脊柱两侧由中央向两侧滑动,然后以脊柱为中线,双手示指与中指并拢由上至下滑动四次。

8）双手按摩臀部。

（3）注意事项:抚触不是机械的操作,按摩过程无论对于小儿还是按摩者（母亲、父亲等亲近的人或是医务护理工作者）都应该是一种惬意的、愉快的享受过程。小儿抚触按摩更注重与小儿的相伴相处,与他（她）保持身体的接触和情感的交流。因此,为了使按摩过程进行得顺利,应注意以下几点:

1）按摩者自身的情绪要保持愉快平和:愉快的抚摩过程不但会给孩子带来舒适,也会给按摩者带来心灵的安宁与舒适,二者是互通、互动的。

2）初次为小儿抚触按摩应选择最佳时机:第一次的按摩通常选择在小儿清醒和高兴的时候进行。因为是初次,所以按摩者应注意手下的力量,要尽量轻柔,不可因用力过大引起小儿的反感情绪。按摩的同时,应密切注意小儿的表情,以了解到我们手下的刺激程度,从而适时调节。通常,按摩者与小儿对于抚触按摩都有一个适应过程。刚开始可以连续做三四天,逐渐地大人感到信心十足,而小儿也感到舒适以后,就可以将抚触按摩作为日常护理的一部分而坚持做下去。

3）抚触按摩要灵活:小儿不会像成人一样懂得如何配合。在抚触按摩的过程中,不必教条固执地非要按固定的顺序按摩。可以顺势调节小儿意愿的姿势,继续按摩最方便接近的部位,但仍要掌握一个从上而下的顺序,待到完成这一部分按摩后,可再回头来补上刚才遗漏的部分。

全身按摩应当与局部按摩有机结合。在小儿身体不适于全身按摩时,可实施局部按摩,如耳、手掌、足底的按摩。

4）特殊小儿的抚触按摩:有些小儿从一开始就喜欢被人抚触按摩,有些要经过几天才能习惯,而有些小儿几个星期都不会适应,尤其是新生儿。新生儿由于刚出生不久,在出生过程中,头部通常会受到产道的强力挤压而有不同程度的损伤,在出生后一定时间内,会有不适的感觉。难产、产伤、脐带绕颈的小儿尤其如此。因此,新生儿应避免头颈部的按摩。按摩时如果小儿表现出不高兴或哭泣,可以改用别的手法,如果还不行,就要停止,用毛巾将小儿包裹后抱起来,轻轻安抚小儿,使其安静下来;可以在小儿放松后再试,或改天再试。

有些小儿很敏感,而有些反应较慢一些。他们会根据自己的感觉系统有不同的要求,或需轻抚,或需重按。存在感觉障碍的小儿,无论是听觉障碍、视觉障碍等,为了让他们有效地发挥天赋能力,都应该多进行抚触按摩以刺激其产生反应。对于触觉反应迟钝的小儿,尤其要用重压手法;对于听觉障碍的孩子,在抚触过程中一定要不停地与他(她)说话以刺激听觉能力;而对于视觉障碍的孩子,抚触按摩则显得尤为重要,因为触摸是这些孩子与外界进行交流的一条重要途径。通过抚触,让孩子感到舒适与安全,使其了解自己的肢体有多长,自己的身体是什么样子的,在被抚触按摩的同时,孩子也学会了主动触摸别人来进行交流,从而了解周围的世界。为视觉障碍的小儿进行按摩时,应尽可能地保证总有一只手与孩子的身体保持接触,并和他(她)说话以使其安心。

5)按摩者应注意的细节问题:小儿皮肤娇嫩,因此按摩者应注意勤修剪指甲,在按摩时应摘除戒指等首饰物,以防在抚触按摩过程中划伤小儿。如果因为某种原因要留长指甲,在按摩时则要尽量用指腹接触小儿。

全身抚触按摩要暴露大部分小儿的皮肤,裸露的小儿很容易失去体温,使用按摩油往往也会降低体温。因此,要注意保持房间的温度,尤其是冬季。对于身体素质比较柔弱的小儿,应适当遮盖不按摩的身体部位;而对于比较健壮的小儿,可使其皮肤暴露。

另外,介质使用不当可造成某些危害,如芥末油或橄榄油可能影响新生儿皮肤的屏障作用,而葵花籽油中丰富的亚油酸则对皮肤的完整性和通透性的改善有促进作用。

2. 调神 神的含义,主要包括两个方面。其一是指精神状态和思维活动。《内经》中所说的"心藏神""心主神志"的神,就是指这一方面而言;其二是指人体的生理活动和病理变化所表现于外的征象,是对机体生命活动的高度概括,即通常所说的"神气"。调神,即调养精神情志。调神养生保健是指在中医基础理论指导下,通过主动颐养精神、调摄情志,增强健康意识,改善生活行为方式等,保护和增强人的身心健康;通过修身、内守、导引、疏泄等措施调神静心并及时排解不良情绪,恢复心理平衡,生活愉悦,达到形神统一、防病治病、健康长寿的养生保健方法。

中医认为形是神的特质基础,是神的生命表现;强调神对人体生命具有主导作用,能协调人体脏腑的生理功能。因此,中医养生保健既应注重形的保养,更应注重调神养生。正如《素问·上古天真论》所言"恬淡虚无,真气从之,精神内守,病安从来"。人的意识和思维活动是由心所主,调神即是养心,通过调理脏腑功能,使机体气血运行通畅,达到神旺而形强。小儿具有"心常有余""肝常有余"的生理特点,且小儿神经系统发育不健全,对外界刺激易引起强烈反应,因此接触异物、异声则易受惊,造成气机紊乱而出现惊悸不安、惊厥等。中医学认为心主惊,肝主风,故小儿调神保健尤为重要。小儿心神健旺,则五脏六腑得以进行正常的生理活动,机体气血畅达,营卫通利,身心健康。

六、小儿疾病调理措施

儿科疾病的调理措施基本与成人一致,但由于小儿处于生长发育过程中,有其生理、病因、病理学特点,故小儿在治法运用、药物选择、药物剂量、给药方法、给药途径上都具有许多特点。调理小儿疾病的方法很多,有药物内治法、药物外治法、非药物疗法等,应根据儿科特点,针对不同病症,在辨证论治原则的指导下,恰当地选择调理方法,发挥中医学特色与优势,取得最佳的治疗效果。

1. 药物内治法 药物内治法是使药物直接进入体内的治疗方法,是儿科最常用的治疗方法。具体应用时要注意掌握以下几个方面。

(1) 用药原则

1) 及时正确审慎:小儿生理病理上具有脏腑娇嫩、形气未充、体属"稚阴稚阳",患病后传变迅速、易虚易实、易寒易热的特点。因此,要掌握有利时机,及时采取有效措施,争取主动,力求及时控制病情的发展变化,以保证辨证治疗的准确性。治疗用药又必须果断,否则容易贻误病情,使轻病转重,重病转危。因此,只要诊断辨证无误,则需大胆果断用药,不可犹豫不决。由于小儿阴阳稚弱、脏腑娇嫩、形气未充,用药稍有不当,极易损害脏腑功能,并可促使病情变化,所以,在治疗过程中,要严密观察小儿的病情变化及治疗中的药物反应,随时决定继续用药或调整剂量,使用药更趋合理,避免伤正,用药要精当,特别对大苦大寒、大辛大热大补的药物更应慎用。《温病条辨》指出:"其用药也,稍呆则滞,稍重则伤,稍不对证,则莫知其乡,捉风捕影,转救转剧,转去转远。"指出了儿科用药的难点和注意点。因此,治疗儿科病证,既要及时正确果断、大胆用药,又要细心思索、审慎从事。

2) 处方轻巧灵活:小儿生机盎然,脏气清灵,随拨随应,在治疗时,处方要根据患儿的体质特点、病情轻重及脏腑功能,轻巧灵活,不宜呆滞,不可重浊,不得妄加攻伐。特别对于峻下克伐、毒性峻烈之品,更当慎用,即便有是证而用是药,达到一定的效果,也应中病即止,以"用药少、剂量轻、疗效高"为儿科处方原则,本着《素问·六元正纪大论》"衰其大半而止""以平为期而不可过"的原则,不可过剂。并要注意使用时机、法度和剂量,以免耗伤小儿正气,要充分发挥小儿机体内在的调节功能,恢复机体的生理平衡,否则非但达不到治疗目的,还会导致阴阳、脏腑之间新的不平衡,不利于疾病恢复,甚或影响生长发育。

3)重视先证而治:疾病过程中证候不是孤立、静止不变的,而是处于不断的发展变化之中,小儿具有发病容易、传变迅速的特点,寒热虚实的变化较成人快,更应见微知著。患病之后,邪正交争、消长转化,产生表里、寒热、虚实的不断演变,如《景岳全书》所说:"治病之则,当知邪正,当权重轻。"因此,除强调整体观外,还要以发展变化的动态观去认识疾病过程,重视疾病发生、发展过程中的邪正消长和盛衰变化,以随证处治;甚至要能预测病情的变化,先证而治,挫病势于萌芽之时,挽病势于欲成未成之际,防止传变,达到治病防变的目的。尤其是外感热病,病情发展迅速,小儿体质稚嫩,易于损阴伤阳,取药煎药服药需要一段时间,更需要熟谙各种热病的传变规律,在相应的证候出现之前预先落实治疗措施,先发制病。

4)注意顾护脾胃:脾胃为后天之本,气血生化之源,水谷精微是由脾胃运化水谷之气以化生。小儿的生长发育、脏腑的充实,全赖后天脾胃化生精微之气以充养,疾病过程中,正气的恢复也要靠脾胃健运生化,对于先天不足之病证更需靠后天脾胃之气来充养。而小儿脾常不足,易遭损伤。儿科医师应十分重视小儿脾胃的特点,处处维护脾胃,尤其是在患病之后,治疗用药勿伤脾胃,饮食调理顾护脾胃,以期保证水谷精微之气的化生,养正祛病。

5)不可乱投补益:补益之剂对体质虚弱者有增强机体功能、助长发育的作用。但是,由于药物每多偏性,有偏性即有偏胜,故虽补剂也不可乱用。小儿生机蓬勃,只要乳哺得当,护养适宜,自能正常生长发育。健康小儿不必靠药物来补益,长期补益可壅滞脾胃、妨碍运化功能,甚至产生性早熟等疾病;或者小儿偶受外邪,或痰湿食滞,未能觉察,若继续服用补益之剂,则是闭门留寇,恋邪助邪。即使确有虚证,也要明确虚的性质、部位、程度,分辨五脏六腑、气血阴阳,并顾及小儿脾胃的运化能力,合理应用各种补益之法,切不可滥用补益之剂。

6)掌握用药剂量:要综合考虑小儿的年龄、体质、病情轻重、药性峻缓等因素,恰当使用药物剂量。同时,小儿用药时间较短、中病即止,服药时多有浪费,故小儿中药用量与成人比较,绝对量需少,相对量则较大。为方便计算,小儿中药投药量可按成人比例折算,一般新生儿用成人量的1/6,婴儿用成人量的 1/3,幼儿用成人量的 1/3~1/2,幼童用成人量的 1/2~2/3,学龄儿童用成人量的 2/3 或接近成人用量。当然,这是指汤剂方的用药总量,具体的药味多少、每味药的用量,还要根据药性、常用量、病情需要,以及医师的经验来确定。

(2)给药方法:目前儿科临床常用的内治给药方法有以下几种。

1)口服给药法:经口给药是一种传统的给药途径,临床广泛应用。口服中药的剂型要根据病情及小儿的依从性来综合考虑。一般急病、重症首选汤剂,慢病轻症首选成药。中成药又有固体制剂如丸、散、片、胶囊等,液体制剂如合剂、口服液、糖浆、膏剂等。小年龄儿童首选液体制剂,若是用固体制剂也要掰开、研碎、水调后服用。小儿汤剂的煎法,一般先煎、后入、包煎、烊化等药物的处理与成人基本相同,但煎煮时间、煎出药液量又不同于成人。每剂药煎两次,年龄越小,煎取的药液量需越少,一般新生儿 10~30ml,婴儿 50~100ml,幼儿及幼童 120~240ml,学龄期儿童 250~300ml。煎煮后,一般 1 日 2~3 次分服,也可根据病情及小儿的接受情况减少或增加服药次数。对抗拒服药的小孩,要教给家长正确的喂药方法:固定小儿头手,喂药者用两手指紧按两腮上下牙间使其开口,用小匙将药汁送至舌根部,将小匙竖起,使之自然吞下。也可用市售灌药器吸取药液后,伸入小儿口内舌根部推入。哺乳儿可在哺乳前利用其饥饿感将药物装入奶瓶中,令其吮吸一部分,其余部分可在两次哺乳之间喂服。切勿捏鼻强灌,以防呛入气管。另外,在病情允许的情况下,可在药液内稍加适量食糖矫味,使之便于服入。对幼童以上小儿,最好还是采用说服劝导方法,争取患儿主动配合服药。应用发汗、泻下药物时,一般以得汗、得泻为度,适可而止,避免损伤正气。

2)蒸气及气雾吸入法:用蒸气吸入器械或气雾吸入器,使水蒸气或药物气雾由患儿口鼻吸入,进入气道,使药物吸收而达到治疗作用。用于呼吸系统和心血管疾病的治疗,可减少胃肠道不良反应,并可用定量阀门控制剂量,具有速效和定位作用,可用于婴幼儿不能口服或不愿意口服者。吸入时可将蒸气对准口鼻,或将管口含于口中,通常每次吸入 15~30 分钟。

3)经鼻给药法:对于昏迷或吞咽困难的患儿,可采取鼻饲给药的方法,取消毒后鼻饲管轻轻由鼻腔插入食管至胃中,用针筒吸取药液,徐徐注入鼻饲管内。另有用药末吹入鼻腔内取嚏的吹鼻法,可用于治疗窍闭神昏高热等病证;将药液滴入鼻腔内的滴鼻法,多用于治疗鼻渊、鼻衄等鼻病。

4)直肠给药法:取导尿管作常规消毒后,轻轻插入肛门直肠中,用针筒吸入药液缓缓注入直肠,称灌肠法;将药液倒入点滴瓶中,接上输液管,使药液徐徐滴入直肠中,称滴肠法。直肠给药法使药液通过直肠吸收以治疗疾病,此法在一定程度上避免了小儿服药难的问题,而且对于外感发热、肠胃疾病、水毒内闭等病证有较好的疗效。

5)注射给药法:将供肌内注射、静脉滴注的中药注射液,按要求给予肌内注射、静脉注射、静脉点滴、穴位注射等。有直接进入体内、作用迅速的优点,但也要注意观察其可能出现的不良反应。

(3)内治法则:在审明病因、辨清证候、分析病机之后,应针对性地采取一定的治疗方法,正如程钟龄在《医学心悟·医门八法》中所说:"论病之原,以内伤、外感四字括之;论病之情,则以寒、热、虚、实、表、里、阴、阳八字统之;而论治病之方,则又以汗、和、下、消、吐、清、温、补八法尽之。"中医对药物内治法的研究从古迄今源远流长,内容丰富,根据儿科临床特点,可组合成以下常用治法。

1)疏风解表法:主要适用于外邪侵袭肌表所致的表、卫诸证。由于外邪郁于肌表、开阖失司,可用疏散风邪之汗法,使郁表的邪毒从肌腠外透而解。因小儿腠理疏松,发散解表须有度,不可过用,否则有汗多亡阳之虞。主要有辛温解表、辛凉解表两法。

2)止咳平喘法:主要适用于邪郁于肺,痰阻肺络所致的咳喘诸证。小儿肺脏尤娇,易伤难调,咳喘病的病位主要在肺,与五脏相关。本法以宣肃肺气为基础,按证候配以清肺、温肺、润肺、化痰、平喘、止咳、解表诸法。若是咳喘久病,每由肺及肾,出现肾虚的证候,可加入温肾纳气的药物。

3)清热解毒法:主要适用于邪热炽盛的实热证,如温热病、湿热病、斑疹、痢疾、血证等。其中有甘凉、辛寒、苦寒、苦泄、咸寒等不同的治法,并按邪热之在表、在里,属气、属血,入脏、入腑等不同部位,合理选方用药。此法常用苦寒清降之品,易伤脾耗气,对于脾胃素虚,气血不足,阴液亏虚者当慎用,必要时须与养血、益气、健脾、滋阴等法配合使用。

4)消食导滞法:主要适用于小儿饮食不节,乳食内滞之证,如积滞、呕吐、伤食泻、腹痛、疳证等,具有消除乳积、食积的作用。小儿脾胃薄弱,若饮食不节,则停滞中焦,导致脾胃运化、受纳功能失职,升清降浊功能失司,轻则脘腹胀痛,不思进食,重则泄泻呕吐,甚至迁延形成疳证。食滞内积常用消食化积法,食积不消用导滞下积法。临证还可针对所伤之食物选择使用相应的消导药物,如麦芽擅消乳积,山楂能消肉食积,六神曲善化谷食积,莱菔子擅消麦面之积,均可随证选用并重用。

5)运脾开胃法:主要适用于脾胃失调、纳运失职所致之证。脾为后天之本,小儿生长发育迅速,对于脾胃功能有更多的需求,故小儿脾常不足,易为多种原因所伤发生脾胃疾病,如厌食、积滞、呕吐、腹痛、疳证等。运脾之法在于消除妨碍脾运的各种病理因素,恢复脾主运化的生理功能。运脾法包括燥湿助运法、理气助运法、消食助运法、温运脾阳法。

6)补脾健脾法:主要适用于脾胃虚弱的小儿,如泄泻、疳证及病后体虚等。按照脾之气、血、阴、阳不足的证候,分别有补脾气、养脾血、滋脾阴、温脾阳四法。儿科使用补脾法时,要注意适当补以运脾之品,以免碍滞脾运。

7)补肾培元法:主要适用于小儿胎禀不足,肾气虚弱及肾不纳气之证,如五迟五软、遗尿、解颅、哮喘等,具有滋阴填精、温壮元阳、补肾固本的作用。按其证候不同,分为补肾益阴法、补肾填精法、温补肾阳法、阴阳并补法。

8)回阳救逆法:主要适用于小儿元阳虚衰欲脱之危重证候。

9)安蛔驱虫法:主要适用于小儿肠道虫证,如蛔虫病、蛲虫病、姜片虫病等,具有驱除肠道诸虫,阻止蛔虫妄动的作用。蛔虫变化多端,可合并蛔厥(胆道蛔虫症)、虫瘕(蛔虫性肠梗阻)等,发生这些情况,当先安蛔缓痛为主,待病势缓和后,再予驱虫。

10)通腑泻下法:主要适用于小儿积滞便秘,邪热内结之证。本法亦是治疗外感热病的常用治法之一,且逐邪不拘结粪,只要无腹泻便可取用。其作用效应快捷,常可起到迅速扭转或控制病情的作用。根据里实证成因不同,本法可分为通腑泻热、泻下逐水、润肠通便、驱虫攻下等法。

11)凉血止血法:主要适用于血溢脉外而出现的各种不同部位、不同性质的出血,如咯血、吐血、鼻衄、齿衄、紫癜、尿血、便血等病证,具有清热凉血止血的作用。血热妄行常用清热凉血法,脾不摄血常用益气摄血法,阴虚火旺常用养阴凉血法。

12)活血化瘀法:主要适用于各种血瘀之证,以及各种久病痼疾、疑难重症,如癥瘕、紫癜、肾病、哮喘、肺炎喘嗽等,具有疏通血脉、促进血行、消散瘀血的作用。基于"气为血之帅,气行则血行"的理论,活血化瘀方中常辅以行气之品。

13)镇惊开窍法:主要适用于小儿惊风、癫痫等证,具有镇静苏醒的作用。小儿暴受惊恐,神志不安,热极生风,项强抽搐,热入营血而神昏、惊厥;痰浊上蒙而惊风抽搐;感受时邪秽浊之气而吐泻昏厥等。

14)利水消肿法:主要适用于水湿停聚,小便短少而水肿的患儿,具有通阳化气,渗湿利小便的作用。小儿水肿的发生,外因责之为感受风邪、水湿或疮毒入侵,内因责之为肺、脾、肾三脏功能失调。若为湿邪内蕴,脾失健运,水湿泛于肌肤者,则为阳水;若脾肾阳虚,不能化气行水,水湿内聚为肿,则为阴水。

2. 药物外治法　药物外治法是运用各种不同的方法将药物置于小儿皮肤、孔窍、腧穴等部位以发挥治疗作用的方法。

（1）药物外治法的优点：小儿大多不愿服药、害怕打针，特别是婴幼儿，给药尤为困难。而小儿肌肤柔嫩，脏气清灵，药物容易透达，外治之法，作用迅速，可直达病所，能在无损伤的治疗中取得疗效，而且使用安全、毒副作用相对较小、适应证广、易于推广，是对药物内治法的重要补充。因此，这是家长寄予希望和医务人员努力寻求的一种治疗方法，故自古有"良医不废外治"之说。临床实践证明，小儿常见病、多发病单独运用药物外治法治疗或与内治法配合应用能取得较好的疗效。

外治诸法，其机制与内治诸法相通，外治法通常在辨证论治理论指导下按经络腧穴选择施治部位。《理瀹骈文》说："外治之理，即内治之理；外治之药，亦即内治之药，所异者法耳。"可见，外治与内治的运用与取效机制是一致的。

（2）药物外治法的种类：儿科临床常用外治法，主要运用一些药物进行敷、贴、熏、洗、吹、点、灌、嗅等。这些方法，药简效捷，是未来医学的发展方向之一。

1）熏洗法：是利用煎煮中药所用量的药液及蒸气熏洗人体外表的一种治法，它借热力将药物作用于局部，促进气血畅达、腠理疏通，达到解表清热、祛风止痒、透疹解毒等治疗作用，多用于小儿出疹性疾病、汗证、皮肤病及局部肿胀疼痛等病证。熏洗过程中注意室内避风，熏洗完毕后应及时擦干患处，避免受凉。

2）涂敷法：是将新鲜的中草药捣烂，或用药物研末或中成药粉加入水或醋调匀后，涂敷于体表患处的一种外治法，可起到清热解毒、温中止泻、活血消肿、利尿摄尿等作用。多用于痄腮、疮疡、哮喘、肺炎喘嗽等病证。

3）罨包法：是将药物置于皮肤局部，并加以包扎的一种外治法，多用于汗证、积滞等病证。如用皮硝包扎于脐部，治疗积滞；用五倍子粉加食醋调和包脐内，治疗盗汗等。

4）热熨法：是将药物和适当的辅料（盐、姜、葱）炒热后，用布包裹以熨患部或腧穴的一种外治法。主要是借助热力，使药物直达病所，有温中散寒、畅通气机、镇痛消肿等作用，常在寒证、虚证或气滞引起的多种痛证中使用。使用热熨疗法，应注意选药须对症，用药精简，随用随炒，药包应温热适度，以免药力不能透达或烫伤皮肤。

5）敷贴法：是将药物制成软膏、药饼，或研粉撒于普通膏药上，敷贴于局部的一种外治法,此法不仅可使药力直达病所,而且可使药力由表及里以调节阴阳、脏腑、气血,拔毒外出,解毒活血,而达到预防与治疗的作用,多用于治疗泄泻、哮喘、遗尿等病证。

6) 擦拭法:是用药液或药末擦拭局部的一种外治法,主要用于小儿口腔、鼻腔、外耳及皮肤,有活血止痛、祛风止痒等治疗作用。如冰硼散、西瓜霜擦拭口腔,或用淡盐水,或银花甘草水拭洗口腔,治疗鹅口疮、口疮;用紫草油治疗小儿红臀等。使用此法时应操作轻柔。

7) 药袋法:根据病情需要,选药配合成方,将药物研末,装入袋中,做成香袋佩挂于小儿胸部,或做成肚兜系于腹部,或做成药枕当枕头,或做成马夹、背心穿戴,用以防治小儿疾病的治疗方法。药袋疗法应在医生指导下使用,根据病情辨证选择药物。

3. 小儿推拿疗法 小儿推拿因操作方便,痛苦、损伤小,只要适应证选择正确则效果显著,受到患儿及家长的广泛欢迎。小儿推拿取穴和操作方法与成人有所不同:在经穴方面提出五指经穴通联的观点。小儿推拿除了运用十四经穴及经外奇穴外,还有许多专用于推拿的特定穴位,多集中在头面和上肢部;这些穴位的形状不仅有"点",还有"线"和"面"。有特有的复式手法及常用基础手法;操作上则宜轻快柔和、平稳着实,手法的轻重快慢,应根据患儿的体质强弱、病情的寒热虚实辨证论治,切忌操之过急。在临床操作中,一是强调先头面、次上肢、次胸腹、次腰背、次下肢的程序;二是强调手法的补泻作用;三是重视膏摩的应用,和使用葱汁、滑石粉等介质进行推拿。总之,推拿治疗小儿疾病,除应重视整体观念和正确运用辨证论治外,还要照顾到小儿生理、病理等方面的特点,方能取得预期效果。

4. 针灸疗法 针灸疗法包括针法与灸法,常用于治疗遗尿、哮喘、泄泻、痢疾、痹证、惊风后遗症、脑炎后遗症、胎黄动风等疾病,以及多种小儿急症的抢救。小儿针灸所取的经穴与成人基本相同。但由于小儿接受针刺的依从性、耐受性较差,故一般采用浅刺、速刺、轻刺激的针法,而且所取的穴位宜少而精,临床又常用腕踝针、耳针、激光穴位照射等治疗方法。小儿灸法常用艾条间接灸法,艾炷灸壮数宜少、艾炷宜小。艾灸时间不宜过长,与皮肤要有适当距离,以皮肤微热、微红为宜。

5. 灯火灸法 灯火灸法是用灯心草蘸植物油点燃,灼灸人体一定部位或穴位,以治疗疾病的方法。具有温经通络、疏风散寒、散结消肿、活血化瘀、祛风止痒等作用。古人用治脐风、惊痫、风痰闭阻、猝死等。现代用灯火灸角孙穴治疗流行性腮腺炎有效。但是,对邪已入里的实热证、久病体弱、久热消渴、阴虚火旺等证,均不宜采用此法。

6. 拔罐疗法　拔罐疗法有促进气血流畅、营卫运行、祛风散寒、舒筋止痛等作用,常用于肺炎喘嗽、哮喘、腹痛、泄泻、遗尿、背痛等病证。拔罐疗法一般用于 3 岁以上儿童,婴儿不用,幼儿慎用。儿科拔罐采用口径较小的竹罐或玻璃罐,低年龄患儿可用橡胶罐、塑料罐。留罐时间较成人短。取罐时注意先以示指按压罐边皮肤,使空气进入罐内,火罐自行脱落,不可垂直用力硬拔。若是高热惊风、水肿、出血、严重消瘦、皮肤过敏、皮肤感染的小儿,不可使用此法。

7. 割治疗法　本法有调和气血、促进脾胃运化、疏通经络、息风定痫的作用,常用于治疗疳证、哮喘、癫痫、遗尿等病证。割治部位常取两手掌大鱼际处。具体操作方法:将两手掌大鱼际部位消毒后,用拇指揿住刀口旁约 1cm 处,用 0.4cm 宽的平口手术刀直戳割治部位,创口约长 0.5cm,然后挤出赤豆大黄白色脂状物,并迅速剪去,使皮肤复原,再用消毒纱布覆盖其上,若有出血则稍加压迫,然后用绷带包扎。5 日后即可解除包扎。在包扎期间,注意防止感染。

8. 刮痧疗法　用边缘光滑的刮具如牛角片、嫩竹板、小汤匙等,蘸润滑油或清水,或药液、药油,在体表某些部位反复刮擦,以治疗疾病的方法。具有宣通气血,发汗解表,疏经活络,调整脾胃等功能。五脏背俞穴皆分布于背部,刮治后可使脏腑秽浊之气通达于外,促使周身气血流畅,逐邪外出。此法可广泛用于儿科痧证、多种肺系疾病及脾系疾病等。现代医学研究分析,此法首先作用于神经系统,借助神经末梢的传导以加强人体的防御功能;其次可作用于循环系统,使血液回流加快,循环增强,淋巴液循环加快,新陈代谢旺盛;同时还有明显的退热镇痛作用。但危重病症、急性传染病,刮治部位皮肤有溃烂、损伤、炎症、饱食后或饥饿时不宜使用。

9. 饮食疗法　本法又称“食疗”,是在中医理论指导下,将食物或添加适宜的中药制备成膳食或药膳,利用食物寒热温凉的偏性和不同功能,达到防治疾病、养生健体的目的。食疗不以攻邪为长,而侧重调节机体功能、促进病体康复。某些食物具有药物的功能,并且具有和药物一样的“性”“味”“归经”。食疗古方有潮源汤、阳春白雪膏、茯苓饼等。现代用山楂糕、鸡内金粥治积滞,茯苓粉粥、怀山药粥治脾虚,甘蔗汁治热病后期伤阴等;还研制了多种药膳,可供不同体质的小儿食用。

第四章　小儿脏腑病治疗概要

第一节　四诊概要

四诊是指医生诊察、收集疾病信息资料的各种方法。要正确诊断一种疾病，首先要认识疾病，认识疾病的第一步，就是对患者的全面情况进行调查研究，以探求致病的原因，病变所在，以及病情转化和证候特点，从而进行分析判断，以决定治疗方针。小儿疾病的诊断方法，与临床各科一样，均是在中医理论的指导下，利用望、闻、问、切四诊所得的资料，通过八纲辨证、脏腑辨证、经络辨证、卫气营血辨证等理论进行诊断的。

一、望诊

医生运用视觉观察小儿的神色形态、体表及五官九窍、分泌物、排泄物色质变化等诊察疾病的方法。在儿科，闻诊、问诊、切诊均易受干扰，故儿科首重望诊。小儿肌肤柔嫩，反应灵敏，凡外感六淫、内伤乳食、脏腑功能失调、气血阴阳盛衰，均易从面、唇、舌、等苗窍表现于外，其反映病情的真实性比成人更为准确，不易受主观因素的影响。而且，望诊受小儿哭闹等影响较小，反映出的疾病表现比较客观。儿科望诊主要包括望神色、望形态、审苗窍、辨斑疹、察二便、看指纹等六个方面的内容。现代还可以借助各种仪器设备进行体内病变和体表微观望诊。

1. 望神色　包括望神及望色两方面。望神，即望精神、意识、体态、面目等；望色，包括望部位、颜色、光泽，以望面部气色为主，兼望肌肤、目睛、头发、爪甲等。

（1）望神：神，广义上是泛指人体生命活动总的外在表现，即人的生机和动态；狭义是指人的精神意识思维活动。神生于精，神与形又密切相连，《灵枢·平人绝谷》说："神者，水谷之精气也"，即神以阴精为物质基础，故又称"精神"。望神即可从患儿精神的好坏以判断精气的盈亏，从而测知脏腑的功能状态、病情的轻重及预后。根据"神"的涵义及"面中有睛，睛中有神，神者目中光彩是也"，"五脏六腑之精皆上注于目"的认识，望神应主要从目光的变化、意识是否清楚、反应是否敏捷、躯体动作是否灵活协调等方面去判断患儿得神、失神等不同情况。凡小儿得神则表现为精神饱满活泼,目睛清亮灵动,面色红润光泽,呼吸平顺均匀,反应灵敏,动作灵活自如,活动睡眠正常,语声啼哭清亮。表明气血调和,神气尚充,脏腑功能未衰,无病或病轻,预后好。反之是为失神,表明正气不足,气血不和,脏腑功能衰败,病危或病重,预后较差。神是病情轻重的综合反应,似无形而有形,需在长期临床实践中注意总结,比较揣摩,积累经验,才能望而知之,心中有数。

(2)望色:色,亦称气色,是指皮肤的颜色和光泽。望色主要望面部的颜色,《灵枢·邪气脏腑病形》说:"十二经脉,三百六十五络,其血气皆上于面而走空窍。"望面色可以了解脏腑气血的盛衰,以及邪气之所在。其内容主要有:①正常面色。我国属黄色人种,正常面色应是微黄红润而有光泽。小儿因禀赋及其他因素的影响,正常面色可有差异,或稍白,或稍黄,或稍黑等,但总以荣润光泽为常色,即有气之色,亦称有神之色。有神即是有气的一种表现。②五色主病。黄色,属脾,主伤食、湿滞;青色,属肝,主风、痛、瘀、惊;赤色,属心,主热、主惊;白色,属肺,主虚、主寒;黑色,属肾,主寒、痛、水湿停饮、恶候。③结合面部五部配五脏进行判断。古云:"察色之先,须明部位"。五脏反映在面部的部位是:额属心,下颏属肾,鼻属脾,左颊属肝,右颊属肺。面色在不同部位出现,结合五脏所配而有不同的临床意义。

2. 望形态　形,为形体;态,为动态。人是有机整体,内有五脏六腑,外有筋骨皮毛,所以在临床上可以根据小儿外形和体质的强弱来推测内脏功能的盛衰。望形态包括望全身形态和局部形态两个方面。望全身形态即了解患儿全身的一般状态,包括发育、营养等。若小儿全身形态正常,则表现出发育正常、筋骨坚强、肌肉丰满、肤润发泽、姿态活泼,反之则为异常病态。望局部形态包括望颅囟、头、项、躯体、四肢、肌肤、毛发、指(趾)甲等内容。

(1)望颅囟、头、项:主要望头颅的大小和有无畸形,囟门大小及闭合的早迟和有无凹凸等情况,颈项的软、硬、斜、正及活动是否正常,颈部脉络是否显现等情况。

(2)望躯体:主要望胸背、腹(包括脐)、腰各部的外形,皮肤状态、肌肉发育等情况,并注意呼吸时患儿胸、腹形态的变化。

(3)望四肢:主要望四肢的外形、皮肤、肌肉情况及四肢的活动情况。

(4)望肌肤:主要望肌肤的色泽、状态、有无皮疹等,同时结合不同部位肌肤的情况来判别不同的临床意义。

(5)望毛发:主要望毛发的色泽及分布的稀密。因发为血之余,《内经》就对毛发的诊断有叙述,目前从头发诊断疾病更有新的发展。

（6）望指（趾）甲：主要望指（趾）甲的外形与色泽。

3. 审苗窍　苗窍即五官（眼、耳、口、鼻、舌）合前后二阴共九窍。因舌为心之苗，肝开窍于目，肺开窍于鼻，脾开窍于口，肾开窍于耳及二阴，故苗窍为五脏的外候。审苗窍可测知对应脏腑寒热虚实的改变，是儿科望诊中一个十分重要的内容。

（1）望目：目为肝之窍，五脏六腑之精气皆上注于目，所以通过望目可以了解内脏的病变。钱乙首创"目内证"，即通过望目之颜色及神态来判断疾病的部位。望目主要望眼神、目珠（包括白睛、黑睛、瞳仁等部分）、上下眼胞及目内外眦的情况，包括望白睛的颜色，黑睛、瞳仁的大小及活动情况，上下眼胞的外形、颜色，目内外眦的外观等情况，并注意联系五脏在目睛的分布部位来分析判断。歌曰：眼是脏腑之精华，瞳仁属肾黑肝家，眼胞属脾白珠肺，两眦属心真不差。又歌曰：目赤阳热盛，瞳红烁肾阴，眼黄多湿热，疳疾白膜生，黑少肝肾怯，风盛两眼青，胞中泪汪汪，可疑是麻疹，无泪啼腹痛，戴眼两目瞪，液脱眼眶陷，瞳散绝元神，解颅眼楞紧，落日特殊征。又歌曰：目如卧蚕是水肿，眼睑淡白血虚因，两目赤肿肝胆热，目赤眵多风热生。

（2）察鼻：鼻为肺之窍，是呼吸道之门户，肺气通于鼻，同时胃经亦起于鼻旁，夹鼻上行，所以鼻的病变与肺、胃密切相关。察鼻主要察鼻的外形、颜色及有无分泌物及分泌物的性状（色、质、味）等。歌曰：鼻头色青痛绵绵，涕分清浊风热寒，喷嚏频频伤于风，喘急鼻煽是肺炎，鼻塞不利风寒侵，脓涕腥臭是鼻渊，鼻煽肺热并阴虚，燥气乘肺鼻孔干，鼻孔红赤肺热盛，察鼻辨肺知常变。

（3）察口：包括察口唇、牙齿、齿龈、咽喉、腮、腭及舌（舌质、舌苔、舌体）等七个方面。①口唇为脾之外荣，察口唇主要看口唇的颜色、干湿程度及是否有溃烂等。正常小儿口唇色泽红润，开合自然。口唇色红为热。唇红质干为热盛伤津；唇色鲜红为阴虚火旺；唇色红紫为瘀热互结；唇色淡红为虚或寒，淡白不润为阴血亏虚；唇色淡青为风寒束表；环口发青为惊风先兆；面颊潮红，唯口唇周围苍白，是丹痧疫毒的特征表现之一。②齿为骨之余，察牙齿主要看出牙与换牙的情况是否与年龄相当，有无龋齿，齿垢的颜色等。牙齿萌出延迟，为肾气不足，齿黄垢臭，为胃浊熏蒸。③龈为胃之络，察齿龈主要察齿龈的外观与颜色。齿龈干燥不泽，为阴液耗伤；牙龈红肿疼痛，或兼出血，为胃火上炎；牙龈淡白，为气血亏虚；牙龈萎缩，为胃阴不足或阴虚内热；牙龈溃烂，牙齿脱出，多为热病后余毒未消，复感外邪，积毒上攻之牙疳。小婴儿牙龈上出现碎米大小黄白色硬结，为马牙，不属病态。④察咽喉在儿科临床十分重要，咽喉为肺胃之门户，心、肝、脾、胃、肾等诸经均循络于咽喉，所以许多脏腑的病变都可以从咽喉部反映出来,尤其对肺、脾两脏病证的诊治有很重要的意义。察咽喉主要包括喉核(扁桃体)是否红赤、肿大,甚至溃烂化脓等。由于察咽喉需用压舌板,故放在诊法的最后进行,可让家长抱住小儿并固定小儿手脚,医生一手持压舌板,一手固定患儿头部面向光源,乘患儿张口时将压舌板迅速伸入口腔后部,压下舌根,在小儿张大口暴露咽部的一瞬间,快速观察咽部情况。正常小儿的咽喉淡红而润泽,不肿不痛。外感时咽红为风热,色淡为风寒。咽部疱疹红赤,为外感邪毒;咽部滤泡增生,为瘀热壅结;乳蛾红肿,是肺胃热结;乳蛾溢脓,是热壅肉腐;乳蛾大而不红,称为肥大,多为阴伤瘀热未尽或肺脾气虚不敛。咽喉部有灰色假膜,拭之不去,重擦出血,多为白喉;咽红而干,是肺热阴伤。⑤察腮,主要察腮内(颊部)的外形和颜色。⑥察腭,主要察腭部的外观和颜色。⑦察舌,是临床望诊中一个重要的内容,舌通过经络与脏腑广泛相连,依靠脏腑的精气上营而灵活,多种脏腑的病变可以从舌象上表现出来,故有“辨舌质可辨五脏之虚实,视舌苔可察六淫之深浅”。儿科察舌的内容与诊断学基本相同,主要应注意的是不同年龄小儿的正常舌象有差异,如新生儿舌红无苔,哺乳婴儿有乳白苔者均属正常。

(4)察耳:肾开窍于耳。察耳应注意耳之外形、颜色、有无分泌物及耳后有无臖核等。此外,临床应结合具体病情察看耳部相关的症状和体征。若小儿耳壳丰厚,耳舟清晰,色泽红润,是先天肾气充沛之征。反之耳壳薄软,耳舟不清,则为肾气不足或体质较差。耳壳肿胀灼热,见于热毒壅结耳部,耳壳湿疮浸淫,由于胆脾湿热上蒸;耳内流脓,因风热犯咽传耳或肝胆火盛上炎;若见耳背络脉隐现,耳尖发凉,兼身热面赤,眼泪汪汪而畏光,多为麻疹先兆;以耳垂为中心的弥漫肿胀,则为痄腮的表现。耳色红主心肺积热,色青紫主邪热夹瘀,色淡白主气血亏虚,色黄滞主湿阻中焦。

(5)察前后二阴:前阴是指外生殖器和尿道口,为肾所主,络属肝经。后阴指肛门。察二阴主要看前后二阴的外观和颜色。如男孩前阴阴囊紧致沉着为健康少病之征,而阴囊松弛颜色变浅则可为病态等。阴囊睾丸肿大不红,照之透光为鞘膜积液之水疝;阴囊肿物时大时小,上推可消,为小肠下坠之狐疝。阴囊通体肿大而光亮,常见于阳虚阴水;阴囊肿痛黄水流溢,常见于湿热下注。女孩前阴红肿潮湿,亦属湿热下注。

4. 辨斑疹　斑和疹是小儿常见的一种疾病体征,均是全身性疾患反映于体表的征象,在儿科较为常见。凡形态不一,或点大成片,不高出皮肤,触之不碍物,压之不褪色,称之为“斑”;凡点小如粟米,高出皮面,触之碍手,压之褪色,称之为“疹”。不同的疾病所见的疹或斑的形态、分布、出没顺序、颜色等方面各有不同,所以辨斑疹不仅有助于对这类疾病的诊断及鉴别诊断,同时对判断病情的轻重、顺逆也有重要意义。辨斑疹主要是辨斑还是疹,其色泽,分布部位,出没时间及出没顺序规律等。斑和疹多见于疫疬热病,即现代医学所说的小儿传染病。如儿科常见的出疹性温热病麻疹、风痧、丹痧、奶麻等,均在以上几个方面有不同的特征。不论斑与疹,只要红润鲜明,疏密均匀,出没有序(先头、颈、胸、腹而延及四肢),透发后全身症状减轻,是邪气有透泄之兆,多属轻证、顺证。反之若疏密不匀,或稠密成片,先后参差或紫赤如鸡冠而全身症状不减,是热毒内盛病重之征;若一见即陷,色黑而紫黯,或根紧脚束而全身症状加重,则为邪盛正衰,正不胜邪,邪毒内陷之逆危证。

5. 辨排出物　排出物指由苗窍排泄、分泌之物质,包括二便、痰涎、呕吐物等。①察二便:主要察二便的颜色、性状、次数、数量及伴发症状等。新生儿出生后 3~4 日内,大便呈黏稠糊状,墨绿色,无臭气,日行 2~3 次,称胎粪。婴幼儿时期因喂养方式不同,正常粪便的特点不一。母乳喂养儿大便次数要多一些,粪色黄,便质稀薄一些,便中不消化的乳凝块少一些、小一些,气味呈酸臭味。牛乳或羊乳喂养儿的粪便要干一些,往往呈便秘倾向,粪色多淡黄,便中不消化的乳凝块要多一些、大一些,气味呈腐臭味等。临床要了解婴幼儿正常粪便的特点,才能判断是否为异常粪便。正常小儿小便色清或淡黄,便时无不适。小便清澈量多为寒,包括外感寒邪或阳虚内寒;小便色黄量少为热,包括邪热伤津或阴虚内热。尿色深黄,为湿热内蕴;黄褐如浓茶,见于湿热黄疸。色白如米泔,须防湿热下注或脾肾不固之乳糜尿。尿色红或镜检红细胞增多为尿血,可由多种病证引起,大体鲜红为血热妄行,淡红色为气不摄血,红褐为瘀热内结。②辨涎液:涎液是口腔内的分泌物,除婴儿外一般不会自动从口角流出。涎为脾之液。常有涎液流出,渍于颏下,称为滞颐,多因先后天心脾不足,涎液失摄所致。若是原无流涎,近日多涎,伴拒食哭闹,要进一步检查口腔,可能是心脾积热上炎之口疮。③辨痰液:痰液与涎液不同,需咯吐方出,来自气道与肺。痰涎与肺脾二脏关系最为密切,即所谓“脾为生痰之源,肺为贮痰之器”。痰液清稀属寒;清稀夹泡沫是风痰;清稀易咯吐是风寒;痰多色白黏是湿痰;质稀久不愈是脾虚;痰液色黄属热;痰液由白转黄是寒从热化;痰液黄稠是肺热灼津炼液;痰黄量少难咯是肺热伤阴;痰中带血是热伤肺络;痰液黄稠带血丝,频咳胸胁作痛,为肝火灼肺;痰液黄红相兼,量少难咯,为燥火伤肺;痰液脓浊带血,为肺热肉腐之肺痈;久咳痰中带血,须防阴伤肺热之肺痨。④辨呕吐物:呕吐物亦自口而出,但往往先恶心作呕而出,来自于胃。吐物稠浊有酸臭味为胃热;吐物清稀无臭味为胃寒;吐物腐臭多为宿食、食滞;呕吐黄绿色苦水为胆热犯胃；呕吐黯红血水为胃络损伤；呕吐吐出蛔虫，是虫踞肠腑或蛔厥虫瘕的可靠依据；呕吐频频不止，腹痛便闭，要防肠腑滞塞不通之肠结（肠梗阻），新生患儿应考虑先天性消化道畸形。

6. 看指纹　指纹诊法是 3 岁以下小儿常用的诊断方法，也是儿科的特色诊法之一。看指纹主要掌握指纹的部位、望指纹的方法及如何运用指纹辨证。指纹的部位，是从虎口沿示指内侧（桡侧）所显现的脉络（浅表静脉），以示指三指节分风、气、命三关，示指连掌的第一指节为风关，第二指节为气关，第三指节为命关。诊察指纹的方法是：先令家长抱患儿于光线充足处。若先诊患儿右手，医生以对侧即左手的拇、示二指握住患儿右手的示指尖，将患儿右手的中指、无名指、小指贴近医生左手的掌心，然后用医生右手的拇指桡侧，从命关到风关，用力适中地反复推按。若诊患儿左手，则与上述相反。临床根据指纹的浮沉、色泽、推之是否流畅及指纹到达的部位来辨证，并以《幼幼集成》提出的"浮沉分表里、红紫辨寒热、淡滞定虚实"及后世补充的"三关测轻重"作为辨证纲领。浮沉分表里：浮，为指纹显露；沉，为指纹深隐，即以指纹显现浅深来分辨疾病的表里。红紫辨寒热：红，为红色，即指纹显红色主寒证；紫，紫色，指纹显紫色主热证。淡滞定虚实：淡，为指纹色淡，主虚证；滞，为推之不流畅，复盈缓慢，主实证。三关测轻重：根据指纹所显现的部位判别疾病的轻重，以达风关病轻，达气关稍重，达命关病重，若"透关射甲"即指纹穿过了风、气、命三关达到指甲的部位则病情危笃。

二、闻诊

闻诊是运用听觉和嗅觉来辅助诊断疾病的方法。闻诊包括听声音和嗅气味两个方面。包括听小儿的啼哭声、语言声、咳嗽声和呼吸声。嗅气味包括嗅口气、呕吐物及大小便的气味。

1. 听声音　声音由口鼻发出。不同年龄、性别的人发出的声音不同，辨别各种病理性声音，需与生理性声音相对照。因此，听声音与医生的经验密切相关。

（1）听啼哭声：啼哭是小儿的一种"语言"。婴儿不会说话时，啼哭能帮助小儿做呼吸运动，同时表达自己的要求或不适。如衣被过暖过冷、口渴，饥饿或过饱，要睡觉，包扎过紧妨碍活动，尿布潮湿，蚊虫叮咬，受惊及患病等，都可引起啼哭，如果解除了引起不适的原因后，啼哭自然停止。正常健康的婴幼儿哭声洪亮而长，并有泪液，为元气充足；虚弱的婴幼儿哭声微弱而短，为元气不足。健康婴儿啼哭时，应马上寻找原因，注意检查尿布是否潮湿或小儿是否饥饿思食等。一般饥饿的哭声多绵长无力,或口作吮乳之状,得乳即止。哭声尖锐而惊叫者,多为剧烈头痛、腹痛等急重症;哭声突然而起者,多为受惊吓而哭;哭声重浊者,为外感风寒;哭声嘶哑,呼吸不畅者,多因咽喉病变。总之,小儿哭声以洪亮有力为实证,细微弱而无力为虚证,哭声清亮和顺为佳,尖锐或细弱无力为重。

(2)听语言声:语言与唇、齿、舌、咽喉、鼻等相关,与肺关系密切。正常小儿语言清晰响亮,抑扬顿挫有度,语音有力。语声低弱者,多为气虚;呻吟不休者,多为身有不适;高声尖呼者,多为剧痛;喃喃独语,多为痰浊、心虚;语声嘶哑者,多为咽喉、声带疾患;烦躁多言者,多为热证、实证;谵语狂言,声高有力,兼神志不清者,多为热闭心包。

(3)听咳嗽声:咳嗽是肺系疾病的主症之一,因肺失清宣,肃降失职而产生。有声无痰为咳,有痰无声为嗽。根据咳嗽声和痰鸣声可辨别疾病的表里寒热。咳嗽不爽,痰易咳出,鼻塞不通,多为外感风寒;咳而气粗,痰稠色黄,痰不易咳出,多属肺热;干咳无痰,咳声响亮,多为肺燥;久咳气促,咳嗽无力,多为肺虚;每咳有痰,呼吸短促,则为痰饮;咳声嘶哑,空空作响,如犬吠样,多为喉炎;阵发性、持续性、痉挛性咳嗽,咳毕有鸡鸣样回声,多为顿咳。

(4)听呼吸声:肺主气,司呼吸。正常小儿呼吸平稳,均匀调和。若乳儿呼吸稍促,用口呼吸者,常因鼻塞所致。若呼吸气粗有力,多为外感实证;若呼吸急促、喉间哮鸣者,多为哮喘;呼吸急迫,甚则鼻翼扇动,咳频者,多为肺炎喘嗽;呼吸窘迫,面色发青而不咳,常为呼吸道有异物阻塞或喉痹;呼吸微弱,气短声低,多属虚证;呼吸气不足息,节律不整,深浅不一,时快时慢、间歇如泣,为肺气将绝。

2. 嗅气味　气味由患儿身体或分泌物、排泄物散发出来。临床应注意排除因吃某些食物后引起的特殊气味。

(1)嗅口气:口气臭秽,多为胃热;口气腥臭,多见于齿龈出血;嗳气酸腐,多为内伤食积;口气腐臭,咳吐脓痰带血,多属肺痈;口气如烂苹果味,多为酸中毒。

(2)嗅呕吐物:呕吐清稀无臭,为寒呕;呕吐秽浊酸臭,为热呕;吐物酸腐夹杂不消化食物,为食积。

(3)嗅大便:大便臭秽,多为胃肠积热;大便酸臭而稀,多为伤食;大便有腥气而清冷,多为肠中有寒;下利清谷,无明显臭味,为脾肾两虚。

(4)嗅小便:小便短赤,气味臊臭,多为膀胱湿热;小便清长不臭,多为脾肾虚寒。

三、问诊

问诊是四诊中的重要方法，是医生通过询问患者及其亲属或陪同者了解疾病的发生、发展、治疗经过、现在症状、发病原因等与疾病有关的情况。明代张景岳将问诊的要点归纳为十问歌，后人修改为："一问寒热二问汗，三问头身四问便，五问饮食六胸腹，七聋八渴俱当辨，九问旧病十问因，再兼服药参机变，妇女尤必问经期，迟速闭崩皆可见，再添片语告儿科，天花麻疹全占验。"

1. 问一般情况　患儿的一般情况首先要问清，记录于病历首页上，如姓名、性别、年龄、住址等，小儿的某些疾病往往与年龄有密切的关系。治疗与推拿处方也应按年龄的大小而定。

2. 问病情（现病史）　首先要问清主诉，然后围绕主诉询问，询问的内容包括与主诉直接相关的临床症状和其他全身症状，疾病的发生、发展、就诊、治疗情况等。

（1）问寒热：寒热是指怕冷和发热而言，问寒热需问其起始时间、持续时间、高低规律、用药反应等。小儿畏寒可从姿态的改变来测知，如依偎母怀，蜷缩而卧，喜近衣被而向暖避冷。小儿发热可用体温计测量，或通过接触的感觉来测知，如手足心发热、额头热、呼吸时鼻气热、授乳时口热等。小儿发热一般早衰暮盛，故询问时要注意时间因素。打喷嚏、流清涕为外感风寒，流浊涕为外感风热，清浊交替为寒热错杂。寒热往来，为邪郁少阳；但热不寒为里热，但寒不热为里寒；大热、大汗、口渴不已为阳明热盛；发热持续、热势弛张、面黄苔厚为湿热蕴滞；夏季高热，持续不退，伴有口渴、无汗、多尿，常为暑热证；午后或傍晚低热，伴盗汗者为阴虚燥热；夜间发热，腹壁手足心热，胸满不食者，为内伤乳食；怕冷、神疲、纳呆，多为里寒、阳虚证。头部炽热而神志昏沉，为热邪炽盛，须防抽搐。

（2）问汗：要问汗出有无、出汗时间、出汗部位及汗出多少、汗出温凉及伴随症状等。汗液由阳气蒸化阴液而出，小儿发育旺盛，肌肤娇嫩，腠理不密，出汗相对较多。婴儿睡眠时头部微微汗出属正常。发热畏寒无汗，多属表实；有汗多属表虚；汗出而热不退者，多属邪已入里；白天出汗较多，动辄汗出，多属阳虚自汗；入睡汗多，醒即汗收，多属阴虚盗汗；汗色黄，多为湿热；阳虚气脱，则为额汗；汗出黏腻，则为脱汗；汗出如油，四肢厥冷，多为危重之象，称为绝汗。

（3）问头身：小儿头痛多不能自诉，常反常哭闹，眉头紧皱，用手抓头或拍打头部；发热而烦躁不宁，或四肢屈伸而呻吟，多属肢体疼痛；头痛发热恶寒，为外感风寒；头痛呕吐，高热抽搐，为热入营分；头痛神疲，似搐非搐，为正虚邪盛，如慢惊风；头仰而颈项强急，属惊风抽掣。小儿有下肢关节疼痛阵作，发作时短暂，关节肌肉无变化，亦无其他症状，可能为生长阶段出现的暂时络脉不和，不必认作病态。

（4）问二便：主要问大便是否稀薄或干燥，有无便血，或下利脓血，小便是否短赤、清长或混浊等。对泄泻的患儿必须准确记录大便次、量，以判断病情的进退。大便次数增多，质地稀薄，为脾不健运；大便秘结，干燥难解，多属实热证；大便清稀腥臭多属寒证；大便稠黏酸臭多属热证；色紫如酱色多属湿热证；便前或便时哭闹，多属腹痛；大便有虫，伴有腹痛，多为蛔虫病。小便黄赤，多属热证；小便清白而长，多为寒证；小便黄赤而混浊不利，多属湿热证；小便清白而频数甚至遗尿，多属气虚；发热而小便清长，是邪未传里；热病如见小便逐渐清长，多属病渐趋愈。

（5）问饮食：《万氏家藏育婴秘诀》云："小儿之疾属胎毒十之四，属伤食十之五，外感十之一二。"问饮食包括纳食和饮水两个方面。虽病但吮乳如常的，多属胃气未伤；不思乳食而大便干结，多属胃肠有滞；腹泻而不思乳食，为脾不健运；腹胀而不思乳食．或食入即吐，多属食滞；虽能食但大便多而不化，形体消瘦，多属疳证；恣食，腹痛，形瘦，多属虫积。口渴喜冷饮，兼见壮热，烦躁多汗，多属实热证；渴而不思饮，多为寒证；渴不多饮，多为中焦有湿；唇干口燥，频频引饮，多属胃阴不足，津液亏损。

（6）问胸腹：胸部闷痛应考虑病毒性心肌炎等心肺疾患。腹部疼痛须分清部位，脐部疼痛，多为肠痉挛；剑突下疼痛，多为胃部疾患，右上腹疼痛，多为肝胆疾患。前胸胀满，频咳，为风寒束肺，肺气失宣；胸痛伴发热、咳嗽、气促，为肺热咳喘；胸痛伴潮热盗汗，为肺阴虚；胸胁胀痛，身目发黄，为肝胆湿热；脘腹胀满，多为伤食积滞；脐周腹痛隐隐，多为蛔虫病；腹痛，得热则减，多属寒证；腹痛，喜冷饮者，多属热证；腹痛徐缓，喜按，得食痛减，多属虚证；腹痛拒按，得食痛剧，多属实证。婴儿腹痛，不会诉说，常表现为突然阵发性反常哭闹，屈腰啼叫，或双手捧腹，辗转不安等症；年长儿主诉的腹痛，要通过腹部按诊并结合其他症状以确定部位、性质。

（7）问睡眠：主要询问小儿睡眠的时间，睡中是否安静，有无啮齿磨牙，有无惊叫、啼哭等。小儿睡眠以安静为佳。小儿年龄越小，睡眠时间越长。夜啼少睡、烦躁、多汗、方颅、枕秃为佝偻病；睡中惊叫，多属惊吓；烦躁不宁，睡中蹬被，多属邪热内蕴；不食不睡，多属积滞；夜间睡眠不宁，肛门瘙痒，多见蛲虫病；倦怠思睡，睡时叫之则醒，醒后神志清的，多属脾湿内困；睡眠不宁，睡喜俯卧,辗转反侧,多为脾胃不和;睡中惊惕,梦中呓语,多为肝旺扰神。

3. 问病史 包括问个人史及其他史。

(1)问个人史:个人史在儿科领域里极为重要,包括胎产史、喂养史、生长发育史、预防接种史等。

1)生产史:生产史与新生儿及婴幼儿的疾病诊断关系密切。应询问胎次、产次、是否足月产,顺产还是难产,生产方式,出生体重,出生情况,以及母孕期间的营养、健康状况等。如五迟、五软与初生不啼(新生儿窒息)有关,脐风因断脐不洁产生,双胎、多胎易见胎怯等。

2)喂养史:喂养史与小儿尤其是婴幼儿的生长发育及发病有密切关系,对脾胃病患儿尤当重视。包括喂养方式,辅食添加情况,何时断奶及断奶后食物种类,有无贪吃零食、偏食等不良习惯,目前食谱及食欲、食量等,起病前有无不洁饮食或其他特殊饮食(辛辣、生冷、油腻、滑肠及过敏食品等)情况。

3)生长发育史:包括小儿体格发育、神经发育等方面的情况。如坐、爬、立、行、言语等出现的时间、出牙时间、囟门闭合时间,体重、身高的增长情况。学龄儿童还应了解有关青春期生理及心理情况等。

4)预防接种史:预防接种史对于有关传染病的诊断有重要价值。询问有无建儿童保健卡,是否按计划接种各种疫苗,如卡介苗、脊髓灰质炎减毒糖丸活疫苗、麻疹减毒活疫苗、百日咳菌液、乙脑疫苗等。

(2)问其他史:包括既往史、传染病史、传染病接触史、过敏史、家族史、社会史等。

四、切诊

切诊是医生运用手指切按患儿体表以诊察病情的一种方法,包括切脉和按诊两个方面。

1. 切脉 关于小儿脉诊早在《内经》即有记载,但由于小儿生理、病理与成长阶段有异,所以历代医家对小儿脉诊的认识也不尽一致,这集中体现在小儿脉象种类、小儿诊脉年龄、小儿诊脉时的指法布局等方面。

三岁以前以指纹诊法代替切脉。三岁以后虽可以切脉,但由于寸口部位短小,切脉常不能采用三指脉法,而用一指脉法,即"一指定三关",或采用"密下三指"法。关于小儿"一指定三关"的方法,最早记载于《颅囟经·脉法》。临床一般采用示指或拇指同时按压寸、关、尺三部,再根据指力轻(轻用力按在皮肤上)、中(用中等力按至肌肉)、重(重用力按至筋骨)的不同,取浮、中、沉三候,来体会小儿脉象的变化。切脉应在小儿安静或入睡时进行,以排除啼哭、活动、哺乳、恐惧等因素,影响切脉的准确性。

（1）正常小儿脉象:正常小儿脉象平和,较成人软而稍快,年龄越小,脉搏越快。因此,不同年龄的健康小儿,脉息的至数是不相同的,一般以成人一息六七至为常度,五至以下为迟,七至以上为数。

（2）小儿常见病理脉象:小儿主要有浮、沉、迟、数、有力、无力六种基本病理脉象,以辨别疾病的表里、寒热、虚实。此外,滑脉主痰证或食积,弦脉主惊风或腹痛,结代主心阳不足或心气受损等。

1）浮脉:凡轻按即能触及的脉为浮脉,主表证。浮而有力为表实,浮而无力为表虚。一般多见浮数之脉,若脉浮而重按不见者为正气已绝,属危候;下痢而见浮脉者,为逆证。

2）沉脉:重按才能触及的脉为沉脉,主里证。沉而有力为里实,沉而无力为里虚。食积气滞者,多见沉脉,体质虚弱者,其脉象多沉细无力。

3）迟脉:脉搏较同龄儿缓慢,一息五至以下为迟脉,主寒证。迟而有力为寒滞实证,迟而无力为虚寒。

4）数脉:脉搏较同龄儿频数,一息七至以上为数脉,主热证。数而有力为实热证,数而无力为虚热;浮而数为表热,沉而数为里热。

5）实脉（脉有力）:举按均有力为实脉,主实证。

6）虚脉（脉无力）:举之无力,按之空虚为虚脉,主虚证。

7）弦脉:端直而长,如按琴弦为弦脉。主肝胆病,痛证。为急惊之脉,惊风、腹痛,多现弦数。

8）滑脉:往来流利,如珠走盘,应指圆滑为滑脉,主痰饮,食积。小儿宿食不化多见滑脉;痰热内结多滑而数;痰食多为沉滑;风痰多为浮滑。

2. 触诊　医生用手触按患者体表的一定部位,进行触、摸、按、压、叩、打等,以测知病变部位变化,从而推断疾病部位、性质的诊断手法。包括按头部、按颈腋、按胸腹、按四肢、按肌表。触诊时,医生的手要温暖,用力要适当,注意力要集中,并分散患儿的注意力,以免患儿因紧张而不配合检查。

（1）按头部:按察小儿头囟的大小、凹凸、闭合的情况、坚硬程度等。正常小儿前囟在出生后 12~18 个月闭合,后囟在 2~4 个月闭合,囟门平坦。囟门逾期不闭,是肾气不足,发育欠佳的表现,常见佝偻病等;若见囟门高胀凸起,多因火热上冲所致;囟门凹陷,多见于泻甚失水者;囟门应期未合且宽大,头缝开解,多为解颅;颅骨脆薄,按之不坚,多为疳证。

（2）按颈腋:正常小儿在颈项、腋下部位可触及少许绿豆大小的小结节（淋巴结）,活动自如,质软不痛,不为病态。若结节肿大,发热压痛,则为痰热之毒;若病程迁延,结节大小不等,按之不痛,质坚成串,推之不易活动,则为瘰病;颈部一侧胸锁乳突肌肿硬,使头偏向患侧,为先天性斜颈。

（3）按胸腹:心尖搏动处,古称虚里,虚里的动势直接反映胃气和气血盛衰的变化。以手掌按于患儿虚里处,搏动过甚为宗气大泄,搏动微弱为宗气不足。胸骨高突,胸胁串珠,二肋外翻,为佝偻病;左胁肋下按之有痞块,属脾大;右胁肋下按之有痞块,且明显增大,属肝大;患儿腹痛时,必须细心按摸腹部,观察按摸时患儿的反应,以了解腹痛的部位和性质。腹满拒按,按之痛剧,属实、属热;腹软喜按,按之痛减,属虚、属寒;腹部胀满,叩之如鼓,为气滞腹胀;腹部胀满,叩之有液体波动感,为腹内积水;小腹胀痛拒按,又见小便不通的,多属膀胱病症。

（4）按四肢:手背热与脊背热,为外感新症;手心热与小腹热,多属内伤;手足心发热者,多为阴虚内热;手心冷者,为腹中寒;指冷身热者,多为风寒初感;中指独冷者,应留意是痘疹将发;中指独热,多属外感风寒;高热时四肢厥冷,为阳气衰微,或热深厥甚;平时肢末不温为阳气虚弱;四肢肌肉结实者体壮,松弛软弱者脾气虚弱。

（5）按肌表:按肌表须察其寒热、润燥、肿胀,可协助辨别邪正盛衰、津液存亡、病位浅深。肢冷汗多,为阳气不足;手足心灼热,为阴虚内热;肤色光亮,指按皮肤陷而不起,为水肿;皮肤干燥、松弛,失去弹性,为吐泻阴液耗脱之证。

第二节　小儿脏腑病辨证要点

辨证,就是在综合分析四诊资料的基础上,分析疾病的病因,明确病变部位,确定病证的病机,判断邪正的消长、疾病的动态变化情况,并加以归纳概括。儿科辨证方法基本与成人相同,但由于小儿疾病的特点,某些辨证方法在儿科更为常用,其证的临床表现也与成人有所差异。本节仅介绍八纲辨证及脏腑辨证。

一、八纲辨证

八纲是指阴、阳、表、里、寒、热、虚、实八个纲领,以此来分析、归纳疾病的部位、性质的辨证方法称为八纲辨证。通过八纲辨证来概括病变的部位、性质,机体与病邪斗争的情况。一般顺序是:先辨别表里,找出病变部位,然后辨别寒热、分清病变性质;再进一步辨别虚实,了解人体正气的盈亏与病邪的盛衰;最后再分辨阴阳,加以总的概括。下面把八纲分成四组介绍。

（一）阴阳

阴阳，即八纲的总纲，表、里、寒、热、虚、实都可以用阴阳二纲加以概括，是观察分析疾病发生变化的纲领。一般来讲，里证、寒证、虚证属阴；表证、热证、实证属阳。阳盛则阴衰，阴盛则阳衰；反之，阴虚则阳盛，阳虚则阴盛。

1. 阴证 是机体阳气虚衰，阴寒内盛所出现的病证，以虚寒证为代表。阴证的产生，有因外感寒邪或过食生冷者，更多的则是因先天不足、后天虚损而出现的证候。主要的临床表现是：面色苍白或晦黯，精神萎靡，倦怠乏力，语声低怯，呼吸表浅，喜热恶冷，形寒肢冷，纳差，口淡不渴，大便稀溏，小便清长，舌质淡胖嫩，苔白润，脉沉迟无力或细弱，指纹沉而淡红。

2. 阳证 是机体阳气亢盛，脏腑功能亢进，导致阳亢热盛的证候，以实热证为代表。阳证的产生，有外感热邪或风寒化热，有伤于热食、热药，或各类疾病脏腑阳气偏亢者。主要的临床表现是：面红目赤，精神兴奋，烦躁不安，语声粗浊，喜冷恶热，呼吸气粗，喘促痰鸣，口干喜饮，大便秘结或有奇臭，小便短赤，舌质红绛，苔黄或黄黑生芒刺，脉浮数有力或洪大，指纹紫滞。

（二）表里

表里是辨别病变部位和病势轻重深浅的两个纲领。在人体，凡皮肤、毛窍、肌肉、经络等为外属表，凡五脏六腑、髓海为内属里。一般病在肌表，属表，病情轻，病位浅；病在脏腑，属里，病情重，病位深。

1. 表证 凡风、寒、暑、湿、燥、火六淫或疫疠病邪侵袭体表而发生的病证，多见于外感早期，称外感表证。主要的临床表现是：恶寒，发热，头痛，身痛，项强，鼻塞，流涕，有汗或无汗，舌苔薄白、脉浮，指纹浮而易见等。表证又可分为：

（1）表寒：恶寒重，发热轻，无汗，鼻流清涕，口不渴，唇舌淡，舌苔薄白，脉浮紧，指纹浮红。

（2）表热：发热重，恶寒轻，有汗，咽痛，头目昏重，鼻流浊涕，口渴，唇红舌红，舌苔薄白，脉浮数，指纹浮紫。

（3）表实：头痛身疼，发热恶寒，无汗，舌苔白，脉浮而有力，指纹浮滞。本证与表寒证相似。

（4）表虚：自汗，盗汗或汗出不止，面色苍白，唇舌淡红，舌苔白润，脉浮而无力，指纹浮淡等。

2. 里证 多见于各种外感病的中期或极期，病邪由表入里，累及脏腑；或由内而生的内伤病，如饮食、情志、疲劳及先天禀赋等多种病因，使脏腑、气血受病而反映出的证候，均属里证。主要的临床表现是：壮热不寒、汗出潮热，烦躁，口渴，大便秘结或泄泻，恶心呕吐，胸闷腹痛，小便黄赤，甚者神昏惊厥，舌

质红,苔黄,脉沉,指纹紫滞等。里证可分为:

(1)里热:壮热不寒,唇红目赤,少津口渴,烦躁,大便干结,小便短赤,舌红苔黄,脉数或洪大,指纹沉而紫滞。

(2)里寒:口不渴,四肢冷,喜热恶寒,腹痛便溏,或完谷不化,澄澈清冷,大便色青,唇舌淡白,舌苔白滑,脉沉迟。

(3)里实:发热,烦躁不安,手足汗出,大便秘结,腹部胀满,舌苔黄厚,脉沉实。

(4)里虚:气虚懒言,疲倦无力,哭声无力,自汗,盗汗,食减,腹泻,舌质淡或红,舌苔淡白,脉沉弱无力,指纹沉淡。

3. 半表半里 常见于外感表证不解,渐欲入里,犯及少阳胆经。临床症状多见寒热往来,胸胁满闷,心烦欲吐,口苦咽干、不欲饮食,目眩,舌苔白边红,脉弦细等,均属半表半里。

(三)寒热

寒热是辨别疾病性质的两种纲领。凡因寒邪引起或因机体功能衰退所产生的证候均为寒证;凡因热邪引起或因机体功能亢盛所产生的证候均为热证。辨别疾病属于热证还是寒证,是确定治疗的基本原则。

1. 寒证 是感受寒邪,或阳虚阴盛,机体的功能活动衰减所表现出的证候。多见于疾病的初起或久病不愈。寒证的产生,总因阳气不足或为外寒所伤,周身失于温煦。主要的临床表现是:面色苍白,形寒肢冷,喜偎母怀,神疲蜷卧,多静少动,脘腹疼痛,得暖则减,口淡不渴或渴喜冷饮,小便清长,大便稀溏,舌淡苔白而润,脉迟,指纹红。

可分为虚寒和实寒:

(1)虚寒:口不渴,小便清长,大便溏薄,畏寒,四肢不温,面色苍白,舌淡苔白,脉迟或微细。

(2)实寒:手足发凉,腹痛,大便秘结,舌苔白,脉沉弦。

2. 热证 是感受热邪,或阳盛或阴虚,表现为机体的功能活动亢进的证候。热证的产生原因不一,多由外感热邪引起,也有因风寒化热、积滞生热,情志化火,或阴虚而生内热者。主要的临床表现是:壮热恶寒,面红目赤,烦躁,口渴喜冷饮,尿少而赤,手足温热,咽喉肿痛,四肢关节红肿,皮肤疮疡鲜红肿痛,大便秘结,舌红苔黄,脉洪大而数,或五心烦热,骨蒸潮热,咽燥口干,舌质红,脉细数,指纹紫。

可分为实热和虚热:

(1)实热:口渴,喜冷饮,发热,烦躁,尿赤便干,舌苔干黄,脉数。

（2）虚热：口不渴，疲倦，食减瘦弱，低热或潮热，舌苔红绛，脉细数。

（四）虚实

虚实是辨别病邪盛衰与人体抗病能力的两个纲领。虚实也是临症处穴或攻或补的主要根据。

1. **虚证**　是人体正气虚弱，导致机体抗邪能力减退，生理功能不足所表现的证候。主要的临床表现是：气短懒言，神疲乏力，形体消瘦，面色苍白或萎黄，两颧发红，头晕心悸，自汗盗汗，腹痛喜按，食少便溏，小便清长而频数，舌质淡嫩，舌净无苔，脉沉迟或细数无力。

2. **实证**　是由于邪气亢盛有余，或机体内部有病理产物停留所表现的证候。主要的临床表现是：神气充足，高热面赤，烦躁谵语，角弓反张，腹胀痛拒按，大便秘结，或下利，里急后重，小便短赤，舌红苔黄厚，脉洪大有力。

八纲辨证，可以概括病变部位、疾病性质、机体与病邪变化的情况。据此，可以初步制订出治疗的基本方法和取配穴的原则；对内伤疾病的确切诊断，需要进一步结合脏腑辨证。

二、脏腑辨证

脏腑辨证是根据脏腑的生理功能、病理表现，应用脏象学说的理论，对患者的疾病证候加以分析归纳，以辨明病变所在脏腑及所患何证的辨证方法。五脏六腑的生理活动、病理变化与疾病有着不可分割的联系。某一脏腑患病，往往影响其他脏腑；而其他脏腑有病，也可影响这一脏腑。由于脏腑之间存在相互制约、相互依存的关系，所以在脏腑中辨证不仅应重视病证的寒热虚实，还应注意相关脏腑疾病的传变，只有这样才能作出正确的诊断和制订出有效的治疗措施。

（一）心与小肠病辨证

心居胸中，心包围护其外，为心主的宫城。其经脉下络小肠，心与小肠相为表里。心为五脏六腑之大主，心主神志，主血脉，其华在面，开窍于舌。小肠分清泌浊，具有受盛化物的功能。心之病变常表现为心主血脉的功能失常和心主神志的功能失调，出现精神障碍，行为失常，心悸怔忡，心烦易惊，夜啼多汗，失眠谵语，舌强硬等。小肠病变主要表现为清浊不分，转输障碍，出现小便不利，大便泄泻等。心与小肠病辨证，以虚实为纲，虚在血、气、阴、阳，实在痰、火、瘀、热，亦多虚实夹杂，疾病常见证候如下：

1. **心气虚**　心悸气短，怔忡不安，易惊少寐，面色淡白，神疲乏力，多动虚烦，自汗且活动后加重，舌质淡，舌苔白，脉细弱无力或结代。

2. 心血虚 心悸怔忡,心烦多梦,眩晕健忘,发黄不泽,面色淡白无华,或萎黄,唇指色淡,舌色淡白,脉细弱。

3. 心阴虚 心悸怔忡,心烦少寐,五心烦热,潮热或低热,两颧发红,盗汗,多动不宁,舌红少津,舌苔薄黄,脉细数。

4. 心阳虚 心悸气短,动则加重,易惊健忘,反应迟钝,神疲自汗,面色淡滞,畏寒肢冷,或见足跗浮肿,舌淡胖,苔白滑,脉微细。若出现心阳暴脱,证候可见:心悸气短,大汗淋漓,四肢厥冷,呼吸微弱,口唇青紫,面色苍白,神志不清,脉微欲绝等。

5. 心火亢盛 面赤口渴,夜啼少寐,烦躁不安,甚则狂躁谵语,尿黄便干,口舌糜烂,舌尖红,舌苔薄黄,脉数有力。

6. 心血瘀阻 胸闷不舒,心悸不宁,唇指青紫,或见肌肤紫癜,出血紫黯,舌质黯红或见瘀斑,苔少而润,脉涩或结代,指纹紫滞。

7. 痰火扰心 发热气粗,面红目赤,痰黄稠,喉间痰鸣,多啼少寐,心烦易怒,躁狂谵语,精神错乱,大便秘结,小便短赤,舌红苔黄腻,脉滑数。

8. 心肾不交 心烦惊悸,健忘不寐,头晕耳鸣,腰膝酸软,舌红少苔,脉虚数。

9. 小肠虚寒 小腹隐痛喜按,得温痛减,肠鸣溏泻,食欲不振,小便频数色清,舌淡苔薄白,脉细缓。

10. 小肠实热 心烦多啼,口疮,咽痛,小便赤涩,或茎中刺痛,尿急尿频,或有尿血,面赤唇红,舌红苔黄,脉滑数。

(二)肺与大肠病辨证

肺位于胸中,上连喉咙,与大肠相表里。肺的生理功能主要是肺主气,司呼吸,主宣发肃降,通调水道,外合皮毛,开窍于鼻。大肠的生理功能主要是主传导,排泄糟粕,其病变主要反映在大便方面。肺与大肠病变,常表现为呼吸功能失常,肺气宣肃不利,通调水道失职,外邪易从口鼻皮毛侵入,大肠传导失司等,出现咳嗽、气喘、咳痰、小便不利、大便秘结或泄泻等症。肺与大肠病辨证,常结合虚实寒热进行,常见证候如下:

1. 风寒束肺 恶寒发热,头痛身痛,鼻塞流清涕,喷嚏,咳嗽或气喘,痰稀色白多泡沫,口不渴,舌苔薄白而润,脉浮紧。

2. 风热犯肺 恶风发热,咳嗽,痰稠色黄,鼻塞流浊涕,口干咽痛,烦闹不安,甚则气喘鼻煽,舌边尖红,苔薄黄,脉浮数。

3. 燥邪犯肺 干咳无痰,痰少而黏,不易咳出,唇、舌、咽、鼻干燥欠润,或身热恶寒,或胸痛咯血。舌红,苔白或黄,脉数。

4. **痰热壅肺**　咳嗽气喘,甚则不能平卧,喉中痰鸣,痰液黄稠难咯,甚则咳吐脓血,鼻翼扇动,咽喉肿痛,烦闹不安,大便秘结,小便黄少,舌质红,苔黄或黄腻,脉滑数。

5. **肺气虚**　咳嗽气短,咳声无力,咳甚气喘,动则加剧,面白神疲,形寒声怯,或有自汗,体倦懒言,舌质淡,舌苔薄白,脉弱。

6. **肺阴虚**　干咳无力,口鼻干燥,声音嘶哑,痰少而黏,形体消瘦,潮热盗汗,手足心热,午后颧红,舌红少津,舌苔少,脉细数。

7. **痰湿阻肺**　咳嗽气喘,痰多色清质稀,胸闷,或喉中哮鸣,形寒流涕,舌质淡,苔白滑,脉滑。

8. **大肠湿热**　腹痛,暴注下迫,大便黄浊秽臭,肛门灼热,或有里急后重、便下黏液脓血,小便黄少,伴有发热烦渴,舌质红,苔黄腻,脉滑数。

9. **大肠虚寒**　久痢泄泻,质稀清冷,或便中夹有黏液,腹部隐痛,喜暖喜按,甚至大便失禁,或肛门下脱,四肢不温,舌质淡,苔薄润,脉沉细无力。

（三）脾与胃病辨证

脾胃共处中焦,互为表里。共司升清降浊、消化吸收功能。脾的主要功能有主运化,主统血,主肌肉及四肢,开窍于口,其华在唇。胃的主要功能是主受纳腐熟水谷。脾主升清,喜燥恶湿,胃主降浊,喜润恶燥。脾胃病变,常表现为水谷受纳运化失常,生化无源,气血亏虚,水湿留滞,痰浊内生,乳食积滞,血失统摄等,临床出现食欲不振、恶心呕吐、腹痛腹泻、腹胀水肿、痰涎壅盛、衄血紫癜等。脾胃病辨证,亦应分虚实,虚在气、血、阴、阳,实在湿、食、寒、热,而其证候机制,则离不开脾气困遏,运化失健。常见证候如下:

1. **脾气虚**　面色无华,神疲懒言,倦怠乏力,食欲不振,大便溏薄,或有久泻脱肛,或见紫癜便血,食后脘腹胀满,常自汗出,或浮肿,或消瘦,舌质淡,苔薄白,脉缓弱。

2. **脾血虚**　面色萎黄或色白无华,唇指淡白,眩晕心悸,神疲肢倦,发黄不泽,舌质淡白,舌苔薄,脉细弱,指纹淡。

3. **脾阴虚**　消瘦乏力,五心烦热,唇干口燥,食少纳呆,食后腹胀,小便色黄,大便燥结,舌质红,舌苔少,脉细数,指纹淡红。

4. **脾阳虚**　面色㿠白,形寒肢凉,口淡不渴,纳呆少食,脘腹胀痛,喜暖喜按,尿清便溏,浮肿尿少,舌淡胖,苔薄白,脉沉细或细弱。

5. **寒湿困脾**　头重身困,泛恶欲吐,胃脘胀闷,不思饮食,口淡不渴,腹痛腹泻,或见黄疸晦黯,舌淡胖嫩,苔白腻,脉濡缓。

6. **湿热蕴脾**　胃脘痞满,厌食呕恶,口苦腹胀,肢体困重,肌肤黄疸鲜明如橘子,便溏尿黄,身热起伏,汗出热不解,舌质红,苔黄腻,脉濡数。

7. **胃虚寒** 胃脘隐痛,饮冷加剧,喜热喜按,食欲不振,口淡乏味,泛吐清水,面色少华,疲乏体弱,舌质淡,苔薄白,脉沉弱。

8. **胃阴虚** 食少饮多,口干舌燥,胃脘嘈杂或隐痛,呃逆干呕,大便干结,舌质少津,少苔无苔或花剥苔,脉细数。

9. **胃热炽盛** 胃脘灼痛,嘈杂吞酸,渴喜凉饮,或纳则胃痛,或食入即吐,或多食易饥,口臭齿衄,牙龈肿痛,腐烂或出血,尿黄便结,舌质红,舌苔黄,脉数有力。

10. **食积胃肠** 脘腹胀满,疼痛拒按,纳呆厌食,嗳气酸馊,恶心呕吐,矢气泻下,酸腐臭秽,呕吐、泻下后胀痛稍减,舌苔厚腻,脉滑。

(四)肝与胆病辨证

肝居于胁里,与胆相表里。肝的主要功能有主疏泄,主藏血,在体为筋,其华在爪,开窍于目。胆的主要功能有贮藏排泄胆汁,以助消化,并与情志活动有关。肝胆病变,常表现为疏泄功能失常,肝不藏血,阴血亏虚,筋脉失养,目失涵养等,临床出现胸胁少腹胀痛窜痛、烦躁易怒、手足抽搐、肢体震颤、黄疸、口苦、呕吐、头晕目眩、惊悸失眠等症。肝与胆病辨证,以风证为纲,结合虚实、气郁、湿热等进行,常见证候如下:

1. **肝气郁结** 胸胁少腹胀闷窜痛,抑郁或急躁易怒,胸闷喜叹息,吐酸嗳气,食欲不振,或颈部瘿瘤,或胁下痞块,舌苔薄白,脉弦,指纹滞。

2. **肝火上炎** 头晕胀痛;面红目赤,口苦咽干,头痛易怒,烦躁难寐,胁痛吐酸,或吐血衄血,大便秘结,小便短赤,舌红苔黄,脉弦数,指纹紫。

3. **肝风内动** 眩晕欲仆,耳鸣肢麻,手足微颤或抽搐,若热邪亢盛,热极生风者则高热神昏,两目上视,牙关紧闭,颈项强直,手足躁扰或抽搐,舌红苔黄,脉弦数,指纹青紫。

4. **肝胆湿热** 胁肋胀痛灼热,身目发黄,头晕目眩,烦躁易怒,眼眵多,口苦呕恶,厌食,发热或寒热往来,尿色黄浊,或见阴痒湿疹,或见睾丸肿痛,舌红苔黄腻,脉弦数,指纹紫滞。

5. **肝阴虚** 头晕耳鸣,两目干涩,五心烦热,潮热盗汗,口咽干燥,多梦易惊,视力减退,手足蠕动,舌红少津,舌苔少或薄黄,脉弦细数,指纹淡红。

6. **肝血虚** 眩晕耳鸣,面白无华,爪甲不荣,唇指淡白,两目干涩,视物模糊或为夜盲,或肢体麻木、肌肉眴动,或心悸怔忡,舌淡苔薄,脉细弱,指纹淡白。

7. **胆虚证** 易惊,头晕欲呕,视物模糊,舌苔薄滑,脉弦滑。

8. 胆实证　头晕目眩,耳聋耳鸣,口苦易怒,寒热往来,尿黄便干,舌红苔黄,脉弦数。

(五)肾与膀胱病辨证

肾位于腰部,左右各一,为水火之脏,肾与膀胱相表里。肾为先天之本,是推动人体一切功能活动的本源,肾主藏精,主生长发育和生殖,肾主水液,主纳气,肾主骨,生髓,通于脑,其华在发,开窍于耳及前后二阴。膀胱的生理功能主要是贮存尿液和排泄小便,膀胱的排尿主要依靠肾脏的气化。肾与膀胱病变,主要表现为藏精、主水、纳气等功能失常,生长发育障碍等,出现骨软无力,腰膝酸软、耳聋耳鸣,小便异常、水肿、久喘、生长障碍、发育迟缓等症。小儿肾常不足,加之有先天禀赋不足,故临床小儿肾脏证候,以虚证为主,虚实夹杂占少数,膀胱病变则以湿热多见。常见证候如下:

1. 肾阳虚　腰膝酸软,形寒肢冷,喜卧嗜睡,神倦乏力,面色淡白,听力减退,浮肿尿少,或尿频尿多色清,遗尿,五更泄泻,久泻溏薄清冷,久喘气短不续,舌质淡胖,苔薄白,脉沉迟。

2. 肾阴虚　腰酸足软,眩晕耳鸣,颧红口干,五心烦热,潮热盗汗,夜啼易惊,形体瘦弱,生长迟缓,尿黄便干,舌红少津,舌苔少,脉细数。

3. 肾精不足　发育迟缓,身材矮小,智力和动作迟钝,囟门迟闭,鸡胸龟背,骨骼痿软,精神呆钝,舌淡红,苔白,脉沉细。

4. 肾虚水泛　周身浮肿,下肢尤甚,按之凹陷难起,面白无华,精神萎靡,畏寒肢凉,心悸气促,尿少,腰腹胀满,舌质淡白,苔白滑,脉沉迟。

5. 肾不纳气　久病咳喘,呼多吸少,气不得续,动则喘息益甚,腰膝酸软,面色浮白,自汗神疲,声音低怯,舌淡苔白,脉沉弱。

6. 膀胱湿热　尿频尿急尿痛,尿色黄或浑浊不清,或见脓血砂石,或见癃闭,腰酸腰痛,舌质红,苔黄腻,脉滑数。

7. 膀胱虚寒　小便频数,淋漓不禁,尿色清澈,或见遗尿,少腹隐痛,喜温喜按,舌淡苔润,脉沉迟。

第三节　小儿推拿治疗八法

一、汗法

汗法,是通过开泄腠理、调和营卫、发汗祛邪,以解除表邪的一种治法。汗法有退热、透疹、消水肿、祛风湿等作用。主要适用于外感表证及具有表证的痈肿、麻疹、风水等病证。

《素问·阴阳应象大论》中说："其在皮者,汗而发之。"这为汗法提供了立法原则和应用根据。汗法主要适用于一切邪气在表的表证,凡有表证者,均可以用汗法治之。使用汗法当以微汗为度,不可过汗,以防伤津。汗法包括了疏风宣肺法、宣肺止咳化痰法和宣肺平喘法、宣肺利水法。《伤寒论》说："咽喉干燥者,不可发汗。淋家,不可发汗,汗出必便血。疮家,虽身疼痛,不可发汗,汗出则痉。衄家,不可发汗,汗出,必额上陷脉急紧,直视不能眴,不得眠。亡血家不可发汗,发汗则寒栗而振。"指出了汗法的禁忌证。

汗法的代表手法与穴位有头面四大手法、推三关、拿列缺、掐揉二扇门、点小天心、黄蜂入洞、拿风池、点风府、捏脊并拿肩井。推拿时应注意:①手法力度稍重,小儿常哭闹,有助汗出。中病即止,见汗即收。②治疗前适当饮水,以滋汗源。

发汗解表以汗出邪去为目的,如发汗太过则损伤津液,甚则大汗不止,导致虚脱。小儿脏腑娇嫩,形气未充,汗法用之应谨慎,以免耗伤阴液。凡心力衰竭、吐泻失水、出血、津液亏损者均禁用。若体虚而确实需要发汗解表时,宜配合益气、滋阴等穴同用。

二、和法

和法,是用疏通调解的手法及药物,解除少阳病邪,或调和脏腑气血的方法。包括疏肝解郁、和解少阳、调和肝脾、调和肝胃。主要适用于邪在膜原或半表半里、脏腑不协调等病证。

现代江育仁教授提出运脾法属于和法。他说："欲健脾者,旨在运;欲使脾健,则不在补而贵在运也"。"运"有转、旋、动之义,有动而不息之义。运脾法,并非独立的一种治法,而是属于八法中的和法,具有补中寓消,消中有补,补不碍滞,消不伤正的功用。强调运脾疗法在儿科的重要性。他认为厌食、疳证、缺铁性贫血、病毒性肠炎等小儿常见脾胃病证具有共同的病机——脾主运化功能失健。故以苍术为运脾主药,配伍其他运脾及补脾、清肠、养血等药物组成一系列调理脾胃的方剂,临床疗效较好。

和法的代表手法与穴位有分推手阴阳、腹阴阳、头阴阳、背阴阳,头面四大手法,双凤展翅,退六腑配推三关,内外劳同揉,百会配涌泉,运土入水与运水入土,二龙戏珠等。推拿时应注意:①操作不疾不徐,不轻不重,不深不浅,体现中和之象。②既然调和,就不应单方向运作。如摩法、运法和揉法宜顺时和逆时针交替,推法可分推与合推、上推与下推配合。

运用和法应注意:病邪在表,未入少阳者,或邪已入里,症见烦渴谵语等实证和三阴寒证时,都不宜使用和法。气血虚弱而见寒热者,也不宜使用和法。

三、下法

下法,是运用有泻下、攻逐、润下的手法或药物以通导大便、消除积滞、荡涤实热、攻逐水饮的治法。凡是胃肠实热积滞,燥屎内结,以及体内蓄水、冷积等邪实之证,而正气未虚者,均可使用,有寒下、温下、润下等之分。

金元四大家之一张从正创立了下法的理论体系,明确提出了下法可推陈致新,调理气血运行。认为邪气的阻碍是血气郁滞的根本原因,故祛邪为首要,而下法在祛邪法中最为直接。能达到"陈莝去而肠胃清,癥瘕尽而营卫昌,不补之中有真补在焉"。并认为下法不局限于泻下通便,凡具有下行作用的磨积、逐水、泄气等方法都属下法,因此,张氏开创性地扩大了下法的应用,但用时需谨慎,下之不当反致重病。

下法的代表手法与穴位有:清胃经、退六腑、清大肠、清小肠、横纹推下板门、推桥弓、推天柱骨、开璇玑、推下七节骨、推按(振)中脘、天枢、向下振按、向下推、挪法、荡法等。推拿时应注意:①从重从快,时间宜短,方向向下;②充分考虑下法伤津、耗气、沉降之性,权衡利弊而用之。

使用下法时应当注意:①邪在表时不可下;②津枯或营血不足便秘,或素体虚弱和阳气衰微的人,不宜急下。

四、消法

消法,包括消散和消导两种含义,指用消散导滞破积的手法或药物以消除食滞及因气血瘀滞而产生的痞积的方法。有消食化滞、消痞化积等法。

陈复正认为:"饮食之积,必用消导。消者,散其积也。导者,行其气也。脾虚不运则气不流行,气不流行则停滞而为积。或作泻痢,或成癥痞,以致饮食减少,五脏无所资禀,血气日愈虚衰,因致危困者多矣。故必消而导之,轻则和解常剂,重必峻下汤丸。"此外,他还提倡用攻下去积药之前,应该先补益胃气,以免因消积而损伤胃气。消法可用于治疗疳积及痢疾之证,王肯堂的《幼科证治准绳》也有关于消食法治疗痘疹的记载。此外活血化瘀法也属于消法。

消法的代表手法与穴位有:运内八卦、掐揉四横纹、掐小横纹、运板门、捏脊、点阳陵泉、摩腹、揉腹、搓摩胁肋、分推腹阴阳,针对包块局部运用摩、揉、振法等。推拿时应注意:①手法力度较轻、操作时间较长,质坚者不宜重手法;②包块、积聚为标,运用消法的同时,应积极寻找积聚原因,治病求本;③消法与下法适应证基本相同,均为有形或无形之邪停积体内。下法为通过二便排解,属标本兼治;消法为使之消散,却并不增加二便,故临床多配合使用。给邪出路,使之彻底消除。

使用消法时当注意,下列情况禁用:①气虚中满的腹胀,及阳虚不能化水的肿满;②阴虚热病而见口渴不食或因脾虚而见腹胀便泻,完谷不化者;③脾虚生痰者;④血枯者。

五、吐法

吐法,是指使用催吐药或其他能引起呕吐的物理刺激,使停痰宿食或毒物随呕吐排出的方法。本法适用于某些急证,如痰涎阻塞咽喉,妨碍呼吸;或食物停滞胃脘,胀满疼痛;或误食毒物时间不久,尚在胃部等。

吐法的代表手法与穴位有:探法、逆(向上)推法、挤压法、勾点天突、咳穴催咳催吐、上推膻中、向上振按鸠尾、按中脘、顺运内八卦、拿肩井、推七节骨。推拿时应注意:①从重从快。探法多用手指、鹅毛、压舌板等深入咽喉深部。②刺激强度大,常有汗出,可用于汗法适应证。③严格掌握适应证,吐之不宜太过,以患儿恶心即可。但邪毒内聚、食物中毒则以邪毒排尽为度。

使用吐法时当注意:吐法是一个应急方法,用之得当,收效迅速,如用之不当,最是伤人元气,戕损胃阴。因此一般慢性疾患,或身体衰弱,或喘息等患儿均不得使用吐法。

六、清法

清法,又称清热法,是用寒凉手法或药物以清解火热证的治法。此法适用于热性病及其他热证。

钱乙在《小儿药证直诀》中以五脏虚实为辨证大纲,以五脏补泻为施治规范,根据五脏辨证创立五脏补泻的治法和方剂,颇受后世推崇。

金元四大家之一的刘完素根据热病病机,突破前人框架,结合临床实践,创立了火热学派,从而开创药用寒凉之先河。但在使用清法时又有清散、清降、清泄、清利的区别,清散中又有开散和发散的不同。

清法的代表手法与穴位有:掐十宣、老龙、清心平肝、清胃经、退六腑、清天河水、推箕门、捏挤大椎、推天柱骨、推下七节骨、点三阴交、摩涌泉、水底捞月、各种取痧法。推拿时应注意:①热在卫分常配合汗法同用;热在气分、营分应注意保存津液,宁心安神,防治闭脱;脏腑热盛可与下法合用,以釜底抽薪;阴虚内热应与养阴法同用;食积化热,应与消法同用,消其积,治其本。②注意保存阴液,推拿前可适当饮水。③操作手法从重从快,以皮肤潮红,见痧为度。④运用清凉性介质,如凉水、鸡蛋清、葱汁等。

清法虽能治疗热病,但也能损伤阳气,因此在使用时,注意下列情形均应禁用:①表邪不解,阳气被郁而发热者;②体质素虚,脏腑本寒,胃纳不健,大便溏泄者;③劳力过度,中气不足的虚热证及血虚引起的虚热烦躁等症;④阴盛格阳的真寒假热,命门火衰的虚阳上浮,等等。

七、温法

温法,是指用温热药或手法治疗寒证的方法,包括温中祛寒、温经祛寒、回阳救逆、甘温除热等。

表寒当从汗解,里寒则需温里,因暑而受寒者,称为阴暑,多因夏日畏暑贪凉,不避寒气,不谨衣被,以致寒邪侵袭肌表而发病。表现为发热头痛,无汗恶寒,身形拘急,肢体酸痛等症状。张景岳认为此病宜温散为主,当以伤寒法治之。又有不慎饮食,过食生冷,以致寒凉伤脏,而为呕吐、泻痢、腹痛等证,此亦因暑受寒,寒邪在内,治仍宜温中为主,亦属阴暑之类。泄泻、痢疾之病中,见虚寒证者,当以温里为先。

温法的代表手法与穴位有:揉外劳宫、揉一窝风、推三关、摩关元、神阙、揉气海、擦或运丹田、横擦腰骶、点肾俞、擦命门、上推七节骨、运动上下肢。推拿时应注意:①力度宜轻,时间宜长,力量缓缓深透。摩擦类手法致局部温热即可,不可太过。摇、抖、搓等运动关节类手法幅度不宜大,时间不宜长,频率不宜快。临床以患者有热感或微汗出为佳。②推拿时配合温热类介质,如姜汁、冬青膏等。③治疗各类痛证有效,可作为疼痛的标本之法。

使用温法,需注意辨证论治,有其证方用其药,以免过度温热伤及阴液。小儿稚阴稚阳之体,最易耗气伤阴,故使用温法需谨慎,有阴伤者慎用。

八、补法

补法,是指补养人体气血阴阳不足,治疗各种虚证的方法。补法分为补气、补血、补阴、补阳等,并宜结合五脏之虚补益五脏。

补法的代表手法与穴位有:补脾经、补肾经、推三关、揉二马、捏脊、横擦腰骶、揉中脘、摩腹、运丹田、揉关元、神阙补法、揉脾俞、揉肾俞、点足三里。推拿时应注意:①补法应详分阴阳气血之不足,分别采用滋阴、温阳、益气、补血之方法,结合食补、药补效果更佳;②时间宜长,力度宜轻,并注意补法的方向性;③小儿虚证大多在肺、脾、肾三脏,故补法以此三脏为重点;④推拿重点运用手法改变机体状态,而没有直接输入阴阳气血等物质,故在临床上多配合食疗和药物补益机体。

补法应在辨证的基础上正确运用,特别是补血、补阴的方药大多数滋腻碍脾,临床运用时应注意脾胃运化功能,以防虚不受补。

第五章 小儿推拿作用

1. 调理阴阳　中医学认为,阴阳失衡是一切疾病发生、发展的普遍规律。疾病的发生发展,从根本上说是阴阳相对平衡状态遭到破坏的结果,即阴阳的偏盛偏衰代替了阴阳的正常消长。阴阳是辨证的总纲,疾病的各种病机变化均可用阴阳失调加以概括。人体在疾病过程中,会出现各种各样的病理变化。无论外感病或内伤病,其病理变化的基本规律不外乎阴阳的偏盛或偏衰,即"阳盛则阴病,阴盛则阳病",小儿脏腑推拿即是根据患儿所表现出来的证候属性来调节阴阳的偏盛或偏衰。从广义上讲,表里出入、上下升降、寒热进退、邪实正虚以及营卫气血不和等,均为阴阳失调的具体表现,采用小儿推拿作用于局部,有调阴阳、行气血、解表攻里、升清降浊、散寒清热、补虚泻实以及调和营卫的作用,以达到"阴平阳秘,精神乃治"的健康状态。

2. 疏通经络　经络,是联系脏腑肢节,沟通上下内外的通道,具有"行血气而营阴阳,濡筋骨,利关节"之功能。人体就是依赖经络来运行气血,发挥营内卫外的作用,保持脏腑之间以及脏腑与四肢百骸之间的动态平衡,使机体与外界环境协调一致,以维持人体正常的生理功能。小儿推拿通过手法,以力的形式作用于体表特定的部位或穴位,不仅可对局部的气血运行起到调节作用,还可激发经气,通过经络影响所连属的脏腑、组织器官和肢节的功能活动,以调整机体的生理功能和病理状态。由于小儿具有"脏腑娇嫩、形气未充,生机勃勃、发育迅速"的生理特点,手法可随拨随应,使其达到百脉疏通,五脏安和,尽快恢复健康的目的。

此外,推拿具有疏通经络的作用意义非常广泛,在临床儿科疾病的治疗作用中均有体现。如推揉桥弓能舒筋通络;搓摩胁肋可疏理气机而使小儿胁肋胀痛缓解;按拿合谷穴可止牙痛等。其调整、疏通作用的大小,与推拿时手法操作的穴位(或部位)的准确与否、手法作用时间的长短、手法的刺激量等关系密切。如小儿面瘫(面神经炎)多由风、寒、湿邪侵入人体,客阻经络,产生局部肌肉瘫痪痉挛,又如小儿肌性斜颈之症也属经络不通,通过推拿手法治疗可使风寒湿邪外达,经络疏通。《医宗金鉴·正骨心法要旨》说:"按其经络,以通郁闭之气,摩其壅聚,以散瘀闭之肿,其患可愈。"说明了推拿具有疏通经络的作用。

3. 调整气血　气血,是构成人体和维持人体生命活动的基本物质,是脏腑、经络、组织器官进行生理活动的基础,具有营养和滋润的作用。气血调和是促进小儿生长发育的前提和保障。人体一切疾病的发生、发展无不与气血相关,气血调和则阳气得以温煦,阴精得以滋养;气血失和则皮肉筋骨、五脏六腑失于濡养,人体各组织器官正常的功能活动发生异常,进而出现一系列的病理变化。故《素问·调经论》曰:"血气不和,百病乃变化而生。"

临床研究表明,小儿推拿可以通过手法刺激来促进气血的生成、气机的调畅,达到调和气血、促进气血运行的作用,进而起到治疗作用。首先,小儿推拿手法作用于脾经、脾俞、胃经、胃俞、中脘、腹等穴位,可增强胃的蠕动,促进脾的运化,进而增强脾胃功能,而脾胃为"后天之本""气血生化之源",有利于化生气血;又通过舒经通络和加强肝的疏泄功能,促进气机的调畅。其次,手法对体表穴位的直接刺激,不仅可直接推动气血的运行,手法产生的温热效应,也可加速气血的流动。故,辨证选择恰当的手法和穴位,遵循"脏腑筋骨整体观"的指导思想,坚持"整体调理与局部调治相结合"的原则,可通过"疏通经络、调和气血"治疗局部伤筋病证及儿科脏腑杂病。

4. 补虚泻实　明代著名儿科医生万全根据钱乙"脏腑虚实辨证"理论,提出小儿五脏推拿可以通过手法作用于人体某一部位,使人体气血津液、脏腑经络起到相应的变化,补虚泻实,达到治疗目的。

实主要指邪气与正气相争,邪气盛实;虚主要指正气不足,无力抵抗邪气。虚与实主要反映的是病变过程中人体正气和致病邪气的盛衰变化及力量对比。虚实是对疾病性质的描述,"邪气盛则实,精气夺则虚"。由于儿科疾病"易虚易实"的病理特点,当其感受外邪和乳食内停时,虚实易于转化,虚实之间又往往以实证居多。"补"乃补正气之不足,凡能补助气、血、津液等人体的基本物质和增强人体功能活动的治疗方法,均谓之"补";"泻"则泻邪气之有余,凡能祛除邪气和抑制邪气亢盛的治疗方法,即谓之"泻"。手法补泻的特点是没有补药或泻药进入人体,但通过手法对机体特定部位或穴位进行不同方式的刺激,使机体内部得到调整,同样达到扶正祛邪的目的。

小儿特殊的生理病理特点决定了机体感应的灵敏性,故小儿推拿临床非常重视手法的补泻。即所谓"推拿掐揉,性与药同,寒热温凉,取效指掌。"小儿推拿的补泻,与所选用手法的性质、手法的刺激量、手法的频率、手法操作的方向等有关。现代研究表明:弱刺激能活跃、兴奋机体的生理功能,强刺激能抑制其生理功能。凡轻柔和缓的手法均为补,相对明快刚健的手法即为泻。如揉法、摩法、运法、振法、擦法、捻法等相对轻柔和缓,可以调阴阳、理气血、调和脏腑、温通经络,常起到补益脏腑、扶助正气的作用,可谓补法;按法、掐法、拿法、捏法、搓法、捣法等相对明快刚健,多有醒神开窍、通络止痛的作用,可谓之泻法。若从选用手法的刺激量而言,凡刺激量小的手法为补法,刺激量大的手法为泻法。相同力度的手法作用于同一个孩子的不同穴位所产生的刺激量不同,如指揉关元穴 100 次可以温补脾肾、增强机体抵抗力,属于补法,但作用于天突穴就起到催吐的作用,属于泻法;相同刺激的手法作用于不同年龄的孩子所产生的刺激量也不同,如摩腹 3 分钟作用于 5~6 岁小儿的是补法,作用于新生儿可能就是泻法。正如徐谦光在《推拿三字经》中指出:"大三万,小三千,婴三百,加减良,分岁数,轻重当。"从手法操作的频率来看,频率高则刺激量大,频率低则刺激量小,故频率高(速度快)者为泻,频率低(速度慢)者为补。如《厘正按摩要术》所言:"急摩为泻,缓摩为补。"手法操作的方向也与补泻有关,如临床常用的脾经、肝经、心经、肺经、肾经等特定穴,遵循旋推为补,直推为清的规律。其他特定穴,遵循向上为补、向下为泻,向内为补、向外为泻,向心为补、离心为泻,顺时针操作为补、逆时针操作为泻的规律。如推大肠、推小肠,由指尖向指根方向直推为补,从指根向指尖方向直推为泻。又如《小儿推拿广意》记载:"运太阳,往耳转为泻,往眼转为补。"《小儿推拿秘诀》指出:"寒证往里摇,热证往外摇。"

　　此外,临床有时候需要选用经络上的穴位,即经穴,此时遵循顺经络走行方向操作为补、逆经络走行方向操作为泻的规律。如推上中脘,由下往上直推为顺经操作,具有健脾益气的作用,属于补法,推下中脘为逆经操作,则具有消积导滞的作用,属泻法。

　　5. 调整脏腑　脏腑,包括五脏、六腑和奇恒之腑,具有受纳排浊、化生气血的功能,是通调经络、主持人体生命活动的主要器官。小儿形气未充,脏腑功能先天发育未全,若加上后天失养,或感受外邪,容易导致脏腑功能失调,使受纳有限,化生无源,排浊困难。"有诸内,必形诸外",脏腑功能失调通过经络反映于外,临床常出现厌食、腹胀、腹痛、咳嗽、便秘或腹泻等各种病理症状。随着环境污染、饮食物不安全、抗生素滥用等,小儿的疾病谱也呈多元化趋势发展。一方面,存在多个脏腑受累,机体整体的抗病能力普遍下降的现象;另一方面又存在机体某一器官或组织局部受损突出的问题。小儿推拿通过手法对特定部位或穴位不同方式的刺激,对脏腑功能具有双向调节的作用,"补其不足,泻其有余",进而使机体达到"阴平阳秘,精神乃治"的健康状态。如,针对"小儿脾常不足"导致的厌食、积滞、腹泻、便秘等脏腑功能失调现象,通过摩中脘、摩腹、振腹等胸腹部操作法,可直接对脾、胃、大肠、小肠等脏腑进行机械力的刺激,调整其生理功能,进而改善脏腑的病理状态;通过补脾经、清胃经、清大肠或小肠等手部特定穴操作法,或按揉背部脾俞、胃俞等操作法,可通过经络的介导发挥脏腑功能的调节作用,进而达到"扶正祛邪",增强机体抗病能力的目的。

第六章 小儿脏腑推拿治疗知要

第一节 小儿脏腑推拿的禁忌证

小儿推拿疗法虽然经济简便,操作安全,治疗范围广泛,疗效显著,但是也有一些禁忌证,应严格掌握,以防意外事故的发生。

1. 各种急性传染病,如猩红热、水痘、病毒性肝炎、肺结核等。

2. 各种出血性的病症、有出血倾向的病症、各种血液病等,如血小板减少性紫癜、白血病、血友病、再生障碍性贫血等。

3. 各种骨折、骨关节结核、骨髓炎等病变局部避免开展小儿推拿。

4. 各种皮肤病或皮肤有破损的部位,应避免开展小儿推拿。如各种皮肤炎症、疔疮、疖肿、脓肿、烧伤、烫伤、皮肤破损等。

5. 严重的心、肺、肝、肾等脏器器质性病变或身体极度虚弱的患儿禁止开展小儿推拿。

6. 具有严重症状且诊断不明的病症。

第二节 小儿脏腑推拿注意事项

小儿脏腑推拿在临床应用时应注意以下事项:

1. 小儿推拿适用于 0~14 岁的儿童,新生儿也可做推拿。

2. 做小儿推拿时,应选择避风、避强光、噪音小的场所;室内应保持清静、整洁,空气清新、温度适宜。儿童接受小儿推拿后,应注意避风,忌食生冷。

3. 做小儿推拿时,医生、小儿推拿师或家长要保持双手清洁,摘去戒指、手镯等饰物。指甲要常修剪,刚剪过的指甲,一定要用指甲锉锉平。冬季推拿时,双手宜暖。

4. 小儿过饥或过饱,均不利于小儿推拿疗效的发挥。在小儿哭闹之时,要先安抚好小儿的情绪,再进行小儿推拿。

5. 小儿皮肤娇嫩,操作时切勿抓破小儿皮肤。小儿推拿一般可使用按摩油、爽身粉、食用淀粉等介质,以防推拿时皮肤破损。

6. 小儿推拿手法的操作顺序:一般先头面,次上肢,再胸腹腰背,最后是下肢;也可先重点,后一般;或先主穴,后配穴。"拿、掐、捏、捣"等强刺激手法,除急救以外,一般放在最后操作,以免小儿哭闹不安,影响治疗的进行。小儿推拿手法操作时间的长短,应根据病情、体质而定,因病因人而异。在临床实践中推法、揉法运用较多,做摩法用的时间较长。运用掐法、按法时,手法要重、少、快。

7. 一般情况下,小儿推拿一次总的时间为 20~30 分钟。但是由于病情和小儿年龄的不同,在推拿次数和时间上也有一定的差别。年龄大、病情重,推拿次数多,时间相对长;反之,次数少,时间短。一般每日 1 次,重症每日 2 次。需长时间治疗的慢性病 7~10 日为 1 个疗程。1 个疗程结束后,可休息数日,然后进行下一个疗程的治疗。做小儿推拿,针对不同的系统,可以进行每日 1 次或隔日 1 次的规律性推拿。做保健推拿时,穴位可以相对治疗时少取,刺激程度应略低,时间可以保持在 15 分钟左右。

8. 小儿推拿手法的基本要求是:轻快、柔和、平稳、着实。

9. 在施行小儿推拿手法时,医生、小儿推拿师或家长要注意小儿的体位姿势,原则上以使小儿舒适为宜,并能消除其恐惧感,同时还要便于操作。

10. 每次给孩子做小儿推拿最好只针对一个问题,如果保健和治疗目的太多,推拿的穴位太杂,会影响最终效果。

11. 医生、小儿推拿师或家长做推拿时,要集中精力,专注来做。

12. 最后一点,也是最重要的一点,小儿推拿治疗前,必须有明确的诊断。如果家长或小儿推拿师不能肯定,请先送医院就诊! 小儿疾病,瞬息万变,刻不容缓,请不要疏忽大意。

第三节　小儿脏腑推拿介质

一、推拿介质概述

1. 什么是推拿介质　推拿时,为了减少对皮肤的摩擦损害,或者为了借助某些药物的辅助作用,可在推拿部位的皮肤上涂些液体、膏剂或撒些粉末,这种液体、膏剂或粉末通称为推拿介质,也称推拿递质。

推拿时应用介质,在我国有悠久的历史。以药物为介质在人体体表的一定部位或穴位施以手法,药物助手法以提高疗效的推拿方法称为膏摩,也称为"药摩法",或称"药物推拿"。临床运用中,除摩法以外,还可运用于其他手法,如擦法、揉法等也可结合药物施用。由于介质推拿对皮肤的刺激性较小,而且毒副作用较小,所以在小儿推拿中应用尤为广泛。

介质可以是仅作为润滑作用的添加剂,也可以兼有药物作用。常用的润滑介质有滑石粉、爽身粉、润肤油等。现在,一般把润滑剂和药物的作用相结合,有散剂、丸剂、酒剂、锭剂、膏剂、汤剂等不同的剂型,每种剂型各有不同的特点,如散剂制作简单,携带方便;丸剂药力持久,吸收缓慢,存贮方便;汤剂处方灵活,可以适应各种病情需要,等等。在临床使用时要综合考虑,酌情使用。

推拿介质包括单方、复方及药炭、药膏、药散、药丸、药酒、药油、药汁、药粉、水、蛋清和蜜等。根据药物性质不同而有不同作用。主要可增加疗效,润滑肌肤以防止破损等。尤其是小儿推拿,必用介质。

2. 常用推拿介质介绍

（1）药膏:用药物加赋形剂,如凡士林、蜜等调制成膏,作用依药物而不同。

（2）药散:将药物曝干、研末、细箩筛为散,如手蘸头风摩散摩头顶,可治头风病,有祛风清脑、散寒止痛的作用。

（3）药丸:临用前取药丸用生姜汁融化,手蘸药汁摩患处,如用定惊丸擦胸治肝风惊搐,有祛风解表、息风解痉的作用。

（4）汤剂:用中药煎汤,趁热蘸摩患处,如用麻黄汤抹背治伤寒表实证,有散寒解表、宣肺平喘的作用。

（5）药酒:将中药浸泡于白酒中,取浸出液擦摩患处,如虎骨酒治疗寒湿痹证,有祛寒除湿、活血止痛的作用。

（6）药油:将药物提炼成油,如麻油摩腹治疗虚寒腹痛,有补虚和血、祛风止痛的作用。

（7）药汁:将药物捣碎取汁或用酒精浸泡取汁。如用姜汁,推肺经,治疗外感风寒,有温经通络、散寒解表的作用。如葱姜水,用于虚寒证,有温经散寒解表的作用,秋冬季多用。夏用薄荷水,有清凉解表的作用。

（8）蜜:多用蜂蜜,治疗伤寒、小儿惊风等病,有温中补虚散寒的作用。如用蜂蜜,温开水和匀,擦小儿心背部,治疗小儿惊风。

（9）蛋清:取蛋清或与面调和成团,摩小儿胸腹背部,治疗小儿感冒、食积等症,有祛寒消积的作用。

（10）水:多用井水、凉水摩体,治小儿发热,有清热凉血的作用。用温水、热水擦体,治小儿发痧、胎惊、无汗等症,有散寒通络的作用。

（11）滑石粉:主要起润滑作用,多用于夏季,以防汗护肤,减少手法阻力。

二、常用介质的种类与制作

1. 小儿脏腑推拿常用介质　主要有滑石粉、爽身粉、痱子粉、葱姜水、薄荷水,以及某些专用介质(如退热介质、止咳介质)等。

2. 常用介质的制作方法

(1) 葱姜水:取大葱 1 棵(只用葱白约 10g),用手撕成数条,鲜姜 1 块(约 10g),切成片,加水 200ml,一同放入锅中烧煮,水开即可,晾凉备用。

(2) 薄荷水:取鲜薄荷叶 20 余片,或薄荷饮片 5g,加水 200ml,一同放入锅中烧煮,水开即可,晾凉备用。

(3) 滑石粉:医用滑石粉或爽身粉均可。本品有润滑皮肤、干燥除湿的作用。对于婴幼儿及皮肤娇嫩者,一年四季均可使用。

(4) 爽身粉、痱子粉:商店有售。

(5) 鸡蛋清:把生鸡蛋打一小洞,然后倒置,取渗出的蛋清使用。有清热除烦,消积导滞的功效,用于消化不良,热性病,或久病后期烦躁失眠,手足心热等病症。

(6) 白酒:采用市场出售的普通白酒或药酒。具有活血、通络、止痛之功效。用于麻木不仁、手足拘挛、局部瘀血等病症。

(7) 红花酒精:将 1g 红花浸入 100ml 酒精中浸泡 2 周,取汁液使用。有活血祛瘀的功效。用于穴位按摩及四肢酸痛。

(8) 葱白汁:取葱白适量切碎、捣烂,取汁液应用。葱白能散在表之风寒,有发汗解表、散寒通阳之作用。对于感冒风寒的轻症,常用葱白汁作介质,此外,对于因寒凝气滞所导致的小便不利,也可使用本品。

(9) 冬青膏:以冬绿油(水杨酸甲酯)与凡士林按 1∶5 混合调匀而成。具有消肿止痛、祛风散寒之功效,适用于一切跌打损伤的肿胀、疼痛,以及陈旧性损伤和寒性痛症等。

(10) 生姜汁:取鲜生姜适量切碎、捣烂,取汁液应用。小儿在冬春季节,常用姜汁,取其辛温,能发汗解表、温中健胃、助消化之功效。既可用于风寒感冒,又可用于胃寒呕吐及腹痛、腹泻之证。

(11) 大蒜汁:将大蒜剥皮洗净捣碎成汁,加入少许清水搅匀即可。由于其性辛,既可温中健脾,还可止痒,因此,一般揉膻中、脾俞、清肺经治疗小儿咳嗽,可以使用大蒜汁作为按摩介质。

(12) 婴儿油:家庭中常用的婴儿油也可作为一种按摩介质。婴儿油是针对小儿娇嫩皮肤而研制的,特性比较温和,一般可作为润滑的介质来使用。

第七章　小儿脏腑推拿手法

第一节　小儿脏腑推拿概要

一、脏腑推拿手法的原理

1. 小儿脏腑推拿的治疗特点　小儿脏腑推拿疗法,有促进气血流畅、疏通经络、神气安定、调和五脏的作用。由于小儿在生理、病理和疾病上均有别于成年人,因此在推拿治疗中拟定治则、处方,选用相应治疗,应在手法轻重缓急等项,照顾到小儿的生理、病理特点,方能收到良效。

(1)拟定治则:小儿推拿的治则,应在辨证的基础上予以拟定。同时,应处处考虑到小儿的特点,如小儿肌肤薄、腠理疏、卫外功能不固,最易感受外邪的侵袭。由于小儿脾常不足,外感时每易兼有食滞的症状,因之在疏风解表的同时,还应兼顾健脾消滞;又有小儿脏腑娇嫩,神气怯弱,感受病邪,每易邪热嚣张,热极生风,肝风内动而抽搐;或因痰热壅盛,上蒙清窍,而至惊痫。因此除息风镇痉外,还应注意豁痰开窍。又有,小儿肾气未充,筋骨软弱,若胎禀不足或疾病影响,久病由肺及肾,肾失摄纳,如虚证哮喘,亦须温肾,方能纳气。总的说来,制定小儿推拿治则,最重要的是辨证论治,以治本为主,治标为辅,同时务必注意整体观念和小儿的生理、病理特点,在辨明症状、原因和得出正确诊断后拟定推拿治则,自能恰到好处,收到满意的疗效。

(2)选用治法与手法:小儿的治法,古今推拿医书均有详细的论述,并且有许多独特的治法。当然,推拿用力大小和推拿治疗的时间以及选用治法等,与成人是有明显区别的。在运用推拿治疗小儿疾病时,手法方面应轻快柔和,治疗时患儿往往感到舒适而安静入睡。在治疗中,切勿操之过急,或大肆补泻,否则将有损无益。在手法的轻重缓急上,根据患儿的体质强弱,病之虚实寒热予以辨证施治,是能收到满意疗效的。

2. 小儿脏腑推拿的中医学原理　中医学认为,推拿具有调整阴阳、调和脏腑、行气活血、舒筋通络、卫外营内的功效,是以中医的脏腑、经络学说为基础,运用四诊八纲,辨证施治,并以经络的传导原理为依据,以医者的手为工具,在小儿体表穴位或一定部位施行特定的补泻手法,通过经络传导及经络与脏腑相关性原理,刺激体表穴位及特定部位,激发经络,增强传感性,以利于疏通经络,调和营卫气血及脏腑功能,从而达到平衡阴阳,调和脏腑,邪去正安的康复目的。

3. 小儿脏腑推拿的现代医学原理　从现代医学角度看,推拿是一种物理刺激,这种刺激能调节神经反射与体液循环,一方面作用于局部,另一方面引起整体继发性反应,从而使机体产生有关病理、生理过程的改变,推拿作用于局部,影响到全身,具有促进机体新陈代谢,增强机体抗病能力,从而达到防病治病的目的。

(1)纠正异常解剖位置:即根据组织解剖位置异常的情况,采取相应的治疗方法,通过外力直接作用而加以纠正。小儿在生长发育过程中,不仅脏腑娇嫩,骨骼、关节也处于发育不全的状态,容易因姿势不良或用力不当等原因发生骨骼和关节的发育不良或损伤,如小儿桡骨小头半脱位、小儿脊柱侧弯等。用推拿手法直接作用于损伤局部,通过力学的作用纠正解剖位置异常,促进损伤的修复、调整骨与关节的活动度,达到整复治疗的目的。

(2)改变失调的系统内能:即通过对失调的系统内能进行适当调整,使其恢复正常。小儿推拿通过手法力的形式作用于体表特定的部位或穴位,不仅可对局部的气血运行起到调节作用,还可通过激发调节神经反射与体液循环等影响到所连属脏腑、组织器官和肢节的功能活动,以调整机体的生理功能和病理状态,从而改变有关的系统内能,使其达到百脉疏通,五脏安和,尽快恢复健康的目的。

(3)信息调整:即通过各种小儿推拿手法刺激或各种能量传递的形式作用于小儿体表的特定部位,以产生一定的生物信息,通过信息传递系统输入到小儿有关脏器,对失常的生物信息加以调整,从而也调整了小儿脏腑功能,达到防治疾病的目的。

二、脏腑推拿手法与补泻

1. 小儿脏腑推拿常用手法

(1)拇指直推法:术者用拇指桡侧缘或指面贴在穴位上,做由一点到另一点的单方向直线移动。

(2)示、中二指直推法:术者用示、中二指指面贴在穴位上,做由一点到另一点的单方向直线移动。

(3)分推法:术者用双手拇指桡侧缘(或指面)或示、中二指指面贴在穴位上,做由穴位中央向两侧的分向推动。

（4）指揉法：术者用拇指（或中指）指端吸定于穴位上，以腕关节回旋活动，或以腕关节和掌指关节屈伸旋转为主动，带动前臂做顺时针或逆时针方向旋转活动。

（5）掌揉法：术者用掌根吸定于穴位上，通过腕关节回旋活动，带动前臂做顺时针或逆时针方向旋转活动。

（6）大鱼际揉法：术者用大鱼际吸定于穴位上，以腕关节回旋活动，带动前臂做顺时针或逆时针方向旋转活动。

（7）掌摩法：术者用掌心或全掌贴在穴位上，以腕关节屈伸旋转动作，带动前臂做顺时针或逆时针方向环旋抚摩动作。

（8）指摩法：术者将示指、中指、无名指及小指指面并拢，将指面贴在穴位上，以腕关节屈伸旋转动作，带动前臂做顺时针或逆时针方向环旋抚摩动作。

（9）运法：术者用拇指指面贴在穴位上，做由此往彼的环行或弧形摩擦移动。

（10）掐法：术者用拇指指甲在垂直方向用力刺激穴位。

（11）捏法：操作方法有两种，一种是术者双手示指屈曲，用示指桡侧缘顶住皮肤，拇指前按，两指同时用力提拿皮肤，双手交替捻动向前。另一种是术者用双手拇指桡侧缘顶住皮肤，示、中二指或其余四指前按，相对用力捏拿皮肤，双手交替捻动向前。

（12）捣法：术者用中指中节有节律地叩击穴位。

（13）擦法：术者用手掌面、大鱼际或小鱼际部分，着力于一定部位上，进行直线来回摩擦。

（14）搓法：术者用双手掌面夹住一定部位，相对用力快速揉搓，并同时做上下往返移动。搓动时双手用力要对称，搓动要快，移动要慢。

（15）按法：术者用拇指指端或指腹逐渐用力按压穴位。

（16）拿法：术者用大拇指和示、中二指（或用大拇指和其余四指）对称用力，提起一定部位或穴位，进行拿捏动作。操作时用力要由轻到重。

2. 小儿脏腑推拿的手法补泻　小儿脏腑推拿在操作时，一般有补、泻和平补平泻三种方法。手法的补泻作用主要与手法用力的轻重、操作的速度、方向有关。一般认为用力轻、速度慢、顺经方向（有些特定穴位有其独特的补泻方向）为补，反之则为泻，用力和速度在以上两者之间，往返方向的为平补平泻。

小儿脏腑推拿手法的补泻量，也可以说是手法操作的刺激量，与手法操作时的作用强度、时间（次数）有密切关系。用什么手法，以多大的压力，操作多长时间，才能达到有效治疗量，或有效补泻量，是较难掌握的一个问题，初学者尤感困难,需要在操作中不断摸索和体会。

三、脏腑推拿手法基本要求

在一般情况下,推拿一次总的治疗时间为 10~20 分钟,病情重者时间可长一些。推、摩、揉、运等轻柔的手法(弱刺激手法)用于 1 岁左右的患儿,每穴在 300 次左右;若用时间计,每穴在 2 分钟左右。用掐、拿、挤、捏等强刺激手法只需 2~5 次即可。一般来说,手法的压力宜均匀、柔和,深透有力,轻重适宜,直达病所。临床上要根据患儿的性别、年龄、病情,以及手法和穴位的特点灵活运用。

1. 小儿脏腑推拿的顺序　推拿时根据处方,按顺序依次操作,以免动作零乱,或遗漏穴位或推拿手法。推拿顺序一般有 3 种,可根据具体情况灵活选用。

(1)从上到下:按顺序从人体最上部开始,依次向下,按穴操作,如先推头面部穴位,依次推上肢、胸、腹、腰背、下肢部穴等。

(2)先主后配:即先推主穴,后推配穴。

(3)先配后主:即先推配穴,后推主穴。

不管选用哪种方法,无论主穴、配穴,凡运用掐、拿、捏等强刺激性手法时均应最后操作,以免患儿哭闹,影响操作顺利进行和治疗效果。

在推拿穴位的操作过程中,一般上肢部穴位取单侧即可,习惯上只取左侧而不取右侧,因为左侧上肢部穴位较右侧方便操作。当然,也可以只取右侧而不取左侧。其他部位的穴位往往取双侧。

按摩时,术者精力要集中,手法要适度。开始手法不宜过重,应轻快柔和、平稳着实、由浅入深,以便使患儿逐步适应,术者态度要和蔼可亲,争取患儿的积极配合,防止产生恐惧心理,影响下一步治疗。

2. 推拿时间　通常每天按摩 1 次,重症患儿可酌情增加按摩次数,1 周为1 疗程。

3. 操作时间或次数　穴位的操作时间或次数,是指在一个穴位上运用手法操作时间的长短或次数的多少。在不同情况下,在同一个穴位上运用手法时,操作时间或次数是不可能完全一样的,而应该根据不同的患者、不同的病情适当地加以变化,主要由以下几种因素决定:

(1)患者的年龄:一般书里记载的操作时间或操作次数,是指 6 个月至 1周岁年龄段患儿的常用数量,而患者年龄较大时,操作时间或操作次数也应相应增加,反之则相应减少。本书中关于操作时间和次数的问题,也是以此年龄段为基本操作标准的。

（2）患儿病情的轻重：患儿病情较重时，推拿操作的时间或次数常常相应增加；病情较轻时，操作时间或次数也可酌情减少。

（3）手法刺激量的大小：在一个穴位上，如果运用手法时刺激强度较大，操作时间则要相应减少；刺激强度较小时，操作时间则要相应增加。

（4）是否作为主穴应用：当某个穴位针对疾病的主要症状起到主要治疗作用时，推拿操作的时间常常相应延长；作为配穴应用时，操作时间可酌情减少。

4. 小儿脏腑推拿的穴位定位方法　穴位定位在小儿推拿治疗过程中具有重要意义，定位的准确与否往往直接影响治疗效果。那么，怎样才能既简单快捷，又能准确无误地找到穴位呢？ 其实也比较简单，主要应该掌握以下几种方法：

（1）特殊体表标志定位法：首先找到应该明确的体表标志，常用的像五官、毛发、爪甲、乳头以及骨节凸起和凹陷、关节、肌肉、皮肤，随活动而出现的孔隙、凹陷、皱纹等，然后再去定位穴位。例如：囟门穴就是位于小儿的前头囟部位。掌握了小儿前头囟的所在部位，囟门穴自然也就找到了。

（2）同身寸法：同身寸法是用手指比量取穴的方法，又称"指寸法"。以中指屈曲时，中节内侧两端纹头之间作为 1 寸，或以拇指指关节的横度作为 1 寸；将示指、中指、无名指、小指相并，以中指第二节为准，量取四指之横度作为 3 寸。

（3）简便取穴法：通常是应用一些特定的姿势寻找穴位，或通过体表连线的交点取穴。例如，两手虎口自然平直交叉，在示指指端到达处为列缺穴；垂肩屈肘取章门穴；两耳角直上连线的中点处取百会穴，等等。

5. 操作体位　推拿时，根据患者的病症和所取穴位，以及医者运用手法的需要，采取适当的体位。如坐位、俯卧位、仰卧位、侧卧位等。选择体位以便于运用手法和患儿舒适为原则。一般 3 岁以下可由别人抱着按摩，3 岁以上小儿可单独采取坐位、仰卧位、俯卧位或侧卧位等。

第二节　基　本　手　法

一、推法

以拇指或示、中两指的螺纹面着力，附着在患儿体表一定的穴位或部位上,做单方向的直线或环旋移动,称为推法。可分为直推法、分推法、旋推法和合推法 4 种。

(一)直推法

【操作方法】

1. 拇指直推法 用拇指桡侧或指面在穴位上做直线推动,称拇指直推法(图 7-1)。

2. 二指直推法 用示指和中指的螺纹面在穴位上做直线推动,称二指直推法(图 7-2)。

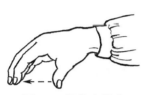

图 7-1　拇指直推法

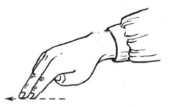

图 7-2　二指直推法

【操作要求】

1. 操作时宜做单方向直线推动,不宜歪斜,同时辅以小儿推拿介质。

2. 推动时要有节律,频率为 200~300 次/min。

3. 动作轻快连续,做到轻而不浮,重而不滞,以推后皮肤不发红为佳。

【临床应用】

《小儿推拿广意》:"凡推法必似线行,毋得斜曲,恐动别经而招患也。"直推法是小儿推拿常用的手法,常用于线状穴位和面状穴位等小儿特定穴的操作,如推天门、推天柱骨、推大肠、推三关、推脾经、推肺经等,具有通散之功,有调阴阳、和脏腑、理脾胃、舒筋通络、扶正祛邪等作用。在某些穴位上推动的方向与补泻有关,应根据不同部位和穴位而定,如《小儿按摩经》曰:"掐脾土:曲指左转为补,直推之为泻。"

(二)分推法

【操作方法】

用两手拇指桡侧或指面,或示、中二指指面自穴位向两旁做分向推动,称分推法(图 7-3)。

【操作要求】

1. 做分向推动时,两手用力要均匀,动作柔和而协调,节奏轻快而平稳。

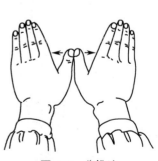

图 7-3　分推法

2. 从穴位中间做"←·→"直线形推动操作时,速度较快,幅度较小,频率200~300 次/min;从穴位中间做"↙·↘"弧线形推动操作时,幅度较大,频率约200 次/min。

【临床应用】

分推法多用于面状穴位、线状穴位等的操作,因向左右分向推动,又分别称为分推前额、分推手阴阳、分推腹阴阳、分推背阴阳等,本法轻快柔和,还适用于分推大横纹、分推膻中、分推坎宫、分推璇玑、分推腹部、分推肩胛骨等。具有调阴阳、和脾胃、宣肺解表、通经利气等作用,临床上热证、实证均可分推之。《小儿按摩经》曰:"分阴阳:屈儿拳于手背上,四指节从中往两下分之,分利气血。"

（三）旋推法

【操作方法】

以拇指指面在穴位上做顺时针方向旋转推动(图 7-4)。

【操作要求】

1. 旋推法操作时动作要轻快连续,犹如用拇指做摩法,仅在皮肤表面推动,不得带动皮下组织。

2. 要求动作协调,均匀柔和,速度较直推法稍缓慢,频率150~200 次/min。

【临床应用】

旋推法主要用于手部"点状、面状"穴位的操作。如旋推肺经、旋推肾经等,能通和脏腑,调补气血,故古人有"旋推为补"之说。

（四）合推法

【操作方法】

以两手拇指螺纹面自穴两旁向穴中合拢推动,称合推法(图 7-5)。《保赤推拿法》曰:"和者,医以两手之指,由儿两处经穴,合于中间一处也。"

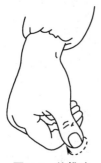

图 7-4　旋推法

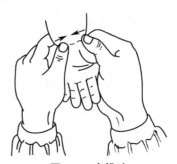

图 7-5　合推法

【操作要求】

1. 本法操作方向与分推法相反,双手用力要均匀,动作要柔和协调。

2. 合推法动作幅度较小,推时不应向中间挤拢皮肤,频率200~300次/min。

【临床应用】

合推法临床应用较少,因从左右两侧向中间合拢推动,故又称"合阴阳",能合气血,合阴阳。本法主要用于大横纹的操作,具有行痰散结、调和阴阳等作用。《小儿按摩经》曰:"和阴阳,从两下合之,理气血用之。"

（五）注意事项

1. 根据病情、部位和穴位的需要,注意掌握手法的方向、轻重、快慢,以求手法的补泻作用,达到预期的疗效。

2. 推法操作时手法要灵活,不可呆滞。合推法两手自两旁向中间合推时动作应轻快并协调一致。

3. 操作时既可做直线移动,也可顺体表做弧形移动。不可推破皮肤,要辅以小儿推拿介质。

二、拿法

【操作方法】

以单手或双手的拇指与示、中两指螺纹面相对着力,夹持住某一部位或穴位处的肌筋,逐渐用力内收,并进行一紧一松、持续不断的提捏动作(图7-6)。

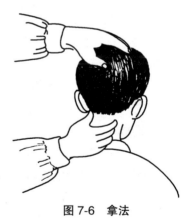

【动作要领】

1. 肩、肘、腕关节要放松,手掌空虚,指腹着力部分要紧贴患儿被拿的部位或穴位处的肌肤。拿时一紧一松地提起、放下,用力由轻到重,和缓而有节律性,逐步达到渗透的作用。

图7-6　拿法

2. 操作中要注意腕关节的灵活性,动作协调,可双手交替操作或同时操作,避免死板僵硬。

3. 拿法用力要由轻而重,缓慢增加力量,不可突然用力或使用暴力;动作要柔和灵活,蓄劲于内,贯注于指,做连续的一松一紧活动,不可用指端或爪甲内抠。

4. 初习者不可用力久拿,避免损伤手指和腕关节。

【临床应用】

该手法既有力又柔和,患者感觉轻松舒适,临床应用比较广泛,常用于头部、颈项部、肩背部、四肢部。如:拿合谷能疏风解表,通络止痛;拿肩井可以祛风散寒,发汗解表,舒筋活血,松解痉挛。

【注意事项】

1. 操作时拇指与余指要主动运动,以其相对之力进行捏提揉动。

2. 操作中不能用指甲内抠或掐以防伤害皮肤。

3. 操作时不可突然用力或使用暴力,更不能拿住不放。

4. 拿法刺激较强,临床常在拿法后继以揉摩手法,以缓和刺激。

三、按法

以拇指或中指的指端或螺纹面着力在一定的部位或穴位上,逐渐用力向下按压,按而留之,称为按法。《厘正按摩要术》曰:"按而留之者,以按之不动也。按字从手从安,以手探穴而安于其上也……以言手法,则以右手大指面直按之,或用大指背面屈而按之,或两指对过合按之,其于胸腹则又以掌心按之,宜轻宜重,以当时相机而行之。"临床上常分为指按法和掌按法。

【操作方法】

1. 指按法　分为拇指按法和中指按法。

(1)拇指按法:拇指伸直,其余四指握空拳,示指中节桡侧轻贴拇指指间关节掌侧,起支持作用,以协同助力。以拇指螺纹面或指端吸定在患儿治疗穴位上,垂直用力,向下按压,持续一定时间,然后放松,如此一压一放反复操作(图7-7)。

(2)中指按法:中指指间关节、掌指关节略屈,稍悬腕,用中指指端或螺纹面着力在患儿需要治疗的穴位上,垂直用力,向下按压。余同拇指按法。

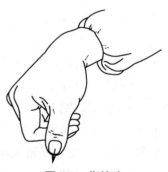

图 7-7　指按法

2. 掌按法　腕关节背伸,五指放松伸直,以掌面或掌根着力,附着在患儿需要治疗的部位上,垂直用力,向下按压,并持续一定时间。

【动作要领】

本法按压的力量要由轻到重,力量逐渐增加,平稳而持续,以得气为度,切忌粗暴,临床常与揉法配合应用。

【临床应用】

本法多用于点状穴位和面状穴位的操作,指按法适用于全身穴位,"以指代针",如按足三里、按揉脊柱,能通经活络;掌按法常用于胸背部,具有温经散寒、温中止痛的作用。

【注意事项】

1. 按法操作时用力一定要逐渐加压,手法轻重适当,切忌使用暴力,以免造成组织损伤。

2. 按法结束时,不宜突然撤力,而应逐渐减轻按压的力量。

3. 掌按法在腰胸部应用时要注意患者的骨质情况,避免造成医疗事故。

4. 指按法接触面积小而刺激较大,故临床操作中常与揉法结合应用,边按边揉,有"按一揉三"的说法,即重按一下,轻揉三下,形成有规律的按揉结合的连续手法操作。

四、摩法

以示、中、无名、小指的指面或掌面着力,附着在患儿体表一定的部位或穴位上,做环形而有节律的抚摩运动,称为摩法。临床可分为指摩法与掌摩法两种。

【操作方法】

1. 指摩法 示、中、无名、小指四指伸直并拢,以指面着力,附着在患儿体表一定的部位或穴位上,做顺时针或逆时针方向的环形摩动,频率为每分钟120~150 次(图 7-8)。

2. 掌摩法 指掌自然伸直,以掌面着力,附着在患儿体表一定部位上,做顺时针或逆时针方向的环形摩动(图 7-9)。

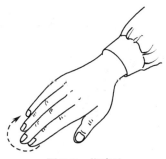

图 7-8 指摩法

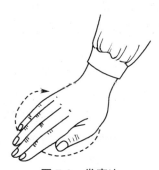

图 7-9 掌摩法

【动作要领】

本法操作时用力轻柔、均匀,动作和缓协调,不带动皮下组织,"皮动肉不动"。一般指摩稍轻快,掌摩稍重缓。

【临床应用】

本法多用于头面部、胸腹部的面状穴位,如:摩中脘、摩腹以治疗肠胃疾患,具有消积导滞、温中健脾作用;摩囟门、摩百会以治疗神志疾病,能安神镇静、升举阳气。《厘正按摩要术》曰:"按而留之,摩以去之。又曰:急摩为泻,缓摩为补。摩法较推则从轻,较运则从重。或用大指,或用掌心。"使用摩法时,可配合药物进行药摩。

【注意事项】

1. 摩法作用温和,用力不宜过重,也不可过轻。动作要和缓而协调。肘、腕、指、掌相互协调运动,运动中腕关节尽量保持不动。

2. 指掌接触体表部位时要自然贴附于施术部位,不要产生向下的拙力,压力轻柔,摩动节律要均匀。

3. 指掌部与皮肤产生相对运动,幅度大而不带动皮下组织。

4. 摩法操作时应根据病情选择操作方向,并使用相应介质。

五、掐法

以拇指爪甲切掐患儿的穴位或部位,称为掐法。《幼科推拿秘书》曰:"掐者,用大指甲将病处掐之,其掐数亦如推数。"《厘正按摩要术》又曰:"掐法,以大指甲按主治之穴,或轻或重,相机行之。"

【操作方法】

手握空拳,拇指伸直,指腹紧贴在示指中节桡侧缘,以拇指指甲着力,吸定在患儿需要治疗的穴位或部位上,逐渐用力进行切掐(图7-10)。

【动作要领】

掐法是强刺激手法之一。掐时应逐渐垂直用力切掐,达深透为止,不宜反复长时间应用,注意不要掐破皮肤。掐后常继用揉法,以缓和刺激,减轻局部的疼痛或不适感,故临床上常与揉法配合应用,称掐揉法。

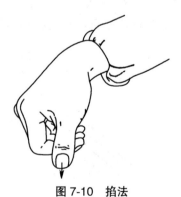

图 7-10　掐法

【临床应用】

本法适用于头面部、手足部点状穴位,如掐人中、掐十王、掐精宁、威灵等,多用于小儿高热惊风,可发汗退热、定惊醒神。《厘正按摩要术》曰:"掐由甲入,用以代针,掐之则生痛,而气血一止,随以揉继之,气血行而经络舒也。"《推拿捷径》曰:"凡掐筋之法,何症何穴,先将主病穴起手掐三遍,后将诸穴掐三遍,掐后揉之,每日揉三四次,其病自退。"

【注意事项】

1. 掐法是强刺激手法之一,不宜反复长时间应用,更不能掐破皮肤。

2. 掐后常继用揉法,以缓和刺激,减轻局部的疼痛或不适感。

3. 操作时取穴宜准,垂直用力切掐,可持续用力,也可间歇性用力以增强刺激。

六、揉法

以手指的指端或螺纹面、手掌大鱼际、掌根着力,吸定于一定的治疗部位或穴位上,做轻柔和缓的顺时针或逆时针方向的环旋运动,称为揉法。《保赤推拿法》曰:"揉者,医以指按儿经穴,不离其处而旋转之也。"临床可分为指揉法、鱼际揉法和掌根揉法。

【操作方法】

1. 指揉法　以拇指或中指的指面,或示、中、无名指指面着力,吸定于治疗部位或穴位上,做轻柔和缓的顺时针或逆时针方向的环旋揉动,使该处的皮下组织一起揉动(图 7-11)。

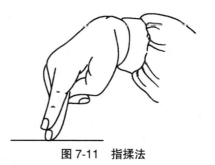

图 7-11　指揉法

2. 鱼际揉法　以大鱼际着力于施术部位上,稍用力下压,腕部放松,前臂主动运动,通过腕关节带动着力部分在治疗部位上做轻柔和缓的顺时针或逆时针方向的环旋揉动,使该处的皮下组织一起揉动(图 7-12)。

3. 掌根揉法　以掌根部着力,吸定在治疗部位上,稍用力下压,腕部放松,前臂做主动运动,带动着力部分做轻柔和缓的顺时针或逆时针方向的环旋揉动,使该处的皮下组织一起揉动(图 7-13)。

【动作要领】

本法操作时腕部放松,手指紧贴体表,带动皮下肌肉组织,操作时动作宜轻柔和缓,频率约为 200 次 /min。

【临床应用】

本法轻柔和缓,刺激量小,小儿最易接受,适用于全身各部。"揉以和之",

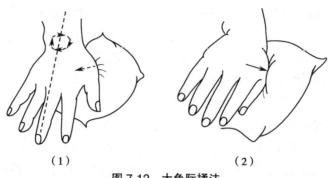

（1）　　　　　　　　　　（2）

图 7-12　大鱼际揉法

本法能调和气血、消肿止痛、祛风散热、理气消积。根据病情需要，有时二指并揉或三指同揉，如揉二扇门以发汗解表，揉天枢以调理大肠。操作时间宜长，力度适中，根据不同部位和穴位，结合方向、频率，可补可泻。《厘正按摩要术》："揉以和之。揉法以手宛转回环，宜轻宜缓，绕于其上也。是从摩法生出者，可以和气血，可以活经络，而脏腑无闭塞之虞矣。"

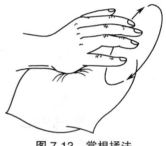

图 7-13　掌根揉法

【注意事项】

1. 操作时，着力部分不能与患儿皮肤发生摩擦，也不能用力下压。

2. 掌揉法以全掌或掌根为着力部位，带动皮肤及皮下组织，做环形运动。

3. 指揉法以手指指腹部为着力部，带动皮肤及皮下组织，一起做环形运动。

4. 鱼际揉法以鱼际为着力部，前臂施力，带动皮肤及皮下组织，一起做环形运动。用力均匀、协调而有节奏性，做到旋而不滞，转而不乱。

5. 揉法的动作与摩法颇为相似，需注意区别。揉法着力相对较重，操作时要吸定治疗部位或穴位，带动该处的皮下组织一起揉动；而摩法着力相对较轻，操作时仅在体表做抚摩，不带动该处的皮下组织。

七、运法

以拇指螺纹面或示、中二指的螺纹面在患儿体表做环形或弧形移动，称为运法。《保赤推拿法》曰："运者，医以指于儿经穴，由此往彼也。"

【操作方法】

以一手拇指或示、中二指的螺纹面着力，附着在治疗部位或穴位上，做由此穴向彼穴的弧形运动；或在穴周做周而复始的环形运动。频率每分钟

60~120 次（图 7-14、图 7-15）。

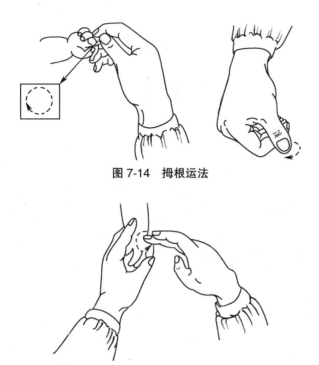

图 7-14　拇根运法

图 7-15　中根运法

【动作要领】

本法宜轻不宜重，宜缓不宜急，操作时着力部分要轻贴体表，并在体表旋绕摩擦推动，不带动深层肌肉组织。

【临床应用】

本法是小儿推拿手法中最轻的一种手法，常用于点状穴、面状穴和线状穴的小儿特定穴操作。运则行之，可行气、行血、行津液、化饮食。如：运百会、运太阳，可安神镇惊，通调阴阳；运八卦，可宽胸理气、行滞消食。在某些穴位上运法操作可根据不同病情，有方向、频率和补泻的不同。《厘正按摩要术》曰："运则行之，谓四面旋转环绕而运动之也，宜轻不宜重，宜缓不宜急，俾血脉流动、筋络宣通，则气机有冲和之致，而病自告痊矣。"

【注意事项】

1. 操作时一般可配合使用推拿介质，以保护患儿皮肤。

2. 用力宜轻不宜重，作用力仅达体表，只在皮肤表面运动，不带动皮下组织。

3. 操作的频率宜缓不宜急,手法灵巧不能呆滞。

八、捏法

以单手或双手的拇指与示、中两指或拇指与其余四指的指面做对称性用力,夹持住患儿的肌肤或肢体,相对用力挤压并做一紧一松逐渐移动者,称为捏法。

【操作方法】

1. 患儿俯卧位,被捏部位裸露,医生双手呈半握拳状,拳心向下,拳眼相对,用两拇指指面的前三分之一处或指面的桡侧缘着力,吸定并顶住患儿龟尾穴旁的肌肤,示、中两指的指面前按,拇、示、中三指同时用力将该处的皮肤夹持住并稍提起,然后双手交替用力,自下而上,一紧一松挤压向前移动至大椎穴处(图7-16)。

2. 患儿俯卧位,被捏部位裸露,医生双手呈半握拳状,拳心相对,拳眼向上,示指半屈曲,用其中节的桡侧缘及背侧着力,吸定并顶住患儿龟尾穴处的肌肤,拇指端前按,拇、示两指同时用力将该处的皮肤夹持住并稍提起,然后双手交替用力自下而上,一紧一松挤压向前移动至大椎穴处(图7-17)。

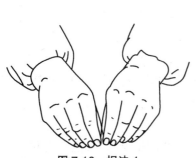

图7-16　捏法1

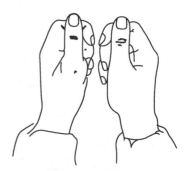

图7-17　捏法2

【动作要领】

本法操作时肩、肘关节要放松,腕指关节的活动要灵活、协调。操作时间的长短、手法强度及挤捏面积的大小要适中,若捏拿肌肤过多,则动作呆滞不易向前推进;过少则易滑脱。用力要均匀,用力过重易导致疼痛,过轻又不易得气;捻动向前时,需做直线前进,不可歪斜。操作要连贯有节律性。

【临床应用】

捏法主要用于脊背部线状部位。捏脊作为一种疗法已广泛应用,能调节脏腑、强健身体,并防治多种疾病,操作时是由下向上而行。临床操作时,可捏三下而提拿一下，称之为"捏三提一法"。本法具有调和阴阳、健脾和胃、疏通经络、行气活血的作用。常用于治疗小儿积滞、疳积、厌食、腹泻等常见病症，临床上也可以沿膀胱经提拿有关腧穴，能取得较满意的疗效，又称为"捏脊疗法"。《肘后备急方》："拈取其脊骨皮，深取痛引之，从龟尾至顶乃止，未愈更为之。"

【注意事项】

1. 捏脊时要用指面着力，不能将肌肤拧转，或用指甲掐压肌肤。

2. 操作时力量适中，用力过重易导致疼痛，过轻又不易得气。

3. 捏拿的肌肤多少要适中，操作时应直线移动，不可歪斜。

九、捻法

以拇、示指螺纹面捏住一定部位，做相对用力往返快速捻动，称为捻法。

【操作方法】

患儿坐位，以拇指与示指螺纹面，或拇指螺纹面与示指中节的桡侧缘相对着力，夹捏住患儿需要治疗的部位，稍用力做对称性的往返快速捻动，并可上下往返移动（图 7-18）。

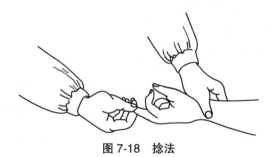

图 7-18　捻法

【动作要领】

操作时发力要对称，动作灵活、快速，状如捻线，具有连贯性，操作时用力要均匀、柔和，上下、左右移动要慢，做到紧捻慢移。

【临床应用】

适用于手指、足趾。能舒筋活络，调畅气血。用于指、趾损伤、疼痛等。捻耳垂、捻手指、脚趾，是重要的调节心神，健脑益智之法，多用于小儿脑瘫、语言障碍、耳鸣耳聋、多动等。

【注意事项】

1. 操作时两指夹持力以能夹持住施治部位为宜，太重则捻动呆滞，太轻则达不到疗效。但临床操作时手法既不可呆滞，又不能浮动。

2. 捻动时，常常稍同时牵拉施治部位，使之有理筋、顺筋的作用。

3. 着力部位的皮肤与患儿被捻部位的皮肤不发生摩擦运动，但皮下组织有往返捻动感。

4. 捻法与搓法相似，搓法着力部位是手掌，夹持部位较大，用力大，搓动、上下移动幅度大；捻法着力部位是手指，夹持部位较小，用力小，捻动要均匀。

十、擦法

以手部在患儿体表做直线往返摩擦运动，称为擦法。临床上分为掌擦法、大鱼际擦法（也称鱼际擦法）、小鱼际擦法（也称侧擦法）等。

【操作方法】

以拇指或示、中、无名指的指面、手掌面、大鱼际、小鱼际部位着力，附着于患儿体表一定的经络、穴位或治疗部位的皮肤上，肩肘关节放松，以肩关节为支点，上臂前后摆动，带动前臂做上下或左右方向的直线往返摩擦运动，使之产生一定的热量（图 7-19~ 图 7-21）。

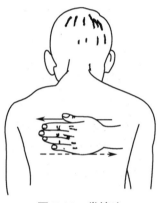

图 7-19　掌擦法

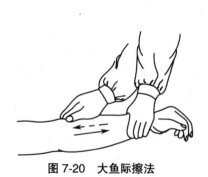

图 7-20　大鱼际擦法

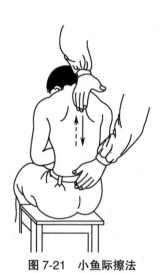

图 7-21　小鱼际擦法

【动作要领】

操作时，着力部位要紧贴治疗部位，动作要稳。摩擦必须是直线往返，动作均匀连续有节奏,压力要均匀适中。擦法操作时要直接接触体表,需在施术部位涂少许润滑剂介质,既可保护皮肤,又可使热量深透,提高疗效。

【临床应用】

擦法是一种柔和温热的刺激,临床上应用相当广泛,适用于全身各部位。本法属于温热手法,掌擦胸腹及腰背部,具有行气活血,温通经络,祛风散寒,健脾和胃的作用。对小儿积滞、腹泻、风寒咳嗽等常见病症能取得好的疗效。

【注意事项】

1. 操作时做直线往返摩擦移动,不可偏歪。不可擦破皮肤。

2. 操作时应自然呼吸,不可屏气。

3. 操作后局部不可再使用其他手法。

十一、捣法

以中指指端,或示、中指屈曲的指间关节着力,做有节奏的叩击穴位的方法,称为捣法。

【操作方法】

以一手中指指端或示指、中指屈曲后的第一指间关节突起部着力,以腕关节做主动屈伸运动来发力,带动着力部分做有节奏的叩击。一般操作 5~20 次(图 7-22)。

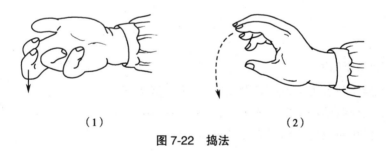

（1）　　　　　　　　　　　　　　　（2）

图 7-22　捣法

【动作要领】

操作时以腕关节屈伸运动发力,带动着力部分做有节奏的叩击,叩击的位置要准确,接触时间短,用力要有弹性,动作要有协调性。

【临床应用】

本法常用于点状穴,如捣小天心,具有安神定志、化痰镇惊、疏通经络的作用,可用于惊风眼翻、斜视。眼上翻向下捣;眼下翻向上捣;右斜视向左捣;左斜视向右捣。

【注意事项】

1. 操作时前臂主动发力,腕关节放松,不要用暴力。

2. 操作前要将指甲修剪圆钝、平整,以免损伤小儿肌肤。

3. 捣法操作时取穴要准确,发力要稳,富有弹性。

十二、刮法

以手指或器具的光滑边缘蘸润滑介质后,直接在患儿一定部位或穴位的皮肤上做单方向的直线快速刮动,称为刮法。

【操作方法】

以拇指桡侧缘,或示、中两指螺纹面,或示指第二指节背侧尺侧缘着力,或手握汤匙、铜钱等器具,用其光滑的边缘着力,蘸清水、麻油、药水等液体润滑剂后,直接在患儿一定部位或穴位的皮肤上,适当用力,做由上往下或由内向外的直线、单方向快速刮动(图7-23)。

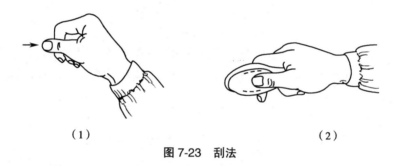

（1）　　　　　　　　　　　　（2）

图 7-23　刮法

【动作要领】

1. 操作时着力部位要紧贴皮肤,压力要轻重适宜。

2. 操作时腕关节要放松灵活,节奏轻快,用力均匀。

3. 操作时以皮肤出现紫红色瘀斑为度。

4. 较小患儿皮肤柔嫩,可在被刮部位垫一轻薄的丝织品,做间接刮法。

【临床应用】

刮法能促进小儿体内的新陈代谢,使汗腺扩张,以开泄腠理,把阻滞经络的病邪排泄于体外,促使周身气血得以畅通,五脏六腑阴阳平衡,达到正本清源的目的,从而恢复自身的愈病能力。本法常用于小儿的线状、点状穴位,如天柱骨、脊柱、洪池等穴,具有发汗解表,通经活络,调和阴阳,行气活血,清热解毒,增强免疫功能等作用。

【注意事项】

1. 不可刮破皮肤,如使用器具必须注意其边缘是否光滑、圆钝。

2. 不可过度用力,以患儿能忍受为度。

十三、搓法

以双手掌面夹持住一定部位,或平压于一定部位,相对用力做方向相反的快速搓揉,或同时做上下往返移动,称为搓法。

【操作方法】

以双手的指掌面着力,附着在肢体的两侧,相对用力夹持住患儿肢体做方向相反的来回快速搓揉,同时做上下往返移动。或以单手或双手掌面附着在一定部位,做往返移动(图 7-24)。

【动作要领】

1. 操作时肩、肘、腕关节要放松,双手着力部位要对称。

2. 用力要对称而均匀,柔和而适中。

3. 搓动要快,移动要慢,做到紧搓慢移,灵活而连续。

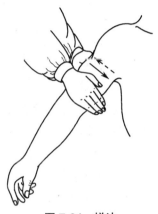

图 7-24　搓法

【临床应用】

本法适用于腰背、胁肋、四肢部。胁肋常用搓摩法,肩周常用搓揉法,四肢部常用搓转法。具有调和气血、疏通脉络、放松肌肉的作用,常作为治疗后的辅助手法和上肢操作的结束手法。

【注意事项】

1. 双手用力要对称,紧贴治疗部位,不宜将治疗部位夹得太紧,动作连续、不滞涩。

2. 搓动时掌面在施术部位体表有小幅度的移动,患者有较强的松动感。施术者不能屏气,呼吸自然均匀。

3. 操作时,忌用生硬粗暴蛮力,以免搓伤皮肤。

4. 整个操作过程要协调,一气呵成,力量要均匀连贯。

十四、摇法

使患儿肢体关节做被动性的环形旋转运动,称为摇法。

【操作方法】

以一手托握住患儿需摇动关节的肢体近端,另一手握住患儿需摇动关节的肢体远端,做缓和的顺时针或逆时针方向的环形旋转运动(图7-25)。

【动作要领】

1. 操作时两手要协调配合,动作宜缓不宜急,宜轻不宜重,用力要稳。

2. 摇法幅度不宜超过生理活动范围,否则容易造成局部损伤或脱位,要求医者应当了解人体解剖知识,掌握关节的生理结构和生理特点。

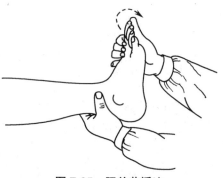

图 7-25 踝关节摇法

【临床应用】

摇法是对关节做被动性活动的一种手法,可以通利关节,在应用时要视具体关节而变通,强调顺势而为。小儿推拿临床常用于颈项、脊、肘、腕、髋、踝等关节。在摇关节时,如项、脊,可配合扳法,用以整复关节。

【注意事项】

1. 做摇法前应先用和缓轻柔的手法,如揉法、拿法等,使肌肉放松,疼痛缓解后再用摇法操作。

2. 摇法要限制在正常的生理范围内及患者能耐受的范围内操作,禁止使用暴力、蛮力。

3. 摇转时速度应由慢逐渐稍加快,不宜使用暴力,不可突然快速摇动。

4. 摇转时其运动轨迹是圆锥形,常用一手固定关节的一端,另一手摇动。

十五、抖法

以手握住肢体远端,做连续的小幅度上下抖动,称为抖法。

【操作方法】

双手或单手握住患儿上肢或下肢的远端,微用力做快速、小幅度的上下抖动。根据抖动的部位、姿势、体位的不同,可分为抖上肢和抖下肢(图7-26)。

【动作要领】

1. 以上臂静止性发力,带动腕关节做小幅度抖动,

2. 抖动时应适度牵拉被抖动的肢体,使之相对伸直,便于抖动的传导。

3. 操作时动作要连续不断,抖动幅度要小,频率要快。

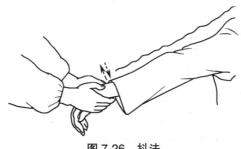

图 7-26　抖法

【临床应用】

抖法常用于急慢性损伤或小儿脑瘫引起的肢体疼痛、功能障碍等疾患,具有舒筋活络、滑利关节的作用。在小儿推拿中,用五指抓住脐部,进行快速的抖动,又称为"抖脐",用于治疗蛔虫团肠梗阻等引起的腹痛、腹胀等。

【注意事项】

1. 被抖动的肢体要放松,固定远端部位的手不能握得太紧,否则会引起患儿哭闹不安。

2. 操作时呼吸自然,不可用猛力牵拉,达到肌肉放松,肢体舒适为宜。

第三节　复式手法

一、按揉法

垂直按压与水平环旋揉动复合运用,带动皮下组织运动的手法,称为按揉法。

【操作方法】

1. 指按揉法　以拇指、示指或中指末节指腹按压于受术部位,带动皮下组织做环形揉动。如以示、中二指或示、中、无名三指做按揉法,分别称为二指按揉法、三指按揉法。在某些不便操作的部位或特殊的体位,常采用自下而上用力的指按揉法,称为勾揉法或托揉法。

2. 掌按揉法　以全掌、掌根或鱼际着力置于受术部位,带动皮下组织做环形揉动,分别称为掌按揉、掌根按揉或鱼际按揉。如双掌相叠操作,称为叠掌按揉法。

【注意事项】

1. 按揉法要求带动皮下组织,不可在受术表皮产生摩擦。

2. 按揉法应沉稳操作,频率不宜过快。

3. 可定点操作,也可沿经络做螺旋形移动。

【临床应用】

本法为临床常用手法之一,适用于全身各部位和腧穴。如拇指按揉足三里、合谷、肾俞,中指勾揉风池、风府、委中,二指按揉太阳,掌根按揉冈上窝、臀部,掌按揉腹部,叠掌按揉腰背部,托揉项部等。《小儿按摩经》:"膈下停气,中满不食,胃胀而闷。以右手大指、次指按两乳下,以左手从膈下按揉无度,气行肠鸣,至下脘有声。用右手大拇指按下脘穴二七,呼吸抬指,气下肠鸣,浊气下降,此云散清风也。"

二、拿揉法

拿法和揉法复合运用的手法,称之为拿揉法。

【操作方法】

拿揉法是在拿的基础上结合揉法进行的,在施术部位相对用力,同时配合环转揉动。揉动往往是在拿起后回送的过程中进行的。分为定点拿揉和移动式拿揉两种操作方式,前者固定一处操作,拿揉时不移动;后者边拿揉边沿一定线路往返移动。

【注意事项】

1. 动作宜平稳,频率不要过快。

2. 移动式拿揉要注意移动的时机,即拿起时不移动,在回送时移动。

【临床应用】

拿揉法多用于颈项和四肢等部位。如拿揉风池、太阳、内关与外关、血海与伏兔、阴陵泉与阳陵泉、太溪与昆仑等腧穴,属于定点拿揉法,具有较好的调整相关脏腑功能的作用,配合在相应的经络上进行移行拿揉,则可以加强这种作用,用于治疗脏腑功能失调等病症。此外,本法柔和舒适,有很好的舒筋解痉作用,故亦多用于保健推拿。如拿揉肱二头肌、拿揉股后部等。

三、推摩法

推摩法是由一指禅偏锋推法和指摩法相结合而成的一种复合手法。

【操作方法】

术者用拇指桡侧缘着力于治疗部位;其余四指并拢,自然伸直,将示、中、无名、小指四指指面着力于相应的治疗部位,腕关节放松,沉肩、垂肘,以肘关节为支点,前臂做主动摆动,带动拇指做偏锋推法,同时其余四指指面做环形摩动。

【注意事项】

1. 拇指桡侧缘着力吸定。

2. 腕关节放松,不可僵硬。

【临床应用】

推摩法主要用于腹部。具有健脾和胃,理气降逆之功效。多用于治疗脾胃虚弱,消化不良,食欲不振,脘腹胀满,恶心呕吐,胃下垂等病症。

四、捏挤法

以双手拇指、示指捏住一定部位的皮肤,双手相对用力捏挤,称为捏挤法。

【操作方法】

以双手拇指、示指捏住选定的腧穴或治疗部位的皮肤,相对用力向中央捏挤,反复挤捏、放松,使局部皮肤变成紫红色或紫黑色。

【动作要领】

1. 操作时双手腕部放松,指尖相对。

2. 捏挤皮肤的动作要轻,发力时动作要快。

3. 一般每个部位捏挤 1~3 次。

【临床应用】

捏挤法属于强刺激手法,具有散发郁热的功效。常用于小儿疾病中的发热、感冒、食积、肥胖等症。具有发汗解表、清热祛痰、通经活络、调和阴阳气血的作用。用于治疗中暑、痧证和痰食郁结之证均有明显效果。如捏挤天突、捏挤肺俞等。

【注意事项】

1. 操作时动作要熟练灵活。

2. 捏挤范围不要过大,不要将皮肤挤破。

3. 捏挤法属于重刺激手法,有一定痛苦,应放在最后操作。

五、黄蜂入洞

【操作方法】

1. 患儿坐位,医生坐于其身前,或患儿仰卧位,医生坐于其头顶侧。

2. 医者以左手扶患儿头部,右手示、中二指指端轻揉患儿两鼻孔。

【动作要领】

1. 医生沉肩垂肘,以腕关节屈伸做旋转,带动示、中指指端做揉法。

2. 操作时,压力要均匀着实,动作宜轻柔而有节律性。

3. 操作 00~300 次。

【临床应用】

1. 本法性大热,具有开肺窍、通鼻息、发汗解表的作用,临床上常用于外感风寒发热无汗及急慢性鼻炎,鼻塞流涕,呼吸不畅等上呼吸道疾患。

2. 用于治疗外感风寒鼻塞流涕时,可配合推三关、拿肩井、揉肺俞、风门。

【注意事项】

1. 示、中二指指端吸定于穴位而不在皮肤上摩擦,以免磨破皮肤。

2. 本法推毕,应以面色红润,微微出汗为度。

六、水底捞明月

【操作方法】

医者先以左手固定患儿四指,使掌心向上,再以右手示、中指固定患儿拇指,然后用拇指蘸凉水从儿小指尖沿小鱼际推至小天心处,再转入掌心内劳宫。掐运内劳宫,然后一拂而起,如捞明月状。

【动作要领】

1. 推动时指面一定要贴紧施术部位,在体表穴位上做旋转摩擦移动,不带动皮下组织。

2. 手法操作宜轻不宜重,宜缓不宜急。

3. 蘸凉水适量,不可过湿或过干,影响顺畅操作。

4. 操作 30~50 次。

【临床应用】

1. 本法性大凉,取以水济火之意,实证发热或虚证发热都可使用本法。

2. 实证高热不退,可配合大清天河水及推脊。

3. 虚证发热可配合补肾经、揉二马。

【注意事项】

热退后宜中病即止,不可过推。

七、引水上天河

【操作方法】

医生左手固定患儿手部,掌心向上,前臂伸直,右手示、中二指蘸冷水从患儿腕横纹处边吹边拍至肘横纹。

【动作要领】

1. 操作时上肢放松,肘关节自然屈曲,示、中二指指间各关节自然伸直,不要有意屈曲。

2. 拍打时动作须有节律性,用力均匀柔和,动作协调深透。

3. 操作 30~50 次,或拍至局部皮肤发红。

【临床应用】

本法性凉,具有清心除烦、调和气血的作用,适用于小儿发热伴见烦躁不安,哭闹不休者。

【注意事项】

1. 医生示、中指拍打时注意呈直线单向,不可偏歪,以免指甲划伤患儿皮肤。

2. 拍打用力不可忽轻忽重,不可强求出痧。热退即止,不可过推。

八、打马过天河

【操作方法】

医者以一手捏住患儿四指,使其掌心向上,前臂伸直,先运内劳宫 20 次,然后右手示、中二指并拢,自总筋起沿前臂正中线,一起一落拍打至洪池。或用示、中两指沿天河水弹击至洪池止。

【动作要领】

1. 操作时腕、肘、肩关节和掌指关节活动要协调,移动速度不可过快。

2. 拍打时位置要准确,弹打力量适中,要有弹性。

3. 操作 10~20 次,以小儿前臂皮肤微红为适宜。

【临床应用】

1. 本法有清热通络、行气活血的作用,实热、虚热均可。

2. 能凉血,治斑疹、紫癜、皮肤干燥瘙痒等。

3. 用于治疗高热烦躁、神昏谵语抽搐等实热病症时,可配合水底捞明月、推脊、捣小天心。

【注意事项】

1. 拍击力量不宜太大,避免伤害小儿皮肤。

2. 本法属重刺激,有一定痛苦,一般放在最后操作。

九、开璇玑

【操作方法】

1. 患儿仰卧,医生立于患儿右侧。

2. 医生先用两手拇指自患儿璇玑穴处,沿胸肋自上而下向左右分推至季肋部。

3. 再以拇指从胸骨下端鸠尾穴,向下直推至脐。

4. 然后以脐为圆心顺时针摩患儿腹部。

5. 最后从脐直推至小腹部。

【动作要领】

1. 操作时上肢放松,肘关节自然屈曲,腕以下各关节要自然伸直。

2. 用力要均匀,不要左右不稳。

3. 动作协调深透,有节律性。

4. 反复操作 20~30 次。

【临床应用】

1. 本法可开通上焦,宣通中焦。具有宽胸理气、利膈排痰、通腑降浊的作用。

2. 临床上常用于风寒束肺、食积不化引起的胸闷气促,气息喘急,咳痰不畅,食积腹痛,积滞胀满,呕吐泄泻,发热不退等证。

3. 用于治疗痰湿蕴肺型咳嗽时,可配合分肩胛、擦督脉及膀胱经。

【注意事项】

1. 肺中痰浊不易咯出者,运用此法时力度要轻。

2. 咳痰爽快者,运用此法力度适当加重,以使痰尽数排出。

十、按弦走搓摩

【操作方法】

小儿端坐,其双手置于头上或抄肩上,医生立于儿后,或家长抱小儿坐在怀中,将小儿两手平抄,医生坐于儿身前,两手五指并拢,手掌要贴紧患儿两胁皮肤,自上而下来回搓摩至肚角处,如按弦状。

【动作要领】

1. 操作时两掌相对用力,前后交替搓摩。

2. 动作要协调、柔和、均匀。

3. 两手搓摩频率快,由上向下移动缓慢,注意不要间断。

4. 操作 50~100 次。

【临床应用】

1. 本法具有导泄降浊、理气化痰的作用。主要用于积痰积滞引起的胸下不畅,咳嗽气急,痰喘积聚等症。

2. 用于治疗食积腹胀时,在胃脘部操作时间宜长,力度偏大,以使宿食下行。

3. 用于治疗胸中痰浊不化时,可上下搓擦,以温热为度。

【注意事项】

腹胀较剧烈者,搓摩力度应先轻后重,以患儿耐受为度,忌用暴力。

十一、肘肘走气(摇肘肘)

【操作方法】

1. 医者以左手拇、示、中三指托患儿肘肘,右手拇指叉入虎口,同时右手中指按定天门(乾卦)穴。

2. 右手屈伸患儿手腕,上下摇之。

【动作要领】

1. 左手固定肘部要稳定。

2. 右手操作时动作要缓和稳定,有节律性,用力要轻柔。

3. 操作 30~50 次。

【临床应用】

1. 本法具有顺气和血,通经活络的作用。用于治疗脘腹痞块、疳积等症。

2. 用于治疗气血不和所致的脘腹痞胀、夜寐不安时,可配合揉板门、掐揉四横纹、摩腹等。

3. 文献中有"寒证往里摇、热证往外摇"的记载。

【注意事项】

摇动的方向和幅度须在生理许可的范围之内。

十二、猿猴摘果

【操作方法】

患儿坐位,医生立于其身后,或患儿仰卧位,医生坐于其头顶侧。医生两手示、中二指相对夹持住患儿两耳尖,向上捏提;继而两手示、中沿耳尖、耳郭、耳垂顺序,移动至耳垂部位;再以两手示、中二指相对夹持住患儿两耳垂,向下牵拉,如摘果之状。

【动作要领】

1. 肩关节放松,肘关节屈曲,腕关节自然伸平。

2. 示、中指自然弯曲,夹持力度适宜,太大则患儿疼痛难忍,太小易滑脱。

3. 上下捏提、牵拉的动作要有节奏。

4. 向上提 10~20 次,向下扯 10~20 次。

【临床应用】

1. 该法既可除寒,又能去热,故在临床上常用于寒热往来、疟疾等症。

2. 具有健脾行气、化痰、镇惊之功,治疗小儿惊惕不安、夜眠哭闹、四肢抽搐、饮食积滞等。

【注意事项】

在治疗惊惕不安、夜啼、发热抽搐时,要辨清寒热虚实。

十三、揉脐及龟尾并擦七节骨

【操作方法】

1. 患儿仰卧,医生左手示、中、无名三指揉脐,右手中指托揉龟尾。

2. 揉毕,令患儿俯卧,医生右手示、中二指并拢自第四腰椎推至尾骨端为泻,反之自尾骨端推向腰椎为补。

【动作要领】

1. 操作者上肢放松,肘关节自然屈曲,腕掌自然蓄力。

2. 操作揉法时指腹紧贴穴位,带动皮下组织做旋转揉动。

3. 操作推法时力度要始终如一,呈直线单行方向。

4. 反复操作 20~30 次。

【临床应用】

1. 本法具有通调肠腑,和血顺气的作用,用于治疗小儿腹泻、便秘等病症。

2. 若赤白痢需先自七节骨擦下龟尾,先泻去大肠热毒,然后再用补法。若虚证腹泻则用补法。

3. 治疗便秘时多用泻法。

【注意事项】

注意掌握手法的方向、轻重、快慢,以求手法的补泻作用,达到预期效果。

十四、龙入虎口

【操作方法】

医生左手托患儿掌背,右手拇指叉入患儿虎口。医生右手拇指指端着力,用大拇指或推、或按揉患儿板门处。向心推板门穴为补法,离心推板门穴为泻法。

【动作要领】

1. 操作时上肢放松,肘关节自然屈曲,拇指关节自然伸直。

2. 注意手法的方向、轻重、快慢,以求手法的补泻作用。

3. 动作须有节律性,协调深透,用力均匀柔和。

4. 操作 100~300 次。

【临床应用】

1. 本法具有和中止呕,消积除烦的作用,用于治疗食积发热、吐泻等症。

2. 往外推可退热,除百病;往内推之,可治四肢掣跳。

【注意事项】

注意推拿力度,以防在施推时小儿皮肤破损。

十五、总收法

【操作方法】

1. 医者以左手示、中指掐按患儿肩井穴。

2. 再以右手紧拿患儿的示指及无名指,使患儿上肢伸直,上下摇之。

【动作要领】

1. 操作时肩关节放松,肘关节屈曲,腕关节自然伸平。

2. 医者五指自然弯曲,夹持力度适中。

3. 反复操作 20~30 次。

【临床应用】

1. 本法具有提神清脑、开通气血的作用,主治感冒,上肢酸痛,预防疾病复发。

2. 用于治疗感冒、上肢酸痛时,可配合拿曲池、合谷。

3. 本法能通行一身之气血,诸症推毕,均宜此法收之。

【注意事项】

牵拉并摇动患儿上肢时,注意不可过度用力,以免小儿肩、肘关节脱位。

第四节　陈宇清脏腑推拿十八法

陈宇清脏腑推拿之前多是用于成人,现在亦可用于部分小儿疾病,疗效甚好,故录于此,供同道参考。

一、推拿法

(一)推法

用手向外向下或向前推挤患者的肌肉,叫做"推"。推法分平推、刳推和侧推 3 种。

1. 平推　用一手或两手紧贴皮肤向前推,叫做"平推"。适用平推法的有胸、腹、腰三部。

【操作方法】

用一手或两手紧贴皮肤向前推(图 7-27、图 7-28)。

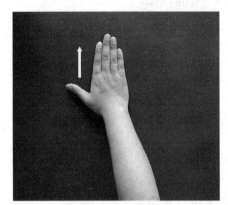
图 7-27　单手平推法

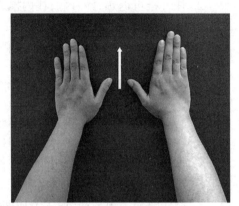
图 7-28　双手平推法

【操作要求】

(1)胸部

操作部位:前胸部、侧胸部和背胸部。

操作顺序:①由胸骨柄起,至胸骨突止;②由锁骨部起,斜向腋下,至季肋部止;③由肩部至肩胛部,再由肩胛间部至肩胛下部。

(2)腹部

操作部位:上腹部、下腹部和侧腹部。

操作顺序:①由上腹部(心窝部)起,经过脐部,直至下腹部;②由上腹部起,向左至左侧腹部,向右至右侧腹部。

(3)腰部

操作部位:腰椎、骶椎和尾椎。

操作顺序:由腰椎起,经过骶椎,至尾椎止。

【临床应用】

(1)胸部:能解除心胸苦闷。用"平推法"可医治:①扫除呼吸运动的障碍,扩张肺活量,缓解呼吸困难;②促进血液循环,疏通微细血管,使代谢功能健全;③排出胸膜内潴留的渗出物(胸膜渗液),保持胸膜适宜的弹力,缓和胸部压迫。因此,本法能宽胸利气,舒畅郁滞,解除心胸苦闷。

（2）腹部：能治肝胃气痛。平推用于腹部,可疏肝和胃。

（3）腰部：可治疗腰部肌肉酸软疼痛。腰酸痛多系劳伤,用"平推法"医治：①保持活力,调节体温;②增进兴奋性,培养二元(二元即元阳、元阴,元阳是肾气,元阴是肾水);③通经活络,扫除血行障碍;④去郁苏困,促进代谢功能。

2. 刨推　用掌根向下或向前一推一回,叫做"刨推",适用于胸部和腿部。

【操作方法】

用掌根向下或向前一推一回(图 7-29)。

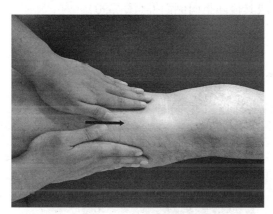

图 7-29　双手刨推法

【操作要求】

（1）胸部

操作部位：前胸部、侧胸部和背胸部。

操作顺序：和前平推胸部同,但是,手法不一样,平推如行舟,顺着平面直进,用力均适;刨推如刨物,顺着平面一起一落地前进,推时手重,回时手轻。

（2）腿部

操作部位：大腿和小腿。

操作顺序：①由左髋起,经过大腿部前面、侧面、后面,小腿部前面、侧面、后面,至足跗止;②由右大腿上端起,经过内面、前面、侧面、后面,小腿部内面、前面、侧面、后面至足跗止;③由右小腿侧面起,经过膝盖外缘,大腿侧面,至右髋止。

【临床应用】

（1）胸部：可治心胸绞痛。痛时才觉沉重或紧缩窒息感,此为气分病。气不顺,影响血液循环,血不和,致使胸部血管神经功能发生障碍;突然疼痛,痛势剧烈。用"刨推法"医治：①理肺气,扫除呼吸障碍;②疏肝郁,消释血行障碍。

这两种障碍一去,减少刺激,解除压迫,心胸部自然得到缓解。

（2）腿部：可治疗腿部疼痛,尤其是小腿瘀胀痛;专推足附和足背（脚面）可治足趾末梢部缺血。刨推能散郁去胀,产生消炎镇痛作用。所以,本法能治大腿痛和小腿痛。大腿痛多表现为酸痛;小腿痛分刺痛（锥刺样痛）和胀痛（瘀胀性痛）两样,刺痛多在前面,胀痛多在后面,诊断时要注意。

3. 侧推　双手用拇指或其他四指向侧面推,叫做"侧推"。

【操作方法】

双手用拇指或其他四指向侧面推（图 7-30）。

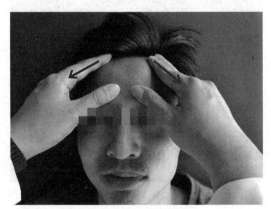

图 7-30　头部侧推法

【操作要求】

操作部位:头颈部。

操作顺序:①由鼻侧起,经过眉间、前头部、颅顶部、后头部,至后颈部;②由脑窝部（太阳穴）起,经过颊部或颞部,至锁骨窝;③由颊部起,经过腭部（下腭）、前颈部,至锁骨窝。

【临床应用】

可治头痛、牙痛、耳痛等病。头痛、牙痛和耳痛,多系肝胃火上升。用"侧推法"医治:①促进静脉血的回流;②减轻动脉管的充血;③缓和头皮的紧张;④抑制肝胃火动。

4. 推法注意事项

（1）推法可以和"按摩法""压法""揉法""搓法""拍法""打法""掐法""分法"结合使用。

（2）操作时宜做直线推动,不宜歪斜。

（3）操作时手法要灵活,不可呆滞;有力又不失柔和。

（4）为防推伤皮肤，可同时辅以推拿介质。

（二）拿法

用手拿定肌肉，用力轻重，慢慢地增减，叫做"拿"。拿法分展转拿、紧缩拿两种。

1. 展转拿　用一手或两手拿定肌肉，向左右展转，叫做"展转拿"。

【操作方法】

用一手或两手拿定肌肉，向左右展转（图 7-31）。

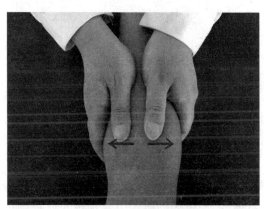

图 7-31　展转拿法

【操作要求】

操作部位：比较发达的肌肉，如肱二头肌、股四头肌。

操作顺序：自患病肌肉起点（起点又叫固定点，当肌肉收缩时不改变位置）拿起，先由左向右展转，再由右向左展转，慢慢进行，至着点（着点又叫止点，也叫运动点，当肌肉收缩时改变位置）止。

【临床应用】

可治上臂和大腿酸痛。肌肉受风、寒、湿邪的侵袭，收缩能力减退，酸软无力，突然疼痛。此病多见于上臂和大腿，用"展转拿"医治：①驱除外邪（风、寒、湿），恢复肌肉的收缩功能；②顺适筋节（肌肉转折相接续的地方，叫做"筋节"），促进血脉流通；③激发神经，引起或加强其调节作用。

2. 紧缩拿　用一手或两手拿起肌肉，向中紧缩，叫做"紧缩拿"。

【操作方法】

用一手或两手拿起肌肉，向中紧缩（图 7-32）。

【操作要求】

操作部位：肩部和颈部。

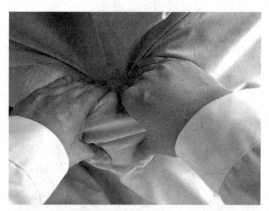

图 7-32　紧缩拿法

操作顺序：①自枕骨部外侧起，经过颈部，至锁骨外侧（锁骨三分之一的地方）和肩胛冈的上唇（斜方肌的止点）；②自锁骨外侧（锁骨三分之一的前面）肩峰和肩胛冈起，经过肌腹（三角肌的中央）至肱骨二分之一的外侧面。

【临床应用】

可治肩部冷痛。用"紧缩拿"医治：把紧缩的刺激力深入肌腠，追风驱湿，缓和神经，恢复正常体温，使患病的肌肉由紧张转入舒适，则冷痛可立时痊愈。

3. 拿法注意事项

（1）拿法可以和"推法""揉法""掐法"结合使用。

（2）推和拿有连带关系，是分不开的。所以，有时一推一拿即可起到有热泻热、有寒散寒、去积滞、通经络、和气血的作用，其功效之大，以推拿为最。

（三）附记

推拿是正骨法之一，凡关节遭受外来的刺激，经过手术治疗后，肿痛已除，伤痕已愈；但是关节周围附着的肌肉运动不能自如，内在的气血运行尚未畅适，或者骨节间微有错落，皆可用推拿来医治，而且见效很快。因此，本法取得了多数人的信心并逐渐盛行起来；又因其可治疗一切筋骨疼痛等病，推拿遂成独立科目；后来是法又为小儿科所采用，演出种种手法，叫做"小儿推拿"，或是"幼科推拿"，进而成为小儿科医术上的专有名词。

本节所谓推拿，其作用主要是：调和气血，通调机体，或通调机体的一部分，机体气血一调和则障碍自消除。此法主要依赖于机体生理上的自我恢复、自我调节；机体自我调节恢复功能正常，则病变消失，健康恢复。此外，本法有综合性，且运用范围很广，无论何种手法，都和它有密切联系，所以将其放在首位，作为技术治疗上的重要手法。

二、按摩法

按捺或抚摩患者的身体,叫做"按摩法"。分单手按摩、双手按摩两种。

(一)单手按摩

【操作方法】

先在患处附近的一点,用拇指按捺,然后用示指(第二指)、中指、无名指(第四指)、小指由内向外反复按摩,以达到最外点为止。适用于腹部、大腿部(图7-33)。

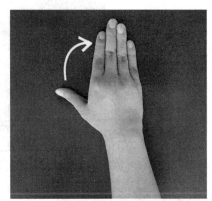

图 7-33　单手按摩

【操作要求】

1. 腹部

操作部位:上腹部、下腹部、侧腹部。

操作顺序:由上腹部起,如法按摩:①直下,经过脐部,至下腹部;②向左下,经过左侧腹部,至左侧腹股沟;③向右下,经过右侧腹部,至右腹股沟。

2. 大腿部

操作部位:髋关节、大腿、膝关节。

操作顺序:由髋关节起,如法按摩,顺序有三:①向大腿前面下行至膝盖;②向大腿外侧面下行至外髁;③向大腿后面下行至腘窝。

【临床应用】

1. 腹部　可治小肠气。脐(脐属小肠)部气滞,少腹胀痛,牵引睾丸或腰脊痛,叫做"小肠气"。小肠气是常见的一种疝气。用"单手按摩"医治:①抑制肝气横逆,消释腹膜的紧张痉挛;②舒展腹壁肌肉,解除少腹的压迫,使气结地方慢慢疏散;③郁结一去,气顺血和,疼痛立止。

2. 大腿部　治大腿麻痹。大腿麻痹,其病因或是受凉,或是受劳,或是受外界刺激,或是受传染病的侵害,大腿局部生理上发生障碍,很容易引起发作性的疼痛,失去感觉而成肌痹。用"单手按摩"医治:①唤醒知觉,消除障碍;②推进运动,兴奋神经;③通畅血行,调和营养。

(二)双手按摩

【操作方法】

用双手按摩,方式同上,唯两大指各按捺一处,中间距离一寸,按摩的范围,由近及远,顺次扩大,以达到限定部位为止(图7-34)。适用于背胸部、腹部和腰部。

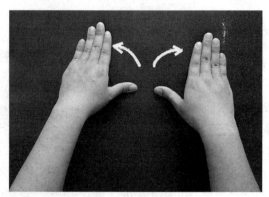

图 7-34　双手按摩

【操作要求】

1. 背胸部

操作部位:肩部、肩胛部、肩胛间部、肩胛下部。

操作顺序:①由肩胛部起,向下内方按摩,至肩胛部止;②由肩胛间部起,向下外方按摩,至肩胛下部止。

2. 腹部

操作部位:脐部周围。

操作顺序:①由脐上起,按摩至脐下止;②由脐左起,向下、向右、向上、复至左,旋转按摩。

3. 腰部

操作部位:腰椎部、骶椎部和臀部。

操作顺序:①由第一腰椎起,依次向下按摩,至第五腰椎止;②由臀部起,经过骶椎部,按摩力向腰椎部集中。

【临床应用】

1. 背胸部　可治肩背牵涉性痛。肩背痛除感受风、寒、湿外,又有所谓"牵涉性痛"。受内脏病变的牵涉而发生疼痛,如:胆囊痛常可牵涉至肩膀(右肩膀);肝气痛常可窜至脊背,等等。用"双手按摩"医治:①刺激体表,使皮肤内的神经末梢起反射作用,调整内部病变,恢复机体正常状态;②找出患部压痛点,反复按摩,向四处扩散,使该部疼痛得到缓解。

2. 腹部　可治肚痛。肚痛多数是寒结、气滞或食积。用"双手按摩"医治:①能散寒;②能解郁;③能促进血液和淋巴运行;④能增进粪便排泄。

3. 腰部　可治腰眼空痛(肾虚腰痛)。腰眼在第二腰椎下(第十四椎下,自胸椎算起)旁开寸半,前与脐平,是肾俞所在的地方。此处空痛多是肾气不足,也可以说是肾亏(劳欲过度,神经衰弱)。

(三)按摩法注意事项

1. 按摩法可以和"推拿法""运法""揉法""拍法""打法""分法""合法"结合使用。

2. 施用时,手宜轻,力宜均,或单手,或双手,按照患病部位大小和关节周围情形酌定。单手按摩,有时用拇指按摩,有时用示指、中指、无名指按摩,循环交替,相机而行,以达到按摩治疗目的为主,不可拘泥方式;双手按摩也是这样。即所谓"法虽有定,变通在人"。

三、拍法

用手平打叫做"拍",拍法分单拍、双拍两种。

(一)单拍

【操作方法】

用一手拍患处,叫做"单拍"(图7-35)。

【操作要求】

操作部位:上肢的胳膊弯(臂窝)和下肢的腿弯(腘窝)。

操作顺序:①拍法自下而上(拍胳膊弯自前臂起,拍腿弯自小腿肚起),到关节窝拍的次数要多;②拍力由轻而重,往复循环。

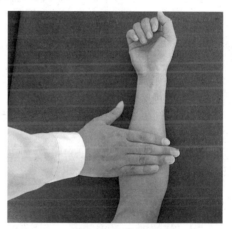

图 7-35 单拍法

【临床应用】

可治痧证。暑夏贪凉饮凉,食物不慎,致使肚痛绞肠、发痧吐泻,统称"痧证"。此病起病急,病情重,如果一时医药全无,可急用"拍法"医治,拍胳膊弯和腿弯,拍出紫色,针刺出血,重症可减轻,轻症可痊愈。

(二)双拍

【操作方法】

双手用示指、中指、无名指三指拍患处,叫做"双拍"。适用于背部和肩部(图 7-36)。

【操作要求】

1. 背胸部

操作部位:肩胛部、肩胛间部、肩胛下部。

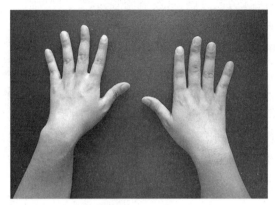

图 7-36　双拍法

操作顺序:①由两肩部起,向下拍至肩胛部;②由肩胛间部起,直下拍至肩胛下部,再斜向两侧。

2. 肩部

操作部位:颈下两肩一带的地方,前有锁骨二,后有肩胛骨二,是上肢的一部分。

操作顺序:①由膀尖(肩峰)起,向下拍至肱骨外侧,向内拍至斜方肌上端;②由肩膀中央起,前拍至锁骨,后拍至肩胛骨。

【临床应用】

1. 背胸部　可治哮喘。哮喘发作,呼吸不畅,苦闷难堪。用"双拍法"医治:①拍两肩部和肩胛部,使胸腔的横径不断地增大或缩小,缓和迷走神经紧张,解去胸部压迫感,缓解气管痉挛;②拍肩胛间部和肩胛下部,刺激交感神经,舒畅肺气,解除呼吸困难。

2. 肩部　可治风痹(风痹是肩部在冷痛的过程中,继续受风造成的病症,又称"过肩风"),即仲景所谓"邪在于络,肌肤不仁"的症候。用"双拍法"医治:①追风驱湿,激发神经功能;②行气通络,加强血液循环,外邪(风湿)一去,内障自消,则肩部主要的肌肉(如三角肌、冈上肌、冈下肌、肩胛下肌等)可逐渐恢复,达到壮筋起痹的目的。

(三)拍法注意事项

1. 拍法可以和"推拿法""按摩法""打法""揉法""运法"结合使用。

2. 拍法是一种相对平和的刺激法,比压法重,比打法轻,它的效用除调气和血外,主要的就是引起神经作用。

3. 拍时要按照病症,对准部位,手法宜缓宜急,拍数或多或少,临时酌定。

此外,诊断小儿腹胀与否,用拍法拍腹部,在诊腹上也是很需要的。

四、打法

击打患处,叫做"打"。打法分掌打、拳打两种。

(一)掌打

【操作方法】

掌打分侧掌打、虚掌打、合掌打、反掌打四种:

1. 侧掌打　两手用侧掌交替轻打,叫做"侧掌打"(图 7-37)。

2. 虚掌打　双手手指并拢,略为凹屈,成虚掌状,叩打患处,叫做"虚掌打"(图 7-38)。

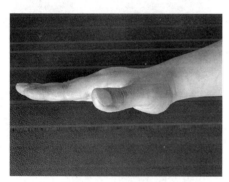
图 7-37　侧掌打

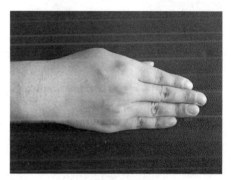
图 7-38　虚掌打

3. 合掌打　两手手指作锯齿状的联合,挤打患处,叫做"合掌打",也叫"叉手打"(图 7-39)。

4. 反掌打　两手手指略为弯曲,掌心向上或向里,敲打患处,叫做"反掌打"(图 7-40)。

【操作要求】

1. 侧掌打

操作部位:季肋部和脐部。

操作顺序:由季肋部起,向内下方打至脐上方,向两侧到脐下部,交互循环。

2. 虚掌打

操作部位:脊背部。

操作顺序:自肩部内侧起,沿脊柱的两侧,向下依次叩打,由轻而重。

3. 合掌打

操作部位:上臂。

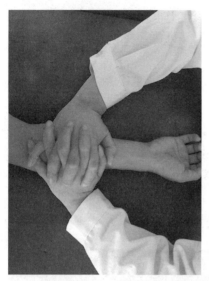

图 7-39　合掌打

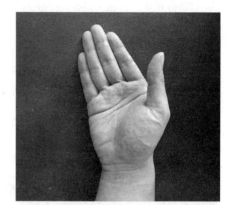

图 7-40　反掌打

操作顺序：自肩至肘，依次挤打，由上而下，或由下而上，由左而右，或由右而左。

4. 反掌打

操作部位：左胁肋。

操作顺序：①由左肋内侧起，至外肋止；②由左肋上部起，至下部止。

【临床应用】

1. 侧掌打　可治脐部气聚结痛。暴食后，胃气突然下降，结聚一处，绕脐疼痛，急用"侧掌打法"医治，可解郁去滞，消除胃肠的急剧性痉挛，使局部气顺血和，则疼痛可立时痊愈。

2. 虚掌打　可治脊背痛。斜方肌受高枕的抵抗，或上臂猛烈内旋的牵制，致使脊背发生疼痛，肱骨不能外展，或外展不到 90°，影响动作。用"虚掌打法"医治，借空气的鼓荡做有弹力的叩打，可激发该部神经的调节功能，疏散郁滞，恢复肌肉的正常状态，缓解疼痛。

3. 合掌打　可治上臂痛（肘臂痛）。上臂肌肉劳动后感受风湿，发生疼痛，甚至痛不能举，用"合掌打法"医治：①由上而下（注意肱动脉血流），或由下而上（注意头静脉、肱静脉、贵要静脉血流）挤打，加速上臂脉管内的血液和淋巴管内的淋巴液循环，促进营养和排泄；②由左而右，或由右而左挤打，使患处肌肉发生被动收缩，血和气顺，郁去胀消。

4. 反掌打　可治疗左胁肋痛。肝脏违和，左肋作痛，用"反掌打法"医治，条达肝脏,以顺气为主,气顺痛自止。

(二)拳打

【操作方法】

两拳心相对,或两拳眼相对,用拳更替击打,叫做"拳打"(图 7-41)。

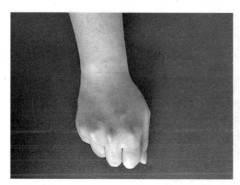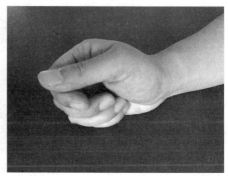

图 7-41　拳打法

【操作要求】

操作部位:腰背部。

操作顺序:自背部上边起,经过胸椎部、腰椎部、骶椎部至臀部止,往复击打,由轻而重。

【临床应用】

可治疗腰背痛。居住洼地,日受潮湿,以致风寒湿侵入筋络,散布骨节,腰背等处发生压榨性的疼痛。用"拳打法"医治:①攘寒驱湿;②发汗退热;③使血液循环正常;④使神经功能兴奋。因此,本法能清除外邪,消灭病原,恢复生理功能,缓解腰背痛。

(三)打法注意事项

1. 打法可以和"推拿法""按摩法""压法""揉法""运法"结合使用。

2. 腰背痛虽是感受风寒潮湿,但实际上是肾气虚弱,抵抗力不够。假使迁延失治,外湿引起内湿,很容易流注下肢,侵犯膝脚,阻滞血脉,妨碍营养,发生浮肿,日久或转冷痹,或为偏枯(半身不遂)。所以,患这种病症的人,应当抓紧时间,赶快治疗。

五、迭法

迭法是一种连环折叠的刺激法,分为"拳迭法""腰迭法""股迭法"三种。

（一）拳迭法

【操作方法】

两手握拳,拳眼相平,向外下方转折,拳心向上,掌骨和指骨本节的关节杵按患处,向怀里折叠,拳心向下,叫做"拳迭法"（图 7-42）。

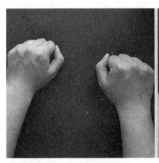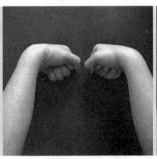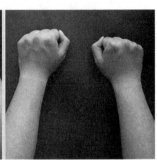

图 7-42　拳迭法

【操作要求】

操作部位:腹部。

操作顺序:自胃上口（贲门）起,经过小肠（十二指肠、空肠、回肠）到大肠（盲肠、结肠、直肠）直肠部止,往返折叠,至多七遍。

【临床应用】

可去积消胀。拳迭法顺着次序,分三个步骤:①拳迭上腹部和脐部,增进胃肠蠕动,促成食糜和消化液的混合和推进;②拳迭下腹部和右侧腹部,把食物残渣输送于大肠;③拳迭横形结肠远端和左侧腹部,使浊气下降,粪便慢慢下移。因此,能去积消胀。

（二）腰迭法

【操作方法】

腰上部向下折叠,叫做"腰迭法"。

【操作要求】

操作部位:腰部。

操作顺序:先令患者坐起,两腿伸直,然后腰向下迭,迭时呼气,两手前伸,还原时吸气,两手举起,和耳门相对,使胸腔扩大。

【临床应用】

能下宿食,又能益气固精。腰迭法的效能:①增进结肠的反射运动,使结肠袋不断收缩,促进食物残渣向下移动;②使腹肌收缩和膈肌下降配合起来,压迫粪便向直肠蠕动;③缓解呼吸功能障碍,提高肺部气体的交换能力;④维护肾元,使相火(肝肾火)下行。

(三)股迭法

【操作方法】

医者左手捺住患者的膝盖,右手托住小腿,使股(大腿)向上前方折叠,叫做"股迭法"(图7-43)。

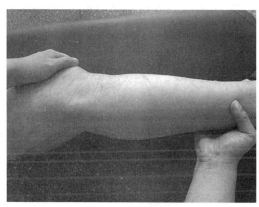

图7-43　股迭法

【操作要求】

操作部位:大腿、髋关节和膝关节。

操作顺序:先令股向上前方折叠,然后再向外转或内转,以七遍为度。

【临床应用】

可治大便燥结。大肠火盛水亏,大便干燥,致成结症,叫做"燥结"。本病病位多在结肠或直肠,在结肠者,又多在乙状结肠。用"股迭法"医治:①对于副交感神经予以强刺激,使起反射作用,增强胃肠运动,增加肠液分泌;②使肠壁收缩或扩张,屈伸两侧腹部肌肉,消除盲肠部(盲肠部在右髂骨窝,此处发生障碍则滞腻肠壁,致宿食不下)和乙字部(乙字部在左髂骨窝,此处发生障碍,粪结硬块而成结症)的障碍,使食物和粪块按时下移,不致积滞。

(四)迭法注意事项

1. 迭法可以和"推拿法""按摩法""揉法""掐法""点法""运法"结合使用。

2. "拳迭法"折叠180°,"腰迭法"折叠45°,"股迭法"折叠125°。

3. 拳迭、腰迭、股迭运用时,要合理把握手法的力度,不但要达到刺激腹神经,挤压腹膜,牵动腹肌,并且影响内脏,使其起反射调节作用;同时还要注意手法操作的轻柔,以免腹腔内脏处于被动地位而感觉疼痛,这是临床施用迭法时,应当特别注意的。

六、摩法

摩法是一种刺激皮质的传感法,分旋摩法、擦摩法两种。

(一)旋摩法

【操作方法】

用手指(中指或拇指)或手掌在患处旋转研摩,叫做"旋摩法",又叫"回转法"(图 7-44)。

【操作要求】

操作部位:肘部、膝盖、髌骨等处。

操作顺序:在患处周围,由左而右,自内方起,向外方旋转研摩。

【临床应用】

可疏散凝滞的气血。肘部、膝盖、髌骨等处,受外力的刺激,突然肿胀。急用"旋摩法"医治,去滞解凝,退热消炎,则肿胀的部分,自能慢慢痊愈。

(二)擦摩法

【操作方法】

用一手或两手擦摩患处,叫做"擦摩法",也叫"干浴法"(图 7-45)。本法因用法不同,分为以下四种:自上而下的擦摩法;自下而上的擦摩法;自左而右的擦摩法;自右而左的擦摩法。

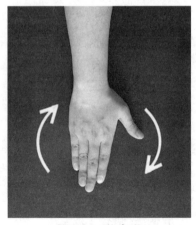

图 7-44 旋摩法　　　　　　　　图 7-45 擦摩法

【操作要求】

1. 自上而下的擦摩法

操作部位:后头部。

操作顺序:自颅顶部起,向后方擦摩,分至两侧颈部止。

2. 自下而上的擦摩法

操作部位:腰部。

操作顺序:由骶骨(骶脊髓第二至第四节,是副交感神经分出的地方,摩擦次数要多)起,向上摩擦,经过第五、四、三、二腰椎,至第一腰椎止。

3. 自左而右的擦摩法

操作部位:腹部。

操作顺序:由左侧腹部起,经过脐部,至右侧腹部止。

4. 自右而左的擦摩法

操作部位:胸部。

操作顺序:由右侧胸部起,向左侧擦摩,经过乳房(摩擦时避开乳头)到胸骨部,再由胸骨部到左侧胸部。

【临床应用】

1. 自上而下的擦摩法　可治失眠或嗜睡,头沉眩晕,精神恍惚。

2. 自下而上的擦摩法　可利用传感作用,刺激副交感神经,使血管扩张,促进肾脏功能,上发津液(升肾水),下通水道(利尿液),滋阴润燥,泄热消毒。

3. 自左而右的擦摩法　可散郁去滞,解除胸腹的满闷和胀痛,缓解肝脏各类疾病。

4. 自右而左的擦摩法　可治疗右胸胁痛。右胸胁痛,多系肝气为患,或是胆囊部猝然发作锥刺样的剧痛,牵涉胸胁。用"自右向左的擦摩法"医治:①疏散郁结,制止肝阳的冲击;②消除胀满,缓和右上部肌肉的紧张,宽胸利气,条达肝脏。

（三）摩法注意事项

1. 摩法可以和"推拿法""按摩法""揉法""压法""拍法""打法""掐法"结合使用。

2. 摩法是一种刺激皮肤的传感法,在患处只可徐徐研摩或擦摩,任其自然,绝不能用大力,假若动作十分激烈,发生疼痛,反难传感。

3. 背胸、腹腰等部,患处广大,用压法无效时,都可以用摩法,由压痛点成微动状态,慢慢地向四周做辐射状的扩散,解凝去滞,患病的地方,自然能减轻或痊愈。

七、揉法

用手指或手掌揉摩患处叫做揉法。揉法分指揉和掌揉两种。

（一）指揉

【操作方法】

有一指揉、二指揉、三指揉三种。

1. 一指揉　用拇指或中指摩揉患处,或患处附近的地方。

2. 二指揉　用示指、中指并行揉摩。

3. 三指揉　用示指、中指、无名指并行揉摩(图7-46)。

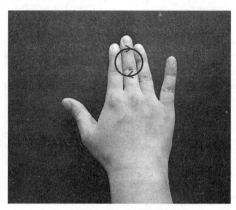

图7-46　指揉法

【操作要求】

1. 一指揉

操作部位:脑窝(太阳穴)。

操作顺序:自下颌骨的上面揉起,经过耳的前方,额肌的后角,折回脑窝的中心,揉的次数较多。

2. 二指揉

操作部位:头顶或头侧的一部分。

操作顺序:先揉前头部(双手),再揉颅顶部,最后揉后头部。

3. 三指揉

操作部位:腹部。

操作顺序:①自上腹部揉起,折向左,转向右,至季肋部止;②自胃体揉起,过肚脐,至下腹部止。

【临床应用】

1. 一指揉　可治头脑痛。脑窝是风寒最易侵入的地方,如果受了风寒,头脑马上就感觉疼痛。用一指揉法医治:①缓和皮肤紧张;②疏风散寒,驱逐外邪;③减轻头昏,降低血压;④分散颞浅动脉的充血;⑤扫除头部诸静脉血循环的阻碍;⑥舒缓神经,解除刺激和压迫。

2. 二指揉　可散风去火,治头顶痛和偏头痛。身心过劳或房事过度,相火(肝肾火)升腾,致使头顶或头的半侧发生灼痛或刺痛。用"二指揉法"医治:①分解头部诸动脉的充血,使其向头下各部疏散;②降低头皮邪热,制止风火上攻;③安抚面神经颞支(在前头部和颅顶部的额肌上)、耳后支(在后头部的枕肌上)和三叉神经第一支的一部分(在前头部),使刺激消失,解除压迫。

3. 三指揉　可治腹胀。饮食无节,脾胃二经发生病变,脾气不能运行,胃气不能下降,致使身热头痛,腹胀如箕。用"三指揉法"医治,可健脾和胃,畅达正气,疏散浊气,滞塞一去则胀满自消。

【注意事项】

1. 指揉法可以和"推拿法""摩法""压法""掐法""迭法"结合使用。

2. 揉法是一种婉转回环式的柔和法。凡是需要和解的疾病,都可以用揉法医治,手法要轻要慢,揉时认定部位,按照顺序施术。

3. 遍数多寡,时间长短,视患者的病情临时酌定。

(二)掌揉

【操作方法】

有全掌揉、侧掌揉两种。

1. 全掌揉　用全掌揉摩患处(图7-47)。

2. 侧掌揉　用侧掌揉摩患处。

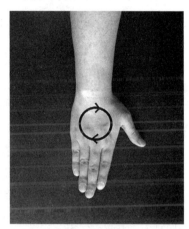

图7-47　掌揉法

【操作要求】

1. 全掌揉

操作部位:脐部和胃脘。

操作顺序:用于脐部者,由脐上揉起,至脐下止;由脐的中心揉起,向四周扩散。用于胃脘者,由胃上口贲门起,经过胃底,全胃下口幽门止;由胃右上方小弯起,经过胃体(胃脘)至胃左下方大弯止。

2. 侧掌揉

操作部位:盲肠和乙状结肠。

操作顺序:用于盲肠者,自回肠、盲肠部起,至降结肠止,揉时侧重盲肠下端——阑尾,由轻而重。用于乙状结肠者,上自降结肠起,下至直肠止,揉时侧重上部,因势利导。

【临床应用】

1. 全掌揉　用于肚脐,可治肠绞痛;用于胃脘,可治胃脘痛。

肚脐是小肠的中心点,抵抗力弱,夜寒最容易由这个地方侵入而发生寒痛症,绕脐疼痛。用"全掌揉法"医治:①调整小肠的消化和吸收等功能;②使食物残渣移入大肠;③制止小肠不正常或痉挛性的肠壁收缩;④疏散小肠气;⑤恢复肠神经的调节作用。

胃脘分上脘、中脘、下脘三部。用"全掌揉法"医治胃脘痛:①增进胃的蠕动力;②排出胃内滞留的残余食物;③促进胃腺分泌;④减轻胃部的膨满压重感;⑤制止肝气横逆;⑥使胃气下降。

2. 侧掌揉　可治盲肠炎和结症：①消释胀满；②扫除异物；③分解宿食；④兴奋神经　⑤扩张血管，解除静脉血回流障碍。

【注意事项】

1. 掌揉法可以和"推拿法""摩法""压法""分法""合法"结合使用。

2. 手法要轻要慢，揉时认定部位，按照顺序施术，遍数多寡、时间长短，视患者的病情临时酌定。

3. 化脓性的盲肠炎或盲肠周围炎，脓已成时，就是"肠痈"。若粪便中带有五色花脓，不适用揉法，临床应予注意。

八、掐法

用指头掐和扣患处，叫做"掐法"。掐法分三指掐、四指掐、五指掐三种。

（一）三指掐

【操作方法】

用拇指、示指、中指掐和扣患病关节，叫做"三指掐"（图7-48）。适用三指掐的有颞下颌关节、手腕关节、掌指关节、胸锁关节四种。

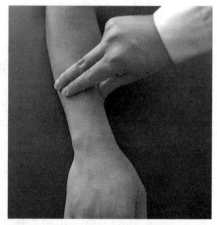

图 7-48　三指掐法

【操作要求】

1. 颞下颌关节

操作部位：下颌骨。

操作顺序：用示指、中指掐下颌骨的关节突，用拇指掐下颌窝或颏孔（下颌体上缘有齿槽，在第二前白齿下有一孔，叫做"颏孔"），左痛掐左，右痛掐右。

2. 手腕关节　分腕间关节、桡腕关节、腕掌关节三种。

（1）腕间关节

操作部位：腕骨中间的关节。

操作顺序：腕骨共八块，分两列，上列是舟骨、月骨、三角骨和豌豆骨；下列是大多角骨、小多角骨、头状骨和钩状骨，各骨集合成小关节。掐时先掐上列，次掐下列，手要放轻，并须微微摇动。

（2）桡腕关节

操作部位：桡骨远端和腕部的舟骨、月骨、三角骨。

操作顺序：拇指放在桡骨前方，示指、中指支着下边的腕侧，先掐关节的内侧(桡骨远端前方的内侧);次掐关节的外侧(桡骨远端前方的外侧)。这两个地方,都是桡腕的关节窝,掐时微觉疼痛,需要摇动,并向前推进。

(3)腕掌关节

操作部位:掌骨和腕部的大多角骨、小多角骨、头状骨、钩状骨。

操作顺序:先掐第一掌骨(拇指下的掌骨),次掐二、三、四、五各掌骨,掐时须上下运动或旋转运动,以活筋骨。

3. 掌指关节

操作部位:手掌和手指。

操作顺序:先掐拇指掌骨关节;次掐示指、中指、无名指、小指和掌骨所构成的关节,掐时,每个关节都要做屈伸运动;并掐关节的中间,尤其是拇指、示指和掌骨构成关节的中间,即合谷穴。须用力掐扣,并略施按摩。

4. 胸锁关节

操作部位:胸骨柄和锁骨的内端。

操作顺序有二:①掐胸骨柄的上缘,两手示指、中指在上,左右相对,中间约距离一寸,拇指在下,两指甲面相对;②掐锁骨的内端,拇指不动,两手示指、中指向外侧移动,至锁骨外侧弯止。

【临床应用】

1. 颞下颌关节　治牙痛和颞下颌关节痛。

2. 手腕关节

(1)腕间关节:可治手腕痛。

(2)桡腕关节:可治桡腕关节痛。桡腕关节是桡骨远端和腕部的舟骨、月骨、三角骨所成的关节。桡神经和桡动脉都分布在此,持械劳役时,倘或用力过猛,则会发生急剧疼痛,影响拇指屈、伸、内收、外展、环行等动作。用"三指掐法"医治:①改善腕部组织内的血液循环,尤其是桡动脉的循环;②促进关节腔内渗出液的吸收;③解除关节运动障碍;④加强桡腕筋腱的收缩能力,恢复拇指的各种动作。

(3)腕掌关节:可治腕掌关节肿硬麻木。

3. 掌指关节　可治指节痛、指面痛和手面痛。用"三指掐法":①掐各关节的筋节,用力时轻时重,加强收缩力;②掐两指歧骨间的结缔组织,拇指在上,示指、中指在下,可消散疲劳物质,解除障碍;③掐关节的内面,拇指在下,示指、中指在上,略为移动,疏通各关节的脉络,使血行无阻;④掐掌指各关节的全面,调理运动神经,使麻痹部分恢复运动功能。掌指关节痛在起始时,用"三指掐法"医治,很容易见效。若是迁延失时,那就非常困难了。

4. 胸锁关节　可治"围脖风"。胸满项强,身热心冷,四肢无力,食欲不振,受风在脖子以下、胸腔以前叫做"围脖风"。用"三指掐法"医治:①掐锁骨内端。锁骨内端是颈内静脉通过的地方,掐锁骨内端可促进颈部静脉血的回流。②掐胸骨柄上缘。颈总动脉由胸骨柄上缘向上分出,尤其是右颈总动脉和右锁骨下动脉由右侧胸锁关节处分出。掐胸骨柄上缘可减轻颈部动脉的充血。

【注意事项】

1. 掐法可以和"推拿法""按摩法""压法""摇法""揉法""运法"结合使用。

2. 手腕关节掐法,多是针对外伤;对于老年气血衰颓,病入筋骨,手腕疼痛,或感受风寒湿邪而致的疼痛,也有一定的缓解和治疗作用。

3. 掌指关节掐法,可和"捻法""搓法"相结合,辅以热敷,能够苏困解乏,和血顺气,较快缓解疼痛。

4. 胸锁关节掐法宜轻不宜重,手法和缓,忌急进。

（二）四指掐

【操作方法】

用拇指、示指、中指、无名指掐扣患处,叫做"四指掐"(图 7-49)。

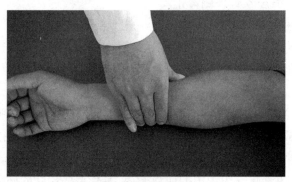

图 7-49　四指掐法

【操作要求】

操作部位:胃肠等处。

操作顺序:自胸骨剑突两侧掐起,经过胃部、小肠三部,至大肠末部止(详前"迭法")。存食在某部,就注重某部,掐的次数也相对较多,时间也较长。掐时两手拇指用力稍大,按照部位下移。

【临床应用】

消食去积。食积不化,胸闷腹胀,身不热,头不痛,是胃肠常见的病症。用"四指掐法"医治:①加强消化作用,使食物不致停滞;②使粪便不致黏硬。消化力弱、胃肠蠕动迟缓、常患食积的人,每天在睡觉前或睡醒后,应该使用掐法,帮助消化,促进排泄,预防胃肠病的发生。

【注意事项】

1. 四指掐法可以和"推拿法""按摩法""揉法""迭法"结合使用。

2. 单纯因食积而引起的腹痛,可用"四指掐法"医治。若满腹疼痛,有"腹膜炎"征象,不适用掐法。

(三)五指掐

【操作方法】

用五指掐扣患病关节,叫做"五指掐"(图 7-50)。适用于肘关节、踝关节、膝关节、肩关节、髋关节。

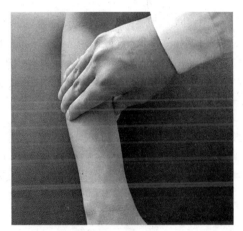

图 7-50　五指掐法

【操作要求】

1. 肘关节

操作部位:肘关节。

操作顺序:先掐肱骨的内上髁(尺侧上髁)和外上髁(桡侧上髁),次掐桡骨头和尺骨鹰嘴;最后掐关节窝,并运动前臂。

2. 踝关节

操作部位:踝关节。

操作顺序:跗骨共七块,分前后两行排列,前行是三块楔骨、一块骰骨;后行是跟骨、距骨和舟骨。掐时先掐前行,侧重筋腱的中间;次掐后行,侧重跟腱的两侧和关节窝。

3. 膝关节

操作部位:膝关节。

操作顺序:腿屈时,先掐关节囊(围绕关节一周的韧带);次掐膝眼(膝眼在髌骨下凹陷处,左右各一);腿伸时,先掐髌骨周围,次掐股骨远端的内外髁。

4. 肩关节

操作部位:肩关节。

操作顺序:先掐肩胛窝,肩胛窝分冈上窝和冈下窝,冈上窝是肩胛冈上部的凹陷,就是锁骨和肩胛骨二者中间的凹陷;冈下窝,是肩胛冈下部的凹陷。次掐肩胛下窝,肩胛下窝是肩胛骨的肋面下内侧的凹陷。再掐肩胛骨的外侧端,即肩峰。最后掐肩胛盂,肩胛盂是肩峰下面外角侧面的一个浅窝,和肱骨头相连。

5. 髋关节

操作部位：髋关节。

操作顺序：①掐髋嵴（髋嵴是髋骨的上缘）和髋窝（髋窝是髋骨前缘的凹陷处，在髂前上棘和髂前下棘的中间）；②掐股后诸肌（股二头肌、半腱肌、半膜肌），掐腘窝；③掐小腿背面的肌肉（腓肠肌、比目鱼肌）；④掐腓骨下端的外踝与足背。

【临床应用】

1. 肘关节　用"五指掐法"医治肘关节痛：①掐肱骨的内上髁和外上髁，对于桡神经和正中神经予以较强刺激，使其由麻痹而兴奋；②掐桡骨头和尺骨鹰嘴，扫除运动性障碍；③掐关节窝，促进脉管功能；④运动前臂，内收或外展，活动关节，屈或伸滑动关节面，使局部的气滞血凝慢慢消散；⑤恢复肱二头肌（屈肘）和肱三头肌（伸肘）的对抗作用，加强肘的屈伸力量。

2. 踝关节　步履不慎，遭受踥闪歪失，发生疼痛，仅伤筋尚未动骨者，不宜用接、整、端、提等法，最好用"掐法"，尤其是"五指掐法"，其效能是：①激发胫前和胫后神经的调整应变功能，恢复足背（伸趾肌）和足底（屈趾肌）肌肉的正常作用；②抑制胫神经的亢奋，缓解小腿背面肌肉的痉挛；③疏通踝关节上的血管，促进血液循环，扫除血行障碍。

3. 膝关节　用"五指掐法"医治膝关节痛：①掐关节囊，保持关节的固有位置，促进滑膜内液体的吸收；②掐膝眼，使迟钝或麻痹的神经兴奋，防止筋肉萎缩；③掐髌骨周围，促进关节上的血行通畅，调和营养；④掐股骨的内外髁和胫骨的内外髁，扫除障碍，恢复运动上的各种功能。

4. 肩关节　用"五指掐法"医治肩关节痛：①掐肩胛窝，兴奋肩胛上神经，调整冈上肌和冈下肌外展、外旋肱骨的功能；②掐肩胛下肌，兴奋肩胛下神经，调整肩胛下肌向下内旋肩部的功能；③掐肩胛端，兴奋腋神经，调整三角肌外展和上掣肱骨的功能；④掐肩胛盂，兴奋桡神经和肌皮神经，调整肱三头肌伸肘和肱二头肌屈肘等功能。

5. 髋关节　可治髋关节痛和大腿痛。腿脚过劳，或房事过度，或感受风寒潮湿，或受传染病影响，都能引起髋关节发作性疼痛，坐卧不宁，致使下肢的一切动作异常，感觉不便。用"五指掐法"医治：①掐髂嵴和髂窝，掐髂嵴，兴奋臀上神经、臀下神经，调整臀部诸肌（臀大肌、臀中肌、臀小肌）伸髋和外展股骨的功能；掐髂窝，兴奋股神经，调整髂肌、缝匠肌、股直肌等屈髋的功能。②掐股后诸肌，兴奋腓总神经和胫神经，调整屈膝伸髋等功能。③掐膝腘，兴奋股神经、胫神经、腓总神经,调整各肌屈膝伸膝的功能。④掐小腿背面肌肉和腓骨下端的外踝与足背,掐小腿背面肌肉,可疏经通络,解除小腿瘀胀,恢复跟腱反射;掐腓骨下端的外踝与足背,兴奋腓总神经,缓解跟腱麻痹和关节挛缩。这几种掐法对于髋关节痛是一种协助治疗,因为髋关节的疼痛,是自坐骨神经发出,沿大腿后面,到膝腘而达于外踝和足背。所以,五指掐法到小腿、外踝和足背即止。

【注意事项】

1. 掐法可以和"推拿法""按摩法""摇法""运法""揉法""搓法""拍法"结合使用。

2. 踝关节痛,初得时即用掐法医治,自能防止炎症发生,缓解疼痛,于三四星期后,恢复各种运动功能。若迁延失治,局部皮肤红热,关节肿大,瘀血内结,势将成疮,或硬固麻木,久成痼疾,妨碍运动,那就非推拿手法所能治疗了。

3. 膝盖痛的人,下部要温暖,不可再受风湿而加重病情,尤其是秋凉冬冷的时候,更当注意。

4. 掐法的主要作用是调和气血,去滞解凝。掐的次数,7~30遍,时间3~15分钟,治疗时间为1周或3~4周,按病症轻重临时酌定。

九、点法

用两指或一指指点患处,叫做"点法"。分上下点、左右点、周围点三种。

(一)上下点

【操作方法】

用两指(示指、中指或两拇指)指点患处,自上而下,叫做"上下点"(图7-51)。

【操作要求】

操作部位:背部脊柱的两侧。

操作顺序:上下点自后头部起,顺着脊柱两侧,向下经过颈椎、胸椎、腰椎、骶椎神经节,达骨盆止。这些神经节都是交感神经节,在左右两条交感神经链上排列,由交通支和脊神经前支相连接,由交感神经链的神经节和其他许多神经节(腹腔神经节、肠系膜上神经节、肠系膜下神经节等)发出纤维,形成交感神经丛。

【临床应用】

可治背部冷痛。背部遭受凉气侵袭或雨水淋漓,血管收缩,神经紧张,就会发生阵发性的冷痛。用"上下点法"自后头部起,沿脊柱两侧,按照各段神经节存在的部位,向下垂直地依次做点法,可调节身体内部生理功能,防止病变,恢复正常体温,舒张血管,缓和神经。

（二）左右点

【操作方法】

用两指（示指、中指或两拇指）或三指（示指、中指、无名指）自左而右,指点患处,叫做"左右点"（图7-52）。

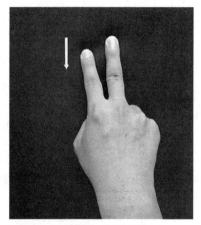

图7-51　上下点法

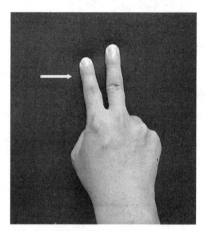

图7-52　左右点法

【操作要求】

操作部位:腰部。

操作顺序:左右点,自背阔肌左下部起,经过腰背筋膜（腹横肌的一部）,至背阔肌右下部止。

【临床应用】

可治腰脊强直痛。因体力过劳,或受外力刺激,容易引起腰脊强直疼痛,致使腰间运动关节发生障碍,腰不能屈,并不能旋转躯干。用"左右点法"医治:①伸展腹部两侧肌肉,缓和腹壁紧张;②减轻腰腹肌肉的过度反射。

（三）周围点

【操作方法】

用中指或拇指向患处周围指点,叫做"周围点"（图7-53）。

【操作要求】

操作部位:盲肠的盲端下部、乙

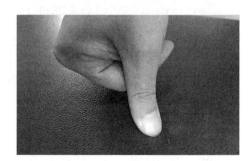

图7-53　周围点法

状结肠。

操作顺序：用于盲肠者：①自回肠盲肠部点起，经过盲肠，直至升结肠；②自盲肠下部——阑尾起，上移至盲端的周围，用递加法由轻而重。用于乙状结肠者：①自降结肠点起，慢慢下移至乙状结肠，接连点至直肠；②自骶部两侧点起，尤其是左侧点的次数要多，上移至乙状结肠止。

【临床应用】

用于盲肠的盲端下部，可治阑尾炎；用于乙状结肠，可治大便秘结。在初觉疼痛时，用"周围点法"由患处附近地方点起，由外而内，集中力量，予以适当刺激，启闭开塞，郁结一去，炎症自然消失。乙状结肠部的活动力较弱，用"周围点法"在患处周围或骶部的两侧施治，能够润燥散结，使食物残渣软化；增加肠的蠕动力，协助排便。

（四）点法注意事项

1. 点法可以和"推拿法""按摩法""搓法""揉法""压法""迭法""打法"结合使用。

2. 点法是一种较强的刺激法。指头和皮肤成直角或锐角点去，直达病原所在，探取神经，好像蜻蜓点水一样，引起内部脏腑的反射，或对远隔的某一部有影响，发动运输、蠕动、排泄、消散等功能，能令该部肌肉兴奋，组织灵活，维持它的舒适感觉。

十、搓法

【操作方法】

用一手或两手搓摩患处，叫做"搓法"（图 7-54）。

【操作要求】

施术部位：腹部和手指部。

操作顺序：腹部自肚脐搓起，患病部分偏左，就向左搓，偏右就向右搓；手指部，哪一个疼痛就搓哪一个，搓时中指在上，示指、无名指在下，中留空隙，把患病指头嵌入，由本节下面起，往复搓摩，指面搓的次数要多。

【临床应用】

可治腹部冷痛和手指刺痛。

对于腹痛的治疗，用"搓法"医治，能起

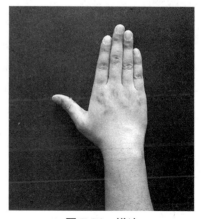

图 7-54　搓法

到温中生热,攘寒驱湿;增加热力,消除滞碍的作用。

对于手臂刺痛的治疗,用"搓法"医治,能起到疏通脉络,增进循环,和血顺气的作用。

【注意事项】

1. 搓法,可以和"按摩法""拍法""打法""捻法""揉法""弹法""摇法"结合使用。

2. 搓法和摩法相仿,都是利用传感作用刺激皮肤。但是,搓法在患病部分往复搓摩;摩法在患病部分或纵行擦摩(自上而下或自下而上的擦摩,都是纵行擦摩),或横断擦摩(自左而右或自右而左的擦摩,都是横断擦摩),或旋转研磨(旋摩法),二者微有不同。

十一、压法

用手压患处,叫做"压法"。压法分指压法、掌压法两种。

(一)指压法

【操作方法】

用一指(拇指或中指)或二指(拇指和示指或中指)或三指(示指、中指、无名指)或四指(拇指、示指、中指、无名指)压患处,叫做"指压法"(图 7-55)。压时用指纹部。

【操作要求】

操作部位:头部。

操作顺序:①双手用三指自颞部压起,移向额角、额部至眉间止;②双手用四指自前头部压起,移向颅顶部,至后头部止;③双手用四指密接头皮,自后头小脑部压起,向上移动,至大脑部分向两侧颞部,向前回转额部、眉间、鼻侧、耳前,至下颌部止。

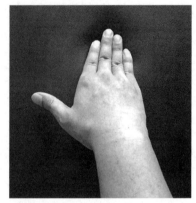

图 7-55　指压法

【临床应用】

可治头痛、牙痛和眼胀痛。第一、二顺序,减轻头部静脉性充血;第三顺序制止头部动脉性充血,解热除烦,散郁消胀。

【注意事项】

1. 指压法可以和"推拿法""按摩法""摩法""点法"结合使用。

2. 手法轻盈,可在相应穴位上重点点压。

（二）掌压法

用掌根或掌盘全体压患处,叫做"掌压法"(图7-56)。掌压法分单掌压、双掌压两种。

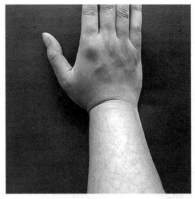

图7-56　掌压法

【操作方法】

1. 单掌压　用单掌压患处。

2. 双掌压　用双掌压患处,适用于胸部和腹部。

【操作要求】

1. 单掌压

操作部位:脐部和胃部。

操作顺序:用掌盘全体压脐部,先压脐的中央,然后压脐的周围;由脐右上方起,向左顺着次序下移,至右下方止。用掌根压胃部,顺序有二:①自贲门部起,经过胃体,至阑门部止;②自胃的左上侧起,经过胃底,至胃的右下侧止。

2. 双掌压

（1）胸部

操作部位:前胸部(胸骨部、锁骨部、乳房部)、侧胸部(胁肋部)。

操作顺序有二:①两手相叉,作太极图式,压在左乳房下部,用掌根向左右呈微动状态;②用左掌盘全体压右季肋部,就原压处呈微动状态。

（2）腹部

操作部位:胃部、下腹部和侧腹部。

操作顺序:用于胃部者,由胃上口贲门起,经过胃底(压至此,时间要长)至胃下口幽门止;由胃右上方小弯起,经过胃体,至胃左下方大弯止。用于下腹部和侧腹部者,由脐上起,直下过脐,至下腹部止;由左侧腹部起,经过脐部,至右侧腹部止。

【临床应用】

1. 单掌压　可治脐部疝痛和脾胃不和。

治疗脐部疝痛:①平肝通络,畅达中部气机;②温经散寒,消释肠间郁滞;③制止痉挛,缓解肠管蠕动。

治疗脾胃不和:①排去积滞,增进胃肠蠕动;②驱逐寒湿,扫除消化障碍;③消释烦闷,制止肝气横逆。一方面冲和脾胃,一方面条达肝脏,滞去郁解,健强消化器官,病自痊愈。

2. 双掌压

（1）胸部双掌压：可治怔忡。其功效为：①扶植中气，镇静安神；②抑制君火，维护肝肾；③加强心脏收缩功能。

（2）腹部双掌压：可治吞酸嘈杂和鸡鸣泻。

对于吞酸嘈杂，可起到：①刺激胃肌，直接兴奋，增加蠕动量；②镇静胃腺，制止分泌旺盛；③调和脾胃，消胀除满，加强运化功能。因此，能制酸止嘈，健强消化，恢复胃的正常状态。

对于鸡鸣泻，可起到：①制止肠管的亢进；②温暖丹田（气海），充实腹力；③缓解脐部和下腹压痛；④加强消化和吸收等作用。因此，温中保元，谷道自然健强，溏泻则可慢慢痊愈。

（三）注意事项

1. 压法可以和"推拿法""按摩法""揉法""掐法""分法""合法"结合使用。

2. 手法宜柔和渗透，不可呆滞。

3. 压法是一种强有力的按捺法，操作时要注意用力均匀柔和，不可用蛮力。

4. 按压时要避开骨骼，以免产生不适感。

十二、捌法

【操作方法】

用三指（拇指、示指、中指）在患处捌提肌肉，叫做"捌法"（图7-57）。

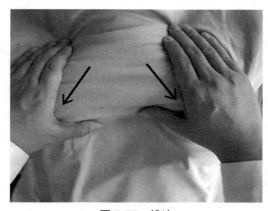

图7-57　捌法

【操作要求】

操作部位：背胸部的斜方肌和背阔肌等。

操作顺序：①单手捌：由背胸部的上端——枕骨项韧带起，自上而下，直至胸椎棘突;②双手搋:由背胸部的上两侧——斜方肌起,至背阔肌止。

【临床应用】

可治感冒。搋法功能:①可发汗退热,调节体温;②可抗菌镇痛,驱逐风邪。

【注意事项】

1. 搋法可以和"推拿法""按摩法""搓法""摩法"结合使用。

2. 搋法专治感冒,用以发汗解表。但本手法刺激量较重,施用时,要稳当。若是单纯的感冒,可先用"通体推拿法"和顺全身的气血;次用"搋法"发汗解表,则表解热退,病可不药而愈。若是身体弱者,发汗不可过多。

十三、运法

用两手运动可动关节,叫做"运法"。运法分头颈运法、上肢运法和下肢运法三种。

(一)头颈运法

【操作方法】

运动头颈部的一种手法。

【操作要求】

操作部位:头颈。

操作顺序:①左转或右转;②下俯或上仰,运动时须令受术者坐起,医者用两手轻抚头侧,顺势进行,每一式做毕,头略往上掬。

【临床应用】

可治落枕,缓解颈部肌肉偏侧的挛缩,消炎散滞。

【注意事项】

1. 头颈运法可以和"推拿法""按摩法""压法""掐法"结合使用。

2. 每一式运动毕,头略往上掬(手法要轻稳),施用手法,顺势变换,时间一般为3分钟,次数7遍。

3. 手法柔和,不可用蛮力,避免超出关节的正常运动范围。

(二)上肢运法

【操作方沄】

上肢运法是运动上肢可动关节的一种手法,分手指运法、手腕运法、前臂运法、上臂运法四种(图7-58)。

【操作要求】

1. 手指运法

操作部位:左右手指。

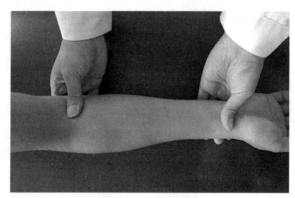

图 7-58　上肢运法

操作顺序：用二指（拇指、示指）钳取受术者的各指，做振动式的上下运动，左手先拇指，次示指、中指，最后无名指和小指；右手先小指，次无名指、中指，最后示指、拇指，更替运动，至多 7 遍。

2. 手腕运法

操作部位：手腕关节。

操作顺序：用拇指捺抵腕部背面，其他四指支持腕部的内面，首先运动腕掌关节，次运动腕间关节，最后运动桡腕关节，做腕部屈、伸、外展、内收、环行等各种动作。

3. 前臂运法

操作部位：前臂、腕关节和肘关节。

操作顺序：左手托肘，右手握腕，运动前臂，并连带地运动腕、肘关节。

4. 上臂运法

操作部位：上臂、肘关节和肩关节。

操作顺序：左手托肘，右手握腕，做半圆式的上下运动和圆周式的旋转运动。每一式运动毕，略用力后拉，使臂伸展。

【临床应用】

1. 手指运法　输送血气，驱除侵害物质，治疗指节痛。

2. 手腕运法　疏通脉络，舒展筋带，兴奋神经，治疗手腕痛。

3. 前臂运法　调整前臂前内侧面和后外侧面的肌肉屈伸作用，缓和患部肌肉的过度紧张，治疗前臂痛和腕肘关节痛。

4. 上臂运法　利气和血，舒筋定痛。

【注意事项】

1. 上肢运法可以和"捻法""弹法""掐法""拍法""打法""推拿法""按摩

法""摇法"结合使用。

2. 手法宜柔和均匀灵活。

（三）下肢运法

【操作方法】

下肢运法是运动下肢可动关节的一种手法。分足趾运法、足踝运法、小腿运法、大腿运法四种。

【操作要求】

1. 足趾运法

操作部位：左右足趾。

操作顺序：用二指（拇指、示指）钳取患者的各趾，做振动式的上下运动；左足：先小趾，次四趾、三趾，最后二趾、大趾；右足，先大趾，次二趾、三趾，最后四趾、小趾，更替运动，至多7遍。

2. 足踝运法

操作部位：两足踝关节。

操作顺序：两手拇指捺抵跖部，其他四指屈向足背，首先运动跗跖关节，其次运动跗间关节（各跗骨中间的关节），最后运动踝关节。运动方式有二：①前屈后伸运动。前屈运动，是伸展跗骨后面的跟腱和小腿背面的肌肉；后伸运动，是伸展跗骨前面的筋腱和前外侧的肌肉。②足内翻、外翻运动。足跖内翻，是伸展外踝方面附着的肌肉；足跖外翻，是伸展内踝方面附着的肌肉。翻时，须微微摇动，活动关节上的各种韧带。

3. 小腿运法

操作部位：小腿、膝关节和踝关节。

操作顺序：右手握足踝，左手抑按膝盖，运动小腿方式有二：①前伸后屈运动；②旋转运动。

4. 大腿运法

操作部位：大腿、髋关节和膝关节。

操作顺序：右手握小腿，左手抑按膝盖，运动大腿，方式有二：①卜屈下伸运动；②内收、外旋运动。

【临床应用】

1. 足趾运法　可治足趾痛。足趾麻木，有时刺痛，用"足趾运法"医治：①疏通气血，扫除障碍；②兴奋神经，消除麻痹。本法可在短时间内使营养和运动恢复正常，立时缓解足趾疼痛。

2. 足踝运法　可解瘀消炎，舒筋通络，治疗足踝痛。

3. 小腿运法　可治小腿痛。小腿做前伸后屈运动或旋转运动,效能有二:①活动筋腱,增强收缩能力,去滞解凝,使膝关节、踝关节运动自如;②解除小腿前外侧面和背面强直性的肌痉挛,恢复屈伸各种运动,防止和减缓肌肉萎缩过程的进行。

4. 大腿运法　可治大腿痛。大腿做上屈下伸运动或内收外旋运动,能伸筋起痹,去滞解凝。其效能有二:①活动股二头肌(牵引小腿使膝关节屈曲)、股四头肌(牵引小腿使膝关节伸直),扫除运动上的障碍,加强屈伸力量;②活动大腿全部肌肉,内收或外旋,促进下部血液的畅流。

【注意事项】

1. 下肢运法可以和"推拿法""按摩法""捻法""弹法""掐法""拍法""打法""股迭法""搓法"结合使用。

2. 手法宜有力柔和,深透肢体肌肉。

十四、捻法

【操作方法】

用三指(拇指、示指、中指)依次捏捻患者的五指,叫做"捻法"(图 7-59)。捻法是一种开关脉的疏通法(开通关节上脉络,叫做"开关脉")。

【操作要求】

操作部位:手指末端。

操作顺序:左手先捻小指,右手先捻拇指,次捻其他各指,捻时自本节上面(内面)起,过指尖,至下(背面)止。

【临床应用】

疏通脉络。凡关节上浅显静脉血行发生障碍时,都用这种手法医治。

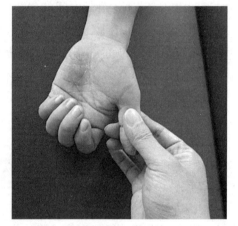

图 7-59　捻法

循环系统发生病变,血行受阻,施用推拿的时候,要先用捻法,把手指末端的脉络打通。由此可见,疏通脉络是和血行气的主要手法。

【注意事项】

1. 捻法可以和"推拿法""弹法""拍法""打法"结合使用。

2. 捻法是一种开关脉的疏通法,不仅用于手指,凡关节上有不适的地方,用按摩法、揉法、运法、摇法无效时,都可用捻法,使指面的力量深入肌腠,发动强力的刺激,疏通血气,驱逐障碍,促进或加强运输、排泄、交换、吸收等作用。

十五、摇法

【操作方法】

用手摇动可动关节和附着的肌肉,叫做"摇法"(图 7-60)。本法专治背筋、扭筋、就筋和蹉闪伤筋。

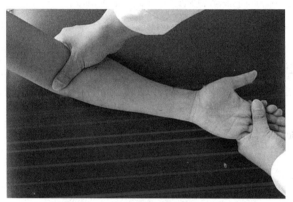

图 7-60　摇法

【操作要求】

操作部位:背筋、扭筋多在四肢部,头部、颈部、腰部间或有这样的病症;就筋在小腿部;蹉闪伤筋在足跗部。

操作顺序:患病的症状和部位既不相同,手法顺序当然也不一样,兹分别说明如下:

1. 背筋的顺序　用力过猛(收缩过程)时肌肉的止点(运动点)或肌纤维,或肌腱,或腱膜突然变动位置,背着方向呈强直状,叫做"背筋"。

顺着背筋的收缩方向,先上下摇动,再左右摇动,每摇动一次,须将背筋的肌肉慢慢地向前、向外、向内拽,拽时微微摇动,使其恢复原位。若在下肢,必要时使足向前伸或向后屈,并伸展小腿正面或背面的肌肉。

2. 扭筋的顺序　肌肉内转或外转,用力过猛,扭别一方,不能回转屈曲,叫做"扭筋"。

顺着扭筋的扭别方向,微微摇动,外转扭筋须向内回转,内转扭筋须向外回转,同时加上推拿力量,使其整复。

3. 就筋的顺序　睡醒伸腿时,小腿外侧(腓骨长肌和短肌)或背后(腓肠肌、比目鱼肌)的肌肉,突然不自主地强直收缩,呈隆起状,叫做"就筋"。

睡时伸腿就筋（小腿），赶快坐起，顺着就筋的方向，自己用两手展开扶摇，并在就筋的两侧顺势向下轻轻地推赶，使该处肌肉伸展。

4. 蹉闪伤筋的顺序　足跌或踏空，足踝遭受蹉折歪闪，发生急剧疼痛，妨碍运动，叫做"蹉闪伤筋"。

操作时，首先要诊视蹉闪的部位，是哪一关节（踝关节、跗间关节，还是跗跖关节），附着的是哪些肌肉（屈肌或伸肌），诊察伤损情形，顺势或上下摇动，或左右摇动，或旋转摇动，慢慢地行宣（上升下行，叫"宣"）、通（调气和血，叫"通"）、补（兴奋神经、旺盛机能，叫"补"）、泻（去滞解凝、扫除内部障碍，叫"泻"）等法。

【临床应用】

摇法能舒筋通络，消肿除胀，散瘀定痛，治疗背筋、扭筋、就筋和蹉闪伤筋等症。

【注意事项】

1. 摇法可以和"推拿法""按摩法""弹法""运法"结合使用。

2. 手法轻快柔和，施力大小视病情部位和轻重而定。

十六、弹法

【操作方法】

用示指、中指屈向拇指的内方，猛力出发，弹击患处，叫做"弹法"（图7-61）。本法专对肌肉麻木酸痛的轻微病证。

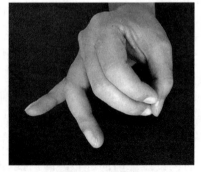

图 7-61　弹法

【操作要求】

操作部位：指关节、趾关节、腕关节、肘关节、膝关节、踝关节等处。

操作顺序：按照部位分别说明如下：

1. 指关节的顺序　自本节正面弹起，经过末节，至本节背面止。

2. 趾关节的顺序　自本节下面弹起，经过末节，至本节背面止。

3. 腕关节的顺序　先弹桡腕关节，次弹腕间关节，最后弹腕掌关节。

4. 肘关节的顺序　先弹尺骨鹰嘴，次弹肱骨内上髁，最后弹肱骨外上髁。

5. 膝关节的顺序　先弹关节的周围，次弹膝盖的周围，弹时自左而右。

6. 踝关节的顺序　弹时，左外踝由上而下，内踝由下而上；右内踝由上而下，外踝由下而上。

【临床应用】

行气通窍,可治疗指、趾、腕、肘、膝、踝等关节痛。

【注意事项】

1. 弹法可以和"捻法""摇法""拍法""打法""运法"结合使用。

2. 弹时从患处边缘起,或从患处周围向外扩展,激起神经作用,散瘀消炎止痛;至于手臂足腿,因受压迫酸麻时,用手轻轻地弹击或拍打,使其恢复正常状态。

十七、分法

【操作方法】

两手由一处向相反方向外分,叫做"分法"。本法专对气滞(中气滞涩不宜,叫"气滞")、血郁(血液郁结不行,叫"血郁"),分上下分(图7-62)、左右分(图7-63)两种。

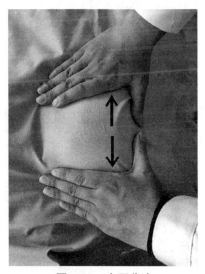

图 7-62　上下分法

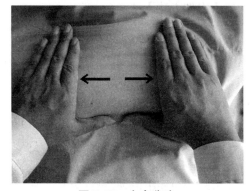

图 7-63　左右分法

【操作要求】

操作部位:肚脐和肾腰。

操作顺序:

1. 用于肚脐

(1)上下分:两手浅相叉,中成三角形,以脐作出发点,右手向上分,左手向下分,往复七次,用力由轻而重。

（2）左右分：两手斜列成八字形，左拇指和右拇指相对，左示指和右示指相对，以脐作出发点，左手向左分，右手向右分，往复七次。

2. 用于肾腰

（1）上下分：两手平行，以腰椎作出发点，一手向上分，一手向下分，往复七次。

（2）左右分：两手自腰椎起，一向左、一向右，依次分至尾椎止。

【临床应用】

可治气滞疝痛、腰酸痛、小便不利等病症。

上下分，即"下逆者使之上升，上逆者使之下行"，作用和宣剂相当；左右分，即"中结者使之旁达，调气以和血，调血以和气"，作用和通剂相当。

分法用于肚脐，可治疗气滞疝痛；用于肾腰，能治腰酸痛，又治小便不利。

【注意事项】

1. 分法可以和"推拿法""按摩法""点法""揉法""合法"结合使用。

2. 分法是一种远心式的疏散法。由患处某点起，或上下分，或左右分，按照部位和病症医治。

十八、合法

【操作方法】

两手向中合拢，叫做"合法"。本法专对功能衰弱的患者，分上下合（图7-64）、左右合（图7-65）两种。

【操作要求】

操作部位：肚脐。

操作顺序：

1. 上下合　右手由上腹部起，左手由下腹部起，合至肚脐。

2. 左右合　两手插于腰间，经过左右侧腹部，合至肚脐。

【临床应用】

肚脐是人生胞带的地方，又叫"神阙"。凡脾胃虚弱，真阳（真火）不足的人，命门火衰，抵抗力弱，风、寒、湿最容易由这个地方侵入，使脏腑受病。因此，在腹部施用推拿或分法后，复用合法合至肚脐，泻中有补，开中有阖，能充实腹力，补益肾气，增进小肠部的消化作用和吸收作用。

【注意事项】

1. 合法可以和"推拿法""按摩法"结合使用，尤其是和分法有连带关系。

2. 施用时，或随分随合，或分后再合，视患者身体的强弱和病症的轻重，

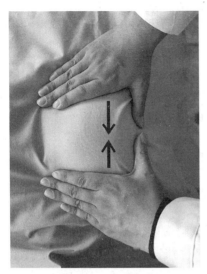

图 7-64　上下合法

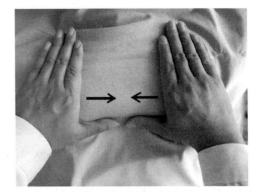

图 7-65　左右合法

临时酌定。

3. 医治功能衰弱的患者,施用分法或其他推拿手法后,为周转还原计,复用合法合至肚脐,能够增强治疗效果。

第八章　小儿脏腑推拿穴位

第一节　小儿推拿特定穴概述

1. 小儿推拿特定穴特点　小儿推拿的常用穴位,主要由部分十四经腧穴、经外奇穴、阿是穴、经验穴和小儿推拿的特定穴等几部分构成。其中,小儿推拿特定穴在小儿推拿常用穴位中占主导地位,具有其鲜明的特色。

2. 小儿推拿特定穴的命名依据　根据脏腑命名,如脾经、肝经、心经、肺经、肾经、大肠经、小肠经等;根据人体解剖位置命名,如脊、腹、胁肋等;根据功能主治,如精宁、威灵、端正等,根据五行学说,如肝木、肾水、脾土、肺金等;根据经络腧穴命名,如内劳宫等;根据河流山谷,山根、阳池、阴池、洪池等;根据动物名称,如老龙、龟尾等;根据中医哲学命名,如阴阳、八卦等。

3. 小儿推拿特定穴的分布　小儿推拿特定穴分布在全身各个部位,但以头面和上肢关节以下居多,所以古人有"小儿百脉汇于两掌"之说;其次为头面,再次为胸腹、腰背、下肢。

4. 小儿推拿特定穴的形态　主要有"点""线""面"状的不同,所谓点状穴是指穴位的形态呈点状,如一窝风、总筋等;所谓线状穴是指穴位的形态呈线条状,如天河水、三关等;而面状穴指穴位的形态为一个部位,呈面状,如腹、丹田等。

第二节　头面部穴位

一、天门（攒竹）

【定位】
两眉中间（印堂）直上至前发际呈一条直线。

【操作】
以两拇指自两眉中心自下而上交替直推至前发际,称推攒竹,又称"开天门"（图8-1）,推30~50次。若自两眉中心推至囟门,称"大开天门",推30~50次。

【功效】

疏风解表、开窍醒脑、镇静安神。

【临床应用】

1. 外感发热、头痛等症,多与推坎宫、运太阳、揉耳后高骨等合用。

2. 惊惕不安、烦躁不宁等症,多与清肝经、揉按百会等合用。

3. 对于体质虚弱、多汗、佝偻病患儿慎用。

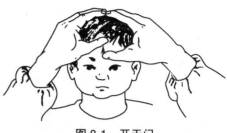

图 8-1　开天门

【相关文献】

1.《保赤推拿法》:"开天门法,凡推,皆用葱姜水,浸医人大指。若儿病重者,须以麝香末粘医人指上用之。先从眉心向额上,推二十四数,谓之开天门。"

2.《推拿指南》:"此法亦名开天门,治外内伤,无论何症于推拿坎宫后,须推之。"

3.《幼科铁镜》:"一年之气二十四,开额天门亦此义。"

二、坎宫

【定位】

自两眉中心沿眉向眉梢呈一条横线,左右对称。

【操作】

以两拇指指腹自两眉中心同时向眉梢分推称"推坎宫"(图 8-2),亦称"分头阴阳",推 30~50 次。

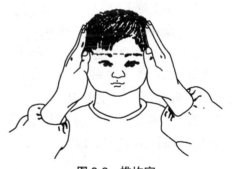

图 8-2　推坎宫

【功效】

疏风解表、醒脑明目、止头痛。

【临床应用】

1. 迎风流泪、目赤肿痛,多与掐揉小天心、清肝经等合用。

2. 外感发热头痛,多与开天门、揉风池、揉太阳等合用。

【相关文献】

1.《小儿推拿广意》:"推坎宫,医用两大指自小儿眉心分过两旁是也。"

2.《厘正按摩要术》:"推坎宫,坎宫在两眉上。"

3.《厘正按摩要术》:"推坎宫法,法治外感内伤均宜,医用两大指,春夏蘸水,秋冬蘸葱姜和真麻油,由小儿眉心上,分推两旁。"

三、太阳

【定位】

目外眦与眉梢连线中点后凹陷处。

【操作】

以两拇指指腹或桡侧缘由前向后推，称"推太阳"。以中指指腹揉动，称"揉太阳"(图8-3)或"运太阳"，揉30~50次。向眼部方向揉为补，向耳部方向揉为泻。

【功效】

疏风解表、调节阴阳、明目醒脑、止头痛。

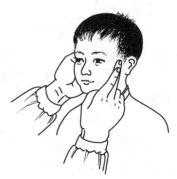

图8-3　揉太阳

【临床应用】

1. 本穴疏散风邪力强，是治疗各种外感病症的要穴，推太阳多用于外感风热，揉太阳多用于外感风寒。

2. 外感发热、头痛，多与推坎宫、开天门、揉耳后高骨等合用。

3. 此穴具有明目之效，多用于小儿近视、斜视等眼疾。

【相关文献】

1.《幼科推拿秘书》："额角：左为太阳、右为太阴。"

2.《小儿推拿广意》："……运太阳，往耳转为泻，往眼转为补……""太阳青色始方惊，赤主伤寒红主淋，要识小儿疾病驾，青筋直向环中生。""太阳二穴属阳明，起手拿之能醒神……"

3.《保赤推拿法》："分推太阴穴太阳穴法：于开天门后，从眉心分推至两眉外梢。太阴太阳两穴，九数。太阴穴在右眉外梢，太阳穴在左眉外梢。"

四、耳后高骨

【定位】

两侧耳后入发际高骨下凹陷中。

【操作】

以两拇指或中指指腹揉此穴，称"揉耳后高骨"(图8-4)，揉30~50次。

【功效】

疏风解表、除烦安神、定惊聪耳。

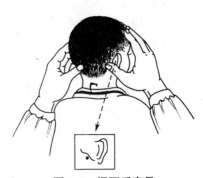

图8-4　揉耳后高骨

【临床应用】

1. 治疗外感发热、头痛、鼻塞、流涕、项强等,多与开天门、推坎宫、揉太阳等合用。

2. 治疗小儿夜啼、烦躁不安、抽动症、多动症、惊风等,多与揉百会、揉小天心等合用。

3. 治疗耳鸣耳聋、中耳炎等耳部疾病,可与听宫、听会等合用。

【相关文献】

1.《推拿仙术》:"拿耳后穴,属肾经能去风。"

2.《小儿推拿广意》:"运耳背骨图:医用两手中指、无名指揉儿耳后高骨二十四下毕,掐三十下。""耳背穴原从肾管,惊风痰吐一齐行……"

3.《厘正按摩要术》:"用两手中指、无名指,揉运耳后高骨,二十四下毕,再掐三下,治风热。"

五、囟门

【定位】

前发际正中直上 2 寸,百会前菱形骨陷中。

【操作】

以手扶小儿头,两拇指自前发际正中向此穴轮换推之,称"推囟门"。以食、中、无名三指并拢轻柔和缓环形摩动囟门,称"摩囟门"。以拇指端轻揉此穴,称"揉囟门"。以全掌置于此穴做高频率振法,称"振囟门"。

注意:正常小儿前囟在出生后 12~18 个月闭合,对于囟门尚未闭合的患儿,多用轻缓的摩囟法或者沿囟门边缘做手法,切勿用强刺激手法施术于未闭合区,更不可用力按压。

【功效】

镇静安神、益智健脑、升阳举陷、通窍。

【临床应用】

1. 治疗小儿躁扰不宁、夜啼、多动症、抽动症、癫痫等,多与揉百会、揉太阳、揉小天心等合用。

2. 治疗遗尿、久泻脱肛等,多与揉百会、揉丹田、揉肾俞等合用。

3. 此穴亦是保健要穴,常做可增强小儿的抵抗力,促进智力发育,多与揉风府、揉足三里等合用。

【相关文献】

1.《幼科推拿秘书》:"囟门穴:在百会前,即泥丸也。"

2.《备急千金要方》："小儿虽无病,早起常以膏摩囟上及手足心,甚辟风寒。"

3.《厘正按摩要术》："泻痢者,面不宜赤,咳嗽者,色不宜青。感风寒则面有火光;伤积滞则色滞萎黄;气弱者,囟门低陷;血衰者,头发枯焦。"

六、山根

【定位】

两目内眦连线中点,鼻根低凹处。

【操作】

以拇指指甲掐之,称"掐山根"(图 8-5),一般操作 3~5 次。

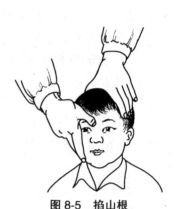

图 8-5　掐山根

【功效】

开窍定惊,醒目安神。

【临床应用】

1. 重要望诊部位,山根饱满为气血充足,山根色青为肝旺惊风或脾胃虚寒。

2. 治疗小儿惊风、抽搐、昏迷等症,多与掐人中、掐老龙合用。

【相关文献】

1.《幼科推拿秘书》："山根在两眼中间、鼻梁骨、名二门。"

2.《厘正按摩要术》："山根为足阳明胃之脉络,小儿乳食过度,胃气抑郁,则青黑之纹横截于山根,主生灾。"

3.《幼科发挥》："山根青筋横截,幼疾甚多。"

七、印堂

【定位】两眉正中连线中点。

【操作】

以拇指指腹揉之,称"揉印堂",也称"揉大天心",揉 20~30 次;或以指甲掐之,称"掐印堂",掐 3~5 次。

【功效】

祛风通窍、镇惊醒神。

【临床应用】

1. 治疗小儿抽搐多动、夜啼等,多与掐人中、掐承浆等合用。

2. 治疗感冒、头痛,多与开天门、推坎宫、揉太阳、揉耳后高骨等合用。

【相关文献】

1.《活幼心书》:"坏证伤寒,其候外察印堂多紫纹,唇白如灰色,四肢黄瘦,吐泻间作。"

2.《厘正按摩要术》:"印堂青,主惊泻。"

3.《幼科推拿秘书》:"印堂黄白吉,青红惊。"

八、人中

【定位】

人中沟的上三分之一与下三分之二交点处。

【操作】

以指甲掐之,称"掐人中"(图8-6),掐3~5次,或掐至患儿苏醒为度,醒后即止,用于急救时,手法宜重。

【功效】

醒神开窍。

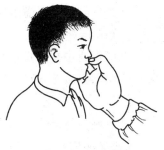

图8-6 掐人中

【临床应用】

1. 常用于急救,对于猝然昏倒、不省人事、惊厥、癫痫发作、中暑等,多与掐十宣、掐老龙等合用。

2. 治疗小儿流涎、磨牙等,多与牙关穴合用。

【相关文献】

1.《肘后备急方》:"令抓其病人人中,去醒……"

2.《幼幼新书》:"人中左右两旁黄,主胃逆。人中青,主下痢。"

3.《幼科推拿秘书》:"水沟:在准头下,人中是也。"

九、迎香

【定位】

鼻翼外缘中点旁开0.5寸,鼻唇沟中。

【操作】

以两手拇指指端或示、中二指按揉20~30次,称"揉迎香"(图8-7)。

【功效】

宣肺气、通鼻窍。

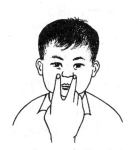

图8-7 揉迎香

【临床应用】

本穴为治疗鼻部疾患的要穴,多用于感冒或慢性鼻炎、过敏性鼻炎引起的鼻塞流涕、喷嚏、呼吸不畅等,多与清肺经、拿风池、揉鼻通等合用。

【相关文献】

《保婴神术》:"口眼俱闭,迎香泻。"

十、牙关

【定位】

下颌角前上方一横指,咬肌隆起处。

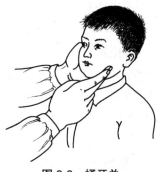

【操作】

以拇指或中指点按或揉之,称按牙关或揉牙关(图 8-8),点按 5~10 次,揉 30~50 次。

【功效】

开窍醒脑、解痉挛、利牙关、止涎、止痛。

图 8-8　揉牙关

【临床应用】

1. 揉牙关多用于口眼歪斜、流涎等。

2. 点按牙关多用于闭证之牙关紧闭,现多用于小儿多动症、抽动症、磨牙等;亦可用于牙痛、牙龈出血,有健齿之功。

【相关文献】

1.《小儿按摩经》:"牙关紧,颊车泻。"

2.《厘正按摩要术》:"牙关在两牙腮尽近耳处,用大中二指,对过着力合按之,治牙关闭者即开。"

3.《幼科发挥》:"牙关紧急。不能吮乳。啼声不出发搐者。不治。"

十一、百会

【定位】

前发际正中直上 5 寸,或后发际正中直上 7 寸,或两耳尖连线与头正中线交点处。

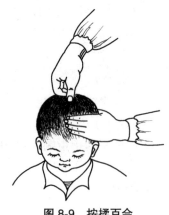

【操作】

以拇指指腹按或揉,称"按百会"或"揉百会"(图 8-9),按 30~50 次,揉 100~200 次。

图 8-9　按揉百会

【功效】

开窍醒脑、安神定惊、升阳举陷。

【临床应用】

1. 治疗小儿惊风、抽搐、夜啼等,多与清心经、清肝经、捣小天心等合用。

2. 治疗遗尿、久泻脱肛等,多与补脾经、补肾经、揉丹田等合用。

【相关文献】

1.《幼科铁镜》:"百会由来在顶心,此中一穴管通身,扑前仰后歪斜瘸……"

2.《厘正按摩要术》:"随用大指面,左右揉转,各三十六次,掐百会穴三十六下。"

3.《小儿推拿广意》:"如父母气血俱不足,其儿必夭。若此,则父母不能保其天年耳。前囟即道家所谓泥丸宫,后囟即脑后顶门中,名曰百会。前后囟门俱不合,名曰解颅。"

十二、风池

【定位】

枕骨下,胸锁乳突肌与斜方肌上端之间凹陷中,左右各一。

【操作】

以拇指指腹或拇、示两指按揉或拿捏此穴,按 10~15 次,揉 30~50 次,拿 5~10 次。

【功效】

祛风散寒、发汗解肌。

【临床应用】

1. 本穴为祛风要穴,治疗各种外感病症,鼻塞流涕、头昏、头痛,多与开天门、掐揉二扇门合用。

2. 治疗小儿多动症、抽动症等,多与揉百会、摩囟门等合用。

【相关文献】

1.《厘正按摩要术》:"风池在眉下,气池在眼下。青主惊风,紫主吐逆,左颊赤主肝经有热,右颊赤主肺热痰盛。"

2.《小儿推拿广意》:"一截风池。止眼痛头疼。一截昆仑。救半身不遂。大小便涩。"

3.《幼科推拿秘书》:"眼胀头痛,宜风池一截,上视泄心经,掐中冲横纹,右视掐右端正,左视掐左端正,方总服延寿丹,以灯心汤送下。即愈。"

第三节 胸腹部穴位

一、天突

【定位】

胸骨上窝中央凹陷中。

【操作】

中指指端按或揉此穴,称"按天突"或"揉天突"(图8-10);以两手拇、示指相对捏挤此穴,称"捏挤天突"。

【功效】

理气化痰、降逆平喘、止呕止咳。

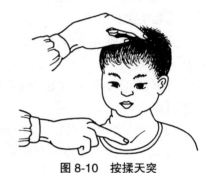

图8-10 按揉天突

【临床应用】

1. 快速按天突可催吐、利尿,"开上窍而通下窍",起到"提壶揭盖"的作用。

2. 治疗气机不利,痰涎壅盛或胃气上逆所致的咳喘、呕吐等证,多与推揉膻中、揉中脘、运内八卦合用。

【相关文献】

《太平圣惠方》:"在结喉下一尺陷者宛宛中。"

二、乳根、乳旁

【定位】

乳头直下2分为乳根;乳头向外旁开2分为乳旁。

【操作】

以两手示指、中指指端同时按揉乳根、乳旁,称"双指揉乳旁乳根",揉30~50次。

【功效】

宽胸理气、止咳化痰。

【临床应用】

治疗胸闷、咳嗽、痰喘等证,多与推膻中、揉膻中等合用。

【相关文献】

1.《幼科推拿秘书》:"乳穴:在两乳下。"

2.《推拿仙术》:"拿乳旁:属胃经,能止呕。"

三、胁肋

【定位】

从腋下两胁至天枢穴水平处。

【操作】

以两手掌自小儿腋下两胁肋搓摩至天枢穴水平处，称"搓摩胁肋"（图8-11），又称"按弦走搓摩"。

【功效】

顺气化痰、除胸闷、开积聚。

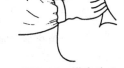

图8-11　搓摩胁肋

【临床应用】

1. 治疗小儿食积、痰壅、气逆所致的胸闷，腹胀等症。

2. 治疗肝脾肿大，需久久搓摩。

3. 中气下陷、肾不纳气者慎用本穴。

【相关文献】

1.《厘正按摩要术》："摩左右胁：左右胁在胸腹两旁肋膊处，以掌心横摩两边，得八十一次，治食积痰滞。"

2.《幼科推拿秘书》："按弦走搓摩，此法治积聚屡试屡验，此运开积痰积气痞疾之要法也，弦者，肋肘骨也，在两胁上。其法：着一人抱小儿坐在怀中，将小儿两手抄搭小儿两肩上，以我两手对小儿两胁上搓摩至肚角下，积痰积气自然运化。若久痞则非一日之功，须久搓摩方效。"

四、膻中

【定位】

前正中线上，两乳头连线的中点，平第四肋间隙。

【操作】

以中指端揉称"揉膻中"（图8-12），揉50~100次；以两拇指自穴中向两旁分推至乳头称"分推膻中"（图8-13），或"分胸阴阳"，推50~100次；用示、中两指自胸骨切迹向下推至剑突称"直推膻中"或"推膻中"，推100~300次；用示、中、无名三指沿胸骨自上向下摩擦，称"擦膻中"，以透热为度。

【功效】

宽胸理气、化痰止咳、降逆止呕。

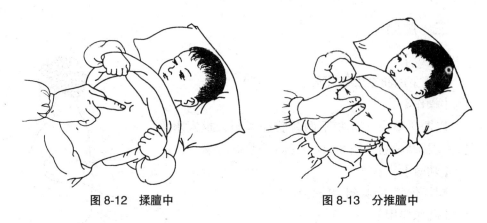

图 8-12　揉膻中　　　　　　　　　　图 8-13　分推膻中

【临床应用】

1. 揉膻中常配合揉天突、揉丰隆等治疗各种原因导致的胸闷、咳嗽、痰喘。

2. 分推膻中能宣肺清肺,与清肺经、揉肺俞、揉脾俞等合用,治疗热性咳喘。

3. 直推膻中能降逆止呕,与运内八卦、横纹推向板门、分腹阴阳等合用,治疗嗳气、呃逆、呕吐。

4. 擦膻中用于治疗寒性咳喘。

【相关文献】

1.《幼科推拿秘书》:"揉膻中风门:膻中,在胸前堂骨洼处;风门,在脊背上,与膻中相对。揉者,以我两手按小儿前后两穴,齐揉之,以除肺家风寒邪热、气喘咳嗽之症。"

2.《厘正按摩要术》:"平人膻中静者为佳,虚里者,脉之宗气也。视之不见,按之渐动,如应如不应者为吉。若胸中阳气衰,其动高逾乳,至中府、云门者凶。"

五、腹

【定位】

腹部。

【操作】

以两拇指指端沿肋弓角边缘或自中脘至脐,向两旁分推 100~200 次,称"分推腹阴阳"。以全掌或四指指腹摩腹,称"摩腹"(图 8-14),逆时针为补,顺时针为泻。

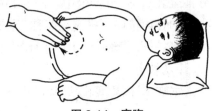

图 8-14　摩腹

【功效】

理气消食、健脾和胃。

【临床应用】

1. 治疗小儿厌食，因乳食停滞、胃气上逆引起的恶心、呕吐、腹胀、腹痛、腹泻、便秘等证，多与运内八卦、补脾经、揉板门、捏脊、按揉足三里等合用。

2. 摩腹还常与捏脊、按揉足三里等合用，作为小儿推拿保健常法。

【相关文献】

1.《厘正按摩要术》：“摩腹：用掌心，团摩满腹上，治伤乳食。”

2.《理瀹骈文》：“调中者摩腹，寓太和之理。”

3.《备急千金要方》：“摩腹数百遍，则食易消，大益人，令人能饮食，无百病。”

六、中脘

【定位】

前正中线，脐上 4 寸，或剑突下与肚脐连线中点处。

【操作】

可揉、可摩、可推，以指端或掌根揉，称“揉中脘”，揉 50~100 次。用掌心或四指摩，称“摩中脘”，摩 2~5 分钟。用示、中两指自中脘向上直推至喉，称“推上中脘”；或自喉向下推至中脘，称“推下中脘”，推 100~300 次。

【功效】

健脾和胃、消食和中。

【临床应用】

1. 治疗厌食、泄泻、呕吐、腹痛等证，除揉、摩中脘外，多与补脾经、摩腹、按揉足三里合用。

2. 治疗小儿积食不化或误食异物需催吐者，推上中脘多与按天突合用，能催吐。

3. 治疗嗳气、呃逆、呕吐等，多用推下中脘降逆止呕。

【相关文献】

1.《厘正按摩要术》：“推胃脘：由喉往下推，止吐；由中脘往上推，则吐。均须蘸汤。”

2.《幼科推拿秘书》：“中脘：在心窝下，胃腑也。积食滞在此，揉者，放小儿卧倒仰睡，以我手掌按而揉之，左右揉，则积滞食闷，即消化矣。”

七、腹阴阳

【定位】

在中脘穴与两胁下的软肉处。

【操作】

以两手拇指沿肋弓角边缘或自中脘至脐，由上而下向两旁分推，称"分推腹阴阳"（图8-15），推100~300次。

【功效】

健脾和胃、理气消食。

【临床应用】

治疗腹痛、腹胀、消化不良、恶心、呕吐等，多与摩腹合用。

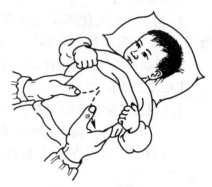

图8-15　分推腹阴阳

【相关文献】

《厘正按摩要术》："分胸腹阴阳。（二百遍）凡推用葱姜水。"

八、脐

【定位】

肚脐正中。

【操作】

以中指端或掌根揉，称"揉脐"（图8-16），揉100~300次。以示、中、无名指或掌根摩，称"摩脐"，摩2~5分钟。以示、中、无名指搓摩脐腹部，称"搓脐"，搓2~3分钟。用拇指和示、中二指或五指抓肚脐并抖动脐部，称"抖脐"，抖1~3分钟。

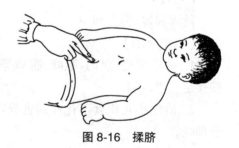

图8-16　揉脐

【功效】

温阳散寒、补益气血、健脾和胃、消食导滞。

【临床应用】

1. 治疗腹泻、便秘、腹痛、疳积等，多与摩腹、揉龟尾、推七节骨合用。

2. 临床上揉脐、摩腹、推上七节骨、揉龟尾常配合应用，称"摩腹揉脐，龟尾七节"，治疗小儿腹泻疗效较好。

【相关文献】

1.《小儿推拿广意》:"脐上:运之治肚胀气响,如症重则周遭用灯火四燋。"

2.《幼科推拿秘书》:"揉脐及龟尾并擦七节骨,此治泻痢之良法也。龟尾者,脊骨尽头间尾穴也;七节骨者,从头骨数第七节也。其法:以我一手,用三指揉脐,又以我一手托揉龟尾,揉讫,自龟尾擦上七节骨为补(水泻专用补)。若赤白痢,必自上七节骨擦下龟尾为泻,推第二次再用补。盖先去大肠热毒,然后可补也。若伤寒后,骨节痛,专擦七节骨至龟尾。"

3.《厘正按摩要术》:"摩神阙:神阙即肚脐。以掌心按脐并小腹,或往上,或往下,或宜左,或宜右,按而摩之,或数十次数百次,治腹痛,并治便结。"

九、天枢

【定位】

肚脐旁开 2 寸,左右各一。

【操作】

以示、中指同时按揉左右两穴,称"揉天枢"(图 8-17),或中指端置于肚脐,示指、无名指按揉左右天枢,称"揉脐并天枢",揉 50~100 次。

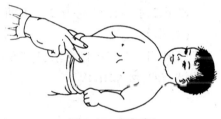

图 8-17　揉天枢

【功效】

疏调肠腑、理气消滞。

【临床应用】

1. 治疗腹泻、呕吐、食积、便秘等证,多与摩腹、揉脐、揉龟尾、推七节骨等合用。

2. 治疗痰迷心窍引起的神昏,多与清肺经、推板门等合用。

【相关文献】

《幼科推拿秘书》:"揉天枢,用大将二指,双指齐揉。"

十、丹田

【定位】

小腹部,脐下 2~3 寸间。

【操作】

以拇指或中指指端揉,称"揉丹田",揉 50~100 次。以示、中、无名指指面或掌面摩,称"摩丹田",摩 2~5 分钟。

【功效】

培肾固本、温补下元、分清别浊。

【临床应用】

1. 治疗小儿先天不足诸证,寒凝少腹之腹痛、疝气、遗尿、脱肛等,多与补肾经、推三关、揉外劳宫等合用。

2. 揉丹田对尿潴留有一定治疗作用,多与推箕门、清小肠等合用。

【相关文献】

《厘正按摩要术》:"摩丹田:丹田在脐下,以掌心由胸口直摩之,得八十一次,治食积气滞。"

十一、肚角

【定位】

脐下 2 寸(石门),旁开 2 寸大筋处。

【操作】

以拇、示、中三指做拿法,称"拿肚角"(图 8-18),拿 3~5 次。用中指端按,称"按肚角",按 5~10 次。

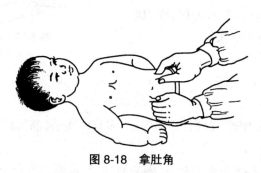

图 8-18　拿肚角

【功效】

健脾和胃、消食导滞、理气止痛。

【临床应用】

1. 按、拿肚角作为止腹痛的要法,可治疗各种原因引起的腹痛,特别是寒痛、伤食痛效果更好。

2. 本法刺激性强,一般拿 3~5 次即可,不可拿的时间太长,一般在诸手法推毕,再拿此穴,以减少小儿哭闹对手法的影响。

【相关文献】

1.《推拿仙术》:"肚角穴:止泄止肚痛,往上推止泄,往下推泄。"

2.《小儿推拿广意》:"肚角止涌泄。"

3.《小儿推拿直录》:"肚角穴属大肠,能止泻。"

4.《厘正按摩要术》:"按肚角:肚角在脐之旁,用右手掌心按之,治腹痛,亦治泄泻。"

第四节　项背腰骶部穴位

一、天柱骨

【定位】

颈后发际正中至大椎成一直线。

【操作】

以拇指或示、中指指面自上向下直推,称"推天柱骨"(图 8-19),推 100~300 次。以汤匙边蘸水或姜汁自上向下刮,称"刮天柱骨",刮至皮下出痧即可(小儿用刮法时可在该处先垫一层绢绸之物,以防破损皮肤)。以拇指指面自上而下按揉,称"揉天柱骨",揉 5~10 遍。

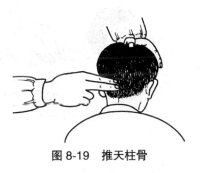

图 8-19　推天柱骨

【功效】

降逆止呕、祛风散寒、强筋健骨。

【临床应用】

1. 治疗外感发热、咽痛、项强等症,多与拿风池、掐揉二扇门等合用。

2. 治疗恶心、呕吐、呃逆等症,多与横纹推向板门、揉中脘、揉足三里等合用。

3. 治疗脑瘫患儿之项强、颈软等症,多与按揉肩井、肾俞、命门、腰阳关等合用。

【相关文献】

1.《厘正按摩要术》:"天柱:发际内大筋外廉陷中。"

2.《幼科推拿秘书》:"天柱,即颈骨也。"

3.《小儿推拿广意》:"头偃于后,天柱骨痿,心绝,颈骨不载,不治。"

185

二、脊柱

【定位】

大椎至尾骨端呈一直线。

【操作】

以拇指与示、中两指对称着力,在患儿背部脊柱皮肤表面自下向上由龟尾穴捏拿捻动至大椎穴,称"捏脊"(图8-20),操作3~5遍,捏第4遍时每捏三下将背部皮肤提一下,称"捏三提一法",捏脊前后可在小儿背部按揉几遍,使背部肌肉放松。以示、中二指指面自上而下直推,称"推脊"(图8-21),推100~300次。

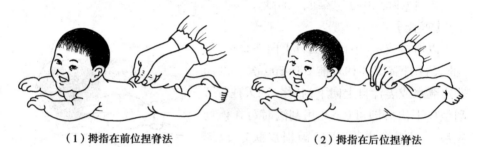

（1）拇指在前位捏脊法　　　（2）拇指在后位捏脊法

图8-20　捏脊

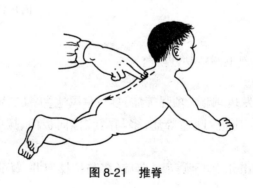

图8-21　推脊

【功效】

调阴阳、理气血、和脏腑、通经络、培元气、强腰脊、扶正祛邪、强身健体。

【临床应用】

1. 本穴位于督脉循行路线,督脉贯脊、入脑、络肾,督阳气,统率真元。捏脊可强健身体,是小儿保健推拿常用手法之一。

2. 治疗先、后天不足等慢性病症,捏脊法多与补脾经、补肾经、摩腹、揉足三里等合用。

3. 推脊有清热之功,可清解脏腑实热,多与清天河水、退六腑等合用;清虚热多与揉二人上马、推涌泉等合用。

【相关文献】

《小儿推拿广意》:"脊骨自下缓缓推上,虽大人可吐也。"

三、七节骨

【定位】

第4腰椎棘突下(腰阳关)至尾椎骨端(龟尾)成一直线。

【操作】

以拇指或示、中两指指面自卜向上直推,称"推上七节骨"(图8-22);自上向下直推,称"推下七节骨"。推100~300次。

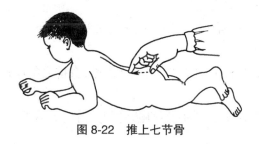

图8-22　推上七节骨

【功效】

推上七节骨可温阳止泻;推下七节骨可泻热通便。

【临床应用】

1. 治疗虚寒腹泻、久痢、气虚脱肛、遗尿等症,推上七节骨多与按揉百会、揉丹田等合用。

2. 治疗实热便秘或痢疾等症,推下七节骨多与摩腹、揉天枢、揉龟尾等合用。若患儿腹泻属虚寒者,不可用本法,以免滑脱。

【相关文献】

1.《幼科推拿秘书》:"七节骨水泻,从龟尾,向上擦如致,立刻即止,若痢疾必先从七节骨往下擦之龟尾,以去肠中热毒,次日方自下而上也。"

2.《小儿推拿广意》:"便秘者,烧酒在肾俞推上龟尾……若泄泻亦要逆推,使气升而泄可止。"

3.《幼科辑要》:"虚人泄泻者,逆推尾尻至命门两肾间,切不可顺推。"

四、龟尾

【定位】

尾椎骨端,临床上多取尾骨端下的凹陷中。

【操作】

以拇指端或中指端按揉,称"揉龟尾"(图 8-23),揉 100~300 次。

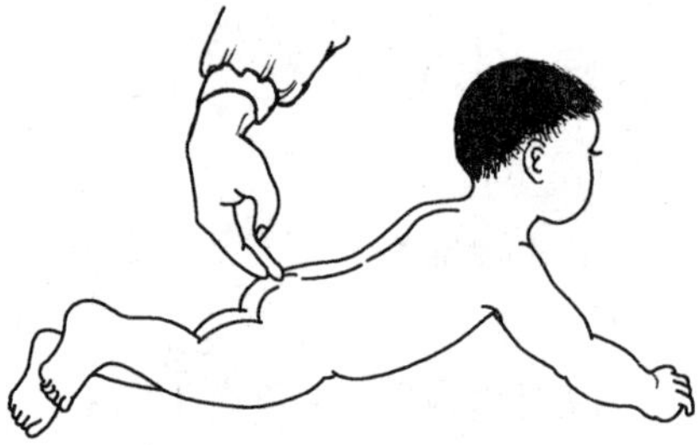

【功效】

通调督脉、调理大肠。

【临床应用】

龟尾穴性平和,既能止泻,又能通便。

1. 治疗虚寒泻痢、脱肛等症,多与摩腹、揉脐、推上七节骨等合用。

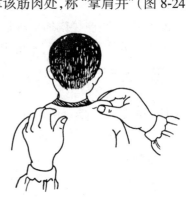

图 8-23　揉龟尾

2. 治疗肠热便秘、痢疾等症多与摩腹、揉天枢、推下七节骨合用。

【相关文献】

1.《厘正按摩要术》:"推骨节,由项下大椎,直推之龟尾,须蘸葱姜汤推之,治伤寒骨节疼痛。"

2.《幼科推拿秘书》:"揉脐及龟尾并擦七节骨,此治泻痢之良法也。"

五、肩井

【定位】

在肩部筋肉处,大椎与肩峰连线的中点。

【操作】

以双手拇指与示、中两指相对着力,提拿该筋肉处,称"拿肩井"(图 8-24),拿 3~5 次;以指端稍用力按压该穴,称"按肩井",按 30~50 次;以指面揉动该处,称"揉肩井",揉 30~50 次。

【功效】

宣通气血、解表发汗。

【临床应用】

1. 治疗外感发热无汗、颈项强痛、肩臂疼痛等症,多与开天门、推坎宫、揉太阳、揉耳后高骨等合用。

图 8-24　拿肩井

2. 治疗小儿脑瘫、小儿麻痹症等引起的上肢瘫痪或活动不利,多与按揉肩井、肩髃、曲池等合用。

3. 可作为治疗的结束手法。

【相关文献】

1.《厘正按摩要术》:"按肩井:肩井在缺盆上,大骨前半寸。以三指按,当中指下陷中是。用右手大指按之,治呕吐、发汗。"

2.《幼科推拿秘书》:"诸症推毕,以此法收之,久病更宜用此。"

六、大椎

【定位】

在后背正中线,第 7 颈椎棘突下凹陷处。

【操作】

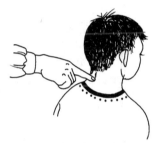

图 8-25　揉大椎

以拇指指面按揉,称"揉大椎"(图 8-25),揉30~50 次;用双手拇指与示指对称着力,将大椎周围皮肤捏起,向中间用力捏挤,以出痧为度,称"捏挤大椎"。

【功效】

清热解表、通经活络。

【临床应用】

1. 治疗外感发热、颈项强痛等症,多以按揉法配合开天门、推坎宫、揉太阳、按肩井等。

2. 治疗中暑发热多用刮法。

3. 治疗咳嗽多用捏挤法。

【相关文献】

1.《类经图翼》:"大椎(一名百劳),在第一椎上陷者中。"

2.《神应经》:"大椎穴下至尾,共二十一椎,通折作三尺。"

七、风门

【定位】

在后背正中线,第 2 胸椎棘突下,左右旁开 1.5 寸。

【操作】

以拇指或示、中两指指端,按揉两侧风门穴,称"揉风门",揉 50~100 次。

【功效】

疏风、解表、通络。

【临床应用】

1. 治疗外感风寒、咳嗽气喘等症,多与清肺经、揉肺俞、推揉膻中等合用。

2. 治疗骨蒸潮热盗汗等,多与揉二人上马、揉肾顶、分手阴阳等合用。

【相关文献】

1.《幼科推拿秘书》:"风门穴:在脊骨二节下。"

2.《小儿按摩经》:"风门穴拿之,即黄蜂入洞是也。"

3.《备急千金要方》:"风门穴:在第一节下两旁相去各一寸五分。"

八、肺俞

【定位】

在后背正中线,第 3 胸椎棘突下,左右旁开 1.5 寸。

【操作】

以拇指或示、中两指的指端,同时揉两侧肺俞,称"揉肺俞",揉 50~100 次;以双手拇指桡侧缘自两侧肩胛骨内侧缘自上向下分推,称"推肺俞",或称"分推肩胛骨""分推背阴阳",推 100~300 次;用示、中、无名指 3 指指面横擦,称"擦肺俞",以透热为度。

【功效】

益气补肺、止咳化痰。

【临床应用】

1. 治疗外感风寒发热、咳嗽气喘、痰鸣等症,多与开天门、推坎宫、揉太阳、揉耳后高骨等合用。

2. 风寒咳喘常用揉肺俞或擦肺俞,风热咳喘常用分推肺俞。

3. 咳嗽迁延不愈,可加推脾经以培土生金。

【相关文献】

1.《推拿仙术》:"肺俞穴,一切风寒用大指面蘸姜汤旋推之。左右同。"

2.《厘正按摩要术》:"推肺俞:肺俞在第三椎下两旁,相去脊各一寸五分,对乳引绳取之。须蘸葱姜汤,左旋推属补,右旋推属泄,但补泄须分四六数用之,治风寒。"

3.《医宗金鉴》:"治内伤外感,咳嗽吐血,肺痿肺痈。"

九、心俞

【定位】

在后背正中线,第 5 胸椎棘突下,左右旁开 1.5 寸。

【操作】

以拇指或示、中两指的指端,同时揉两侧心俞,称"揉心俞",揉 50~100 次。

【功效】

宽胸理气、宁心安神。

【临床应用】

1. 治疗健忘、失眠、惊悸等症,多与摩囟门、揉百会、捣小天心等合用。

2. 治疗小儿遗尿、盗汗等症,多与补肾经、揉肾顶、揉二马等合用。

【相关文献】

1.《外台秘要》:"主寒热心痛,循循然与背相引而痛。"

2.《类经图翼》:"主泻五脏之热。"

3.《厘正按摩要术》:"心俞:五椎旁一寸五分。"

十、肝俞

【定位】

在后背正中线,第 9 胸椎棘突下,左右旁开 1.5 寸。

【操作】

以拇指或示、中两指的指端,同时揉两侧肝俞,称"揉肝俞",揉 50~100 次。

【功效】

疏肝利胆、理气明目。

【临床应用】

1. 治疗脘腹胀痛、胸胁支满、饮食不化、吞酸、小儿黄疸等症,多与推脾经、揉脾俞、揉板门等合用。

2. 治疗头昏头痛、眩晕等症,多与揉百会、揉二人上马、揉太冲等合用。

【相关文献】

1.《备急千金要方》:"肝俞、脾俞、志室,主两胁急痛。"

2.《厘正按摩要术》:"肝俞:九椎旁一寸五分。"

十一、脾俞

【定位】

在后背正中线,第11胸椎棘突下,左右旁开1.5寸。

【操作】

以拇指或示、中两指的指端,同时揉两侧脾俞,称"揉脾俞",揉50~100次;以手掌小鱼际来回摩擦,称"擦脾俞",以透热为度。

【功效】

健脾和胃、助运化湿。

【临床应用】

1. 治疗脾气虚弱或脾胃失调导致的呕吐、腹泻、厌食、积滞等症,多与补脾经、揉板门、运八卦、摩腹等合用。

2. 治疗脾虚湿困之黄疸、水肿、四肢乏力、头身困重等症,多与推脾经、揉足三里、揉阴陵泉、揉丰隆、揉三阴交等合用。

3. 擦脾俞能温运脾阳,可治疗各种原因引起的全身气血亏虚、津液不足或脾阳虚寒诸证,多与擦肾俞、揉丹田等合用。

【相关文献】

1.《类经图翼》:"此穴主泻五脏之热。"

2.《厘正按摩要术》:"脾俞:十一椎旁一寸五分。"

十二、肾俞

【定位】

在后背正中线,第2腰椎棘突下,左右旁开1.5寸。

【操作】

以拇指或示、中两指的指端,同时揉两侧肾俞,称"揉肾俞,揉50~100次;以掌根或小鱼际来回摩擦,称"擦肾俞",以透热为度。

【功效】

滋阴壮阳、补益肾气。

【临床应用】

1. 治疗肾虚腹泻、阴虚便秘等证,多与补脾经、推三关、揉二人上马、推七节骨等合用。

2. 治疗肾虚气短咳喘等症,多与揉肺俞、揉脾俞等合用。

3. 治疗下肢痿软乏力等症,多与揉腰俞、拿委中、按揉足三里等合用。

4. 擦肾俞能温补肾阳,可用于治疗肾元虚寒、命门火衰诸证;也可补肾益智,广泛应用于小儿保健推拿。

【相关文献】

1.《备急千金要方》:"肾俞、内关,主面赤热。"

2.《厘正按摩要术》:"肾俞:十四椎旁一寸五分。"

第五节　上肢部穴位

一、脾经

【定位】

拇指指端螺纹面或拇指桡侧缘由指尖至指根成一直线。

【操作】

补脾经:以拇指螺纹面旋推患儿拇指螺纹面(图 8-26),或者屈曲患儿拇指,医者以拇指端循患儿拇指桡侧缘自指尖向指根方向直推(图 8-27)。清脾经:自指根向指尖方向直推患儿拇指螺纹面(图 8-28)。补脾经和清脾经统称为"推脾经",次数为 100~500 次。

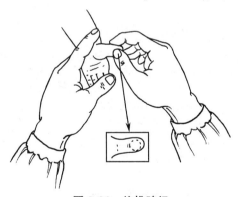

图 8-26　旋推脾经

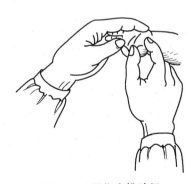

图 0-27　屈指直推脾经

【功效】

补脾经可健脾胃、补气血;清脾经可清热利湿、化痰止呕。

【临床应用】

1. 补脾经可用于治疗脾胃虚弱、气血不足所致的食欲不振、消化不良、疳积、腹泻等症,多与清胃经、按揉足三里、揉板门、摩腹、捏脊等合用。

2. 清脾经可用于治疗湿热熏蒸所致的皮肤发黄、湿疹、恶心呕吐、腹泻、痢疾等症，多与清胃经、清大肠、揉板门、揉中脘等合用。

3. 小儿脾胃薄弱，不宜攻伐太甚，在一般情况下，脾经宜补不宜清，体壮邪实者方能用清法。

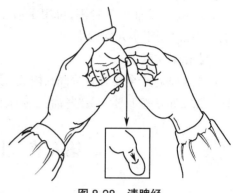

图 8-28 清脾经

【相关文献】

1.《小儿按摩经》："掐脾土，曲指左转为补，直推之为泻，饮食不进、人瘦弱、肚起青筋、面黄、四肢无力用之。"

2.《推拿仙术》："唇白气血虚，补脾土为主。"

3.《幼科铁镜》："大指面属脾……曲者，旋也。于指正面旋推为补，直推至指甲为泻……"

二、肝经

【定位】

示指指端螺纹面或示指掌面由指尖至指根成一直线。

【操作】

补肝经：以拇指螺纹面旋推患儿示指螺纹面，或以拇指端循患儿示指掌面自指尖向指根方向直推；清肝经：将患儿示指伸直，以拇指自指尖向指根方向直推患儿示指螺纹面，或以拇指端循患儿示指掌面自指根向指尖方向直推（图 8-29）。补肝经和清肝经统称为"推肝经"，次数为200~500 次。

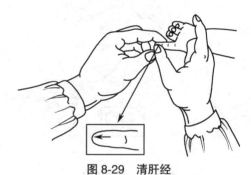

图 8-29 清肝经

【功效】

补肝经可养血柔肝；清肝经可平肝泻火、息风镇惊、解郁除烦。

【临床应用】

1. 肝经一般宜清不宜补，若肝虚应补，可运用滋水涵木，滋肾养肝法，以补肾经代之。

2. 清肝经一般用于治疗惊风、抽搐不安、五心烦热等实症,多与掐老龙、掐揉小天心、掐十宣、掐人中等合用。

【相关文献】

1.《厘正按摩要术》:"推肝木。肝木即食指端,蘸汤,侧推之直入虎口,能和气生血。"

2.《幼科推拿秘书》:"肝木在食指,肝属木,木生火,肝火动,人眼目昏闭,法宜清。诸病从火起,人最平者肝也,肝火盛则伤脾,退肝家之热,又必以补脾土为要。"

3.《小儿推拿广意》:"肝木推侧虎口,止赤白痢水泄,退肝胆之火。"

三、心经

【定位】

中指指端螺纹面或中指掌面由指尖至指根成一直线。

【操作】

补心经:以拇指螺纹面旋推患儿中指螺纹面,或医者以拇指端循患儿中指掌面自指尖向指根方向直推;清心经:将患儿中指伸直,以拇指自指尖向指根方向直推患儿中指螺纹面,或以拇指端循患儿中指掌面自指根向指尖方向直推(图 8-30)。补心经和清心经统称为"推心经",次数为 200~500 次。

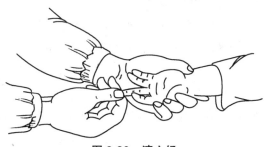

图 8-30　清心经

【功效】

补心经可养心安神;清心经可清热泻心火。

【临床应用】

1. 心经一般宜清不宜补,补心经恐引动心火。若因气血不足所致心烦不安、睡卧时露睛,需补心经时,一般以补脾经代之。

2. 清心经多用于因心火炽盛所致的高热神昏、五心烦热、小便短赤、口舌生疮、夜寐不安,多与清天河水、清小肠等合用。

195

【相关文献】

1.《小儿按摩经》:"一掐心经,二掐劳宫,推上三关,发热出汗用之。如汗不来,再将二扇门揉之,掐之,手心微汗出,乃止。"

2.《保赤推拿法》:"推掐心经穴法:心经即中指尖,自上推至中指尽处小横纹,行气通窍,向下掐之能发汗。"

3.《小儿推拿广意》:"心火,推之退热发汗,掐之通利小便。"

4.《幼科推拿秘书》:"推心火(宜清不宜补,补则于人不利,宜切记):心属中指,指根下离,属火,凡心火动、口疮弄舌……皆宜推而清之,至于惊搐,又宜清此,心经内一节,掐之止吐。"

四、肺经

【定位】

无名指指端螺纹面或无名指掌面自指尖至指根成一直线。

【操作】

补肺经:以拇指螺纹面旋推患儿无名指螺纹面,或以拇指端循患儿无名指掌面自指尖向指根方向直推;清肺经:将患儿无名指伸直,以拇指自

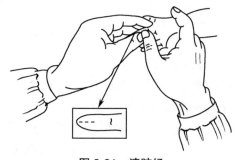

图 8-31　清肺经

指尖向指根方向直推患儿无名指螺纹面,或以拇指端循患儿无名指掌面自指根向指尖方向直推(图8-31)。补肺经和清肺经统称为"推肺经",次数为200~500次。

【功效】

补肺经可补益肺气;清肺经可疏风解表、宣肺清热、止咳化痰。

【临床应用】

1. 补肺经多用于治疗因肺气虚弱所致气虚咳喘、自汗、气短等症,常与按揉足三里、补脾经、推三关、按揉膻中、补肾经等合用。

2. 清肺经多用于治疗肺热引起的咳喘、痰鸣、感冒发热、便秘等实症,常与清天河水、退六腑、运内八卦、清大肠等合用。

【相关文献】

1.《小儿推拿广意》:"肺金:推之止咳化痰,性主温和。"

2.《推拿仙术》:"鼻流清水推肺经为主……到晚昏迷推肺经为主。"

五、肾经

【定位】

小指指端螺纹面或小指掌面自指尖至指根成一直线。

【操作】

补肾经:以拇指螺纹面旋推患儿小指螺纹面,或以拇指端循患儿小指掌面自指根向指尖方向直推。清肾经:将患儿小指伸直,以拇指自指尖向指根方向直推患儿小指螺纹面(图 8-32)。补肾经和清肾经统称为"推肾经",次数为 200~500 次。

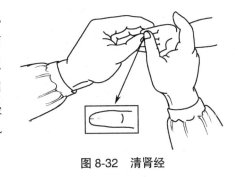

图 8-32　清肾经

【功效】

补肾经可补肾益脑、温养下元;清肾经可清利下焦湿热。

【临床应用】

1. 一般临床上肾经只补不清,需要治疗因下焦湿热所致的小便短赤等病症时,多以清小肠经代替。

2. 治疗先天不足、久病体虚或久泻、久咳、遗尿、虚汗喘息等病症,补肾经多与补脾经、补肺经、按揉足三里、按揉肾俞、横擦腰骶部等合用。

【相关文献】

1.《小儿按摩经》:"掐肾经,二掐小横纹,退六腑,治大便不通,小便赤色涩滞,肚作膨胀,气急,人事昏迷,粪黄者,退凉用之。"

2.《推拿仙术》:"眼不开,气血虚,推肾水为主。"

3.《小儿推拿广意》:"肾水,推之退脏腑之热,清小便之赤。如小便短,又宜补之。"

六、大肠

【定位】

示指桡侧缘,由指尖至虎口成一直线。

【操作】

补大肠:从患儿示指桡侧缘指尖直推至虎口处 100~300 次(图 8-33)。清大肠:从患儿虎口处直推至示指指尖 100~300 次。补大肠与清大肠统称为"推大肠"。

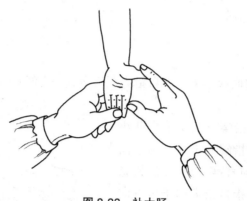

图 8-33 补大肠

【功效】

补大肠可涩肠固脱、温中止泻;清大肠可清利肠腑、除湿热、导积滞。

【临床应用】

1. 补大肠多用于治疗虚寒所致腹泻、脱肛等病症,常与补脾经、推三关、揉脐、揉天枢、逆时针摩腹、上推七节骨、揉龟尾等合用。

2. 清大肠多用于治疗肠腑湿热、积食滞留肠道、身热腹痛、痢下赤白、大便秘结等症,常与清天河水、分推腹阴阳、清脾经、顺时针摩腹、推下七节骨等合用。

【相关文献】

1.《小儿推拿方脉活婴秘旨全书》:"大肠侧推到虎口,止泻止痢断根源。"

2.《幼科推拿秘书》:"大肠筋在食指外边,络联于虎口,直到食指侧巅。向外正推泻肝火,左向里推补大肠。"

3.《小儿按摩经》:"掐大肠,倒推入虎口,止水泻痢疾,肚膨胀用之。红痢补肾水,白多推三关。"

七、小肠

【定位】

小指尺侧缘,由指尖到指根处一直线。

【操作】

补小肠:从患儿小指尺侧缘自指尖推向指根 100~500 次(图 8-34)。清小肠:从患儿小指尺侧缘自指根推向指尖 100~500 次。补小肠与清小肠统称为"推小肠"。

【功效】

补小肠可温补下焦;清小肠可清利下焦湿热、泌别清浊。

【临床应用】

1. 补小肠多用于治疗下焦虚寒引起的遗尿、多尿等症,常与补肾经、补脾经、补肺经、揉关元、揉丹田、揉肾俞、横擦腰骶部等合用。

2. 清小肠多用于治疗属心经有热、移热于小肠所致小便短赤不利、少尿、水样便等症,常与清心经、清天河水等合用。

【相关文献】

《小儿推拿学概要》:"本穴治小儿泄泻最效,不但能利小便,同时尚能分清降浊。"

八、肾顶

【定位】

小指顶端。

【操作】

以拇指端或中指端按揉,称"揉肾顶"(图8-35),揉100~500次。

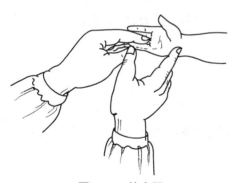

图 8-34　补小肠

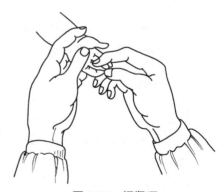

图 8-35　揉肾顶

【功效】

收敛元气、固表止汗。

【临床应用】

1. 常用于治疗自汗、盗汗或大汗淋漓不止等症。

2. 气虚自汗,多与补脾经、补肺经、摩腹、揉气海、揉足三里、捏脊等合用。

3. 阴虚盗汗,多与揉二人上马、清天河水等合用。

4. 阳虚自汗,多与补脾经、推三关、揉丹田等合用。

【相关文献】

《小儿推拿学概要》:"功用收敛元气,固表止汗。"

九、肾纹

【定位】

手掌面,小指第二指间关节横纹处。

【操作】

以拇指端或中指端按揉,称"揉肾纹"(图 8-36),揉 100~500 次。

【功效】

明目、散结消瘀。

【临床应用】

1. 治疗目赤肿痛,多与清心经、清肝经等合用。

2. 治疗口舌生疮、弄舌等症,多与清心经、清胃经、清天河水、退六腑等合用。

3. 治疗高热、手足逆冷等症,多与清肝经、清心经、清肺经、揉小天心、清天河水、退六腑、推天柱骨、推脊等合用。

【相关文献】

《小儿推拿学概要》:"本穴治结膜充血,眼前房出血,以及患儿高热,呼吸气凉,手足逆冷等。用之屡效。"

十、胃经

【定位】

拇指掌面近掌端第一节,或大鱼际桡侧缘赤白肉际由拇指根至掌根成一条直线。

【操作】

补胃经:以拇指螺纹面旋推患儿拇指近掌端第一节,或以拇指端从患儿大鱼际桡侧缘从拇指根直推向掌根 100~500 次;清胃经:以拇指端自患儿大鱼际桡侧缘从掌根向拇指根方向直推 300~500 次(图 8-37)。

【功效】

补胃经可健脾胃、助运化;清胃经可清热化湿、泻胃火、和胃降逆、除烦止渴。

【临床应用】

1. 补胃经多用于治疗脾胃虚弱,消化不良等症,常与补脾经、运内八卦、揉中脘、摩腹、按揉足三里等合用。

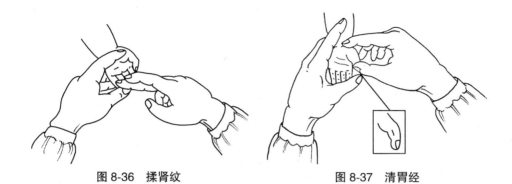

图 8-36 揉肾纹 图 8-37 清胃经

2. 清胃经多用于治疗呕恶、脘腹胀满、发热烦渴、便秘纳差、衄血等症,常与清脾经、清大肠、推天柱骨、退六腑、揉天枢、推下七节骨等同用。

【相关文献】

1.《幼科铁镜》:"清胃经:能清胃热,止呕降逆,除烦止血。"

2.《厘正按摩要术》:"大指端脾,二节胃。"

3.《小儿推拿直录》:"胃,揉之运动脏腑之气血。"

十一、小横纹

【定位】

掌面示、中、无名、小指掌指关节横纹处。

【操作】

从患儿示指掌指关节横纹依次掐至小指掌指关节横纹,称"掐小横纹",掐5~10次;从患儿示指掌指关节横纹直推至小指掌指关节横纹,称"推小横纹",推 100~300 次。

【功效】

化积、退热除烦、消胀散结。

【临床应用】

1. 治疗脾胃热结、口唇溃疡、流涎及腹胀等症,多与补脾、运内八卦、揉中脘、按揉足三里等合用。

2. 口唇破裂、口舌生疮者,多与清脾经、清胃经、清天河水合用。

3. 此外,推小横纹治疗肺部的干性啰音有一定疗效。

【相关文献】

1.《厘正按摩要术》:"三节根为小横纹……掐小横纹:小横纹在四横纹上,指节横纹处。治口唇破烂,能退热除烦。"

2.《小儿推拿广意》："小横纹:掐之退热除烦,治口唇破烂。"

3.《小儿推拿学概要》："本穴治口唇破裂及肚胀效果最好,如因脾虚作胀者,兼补脾土穴,疗效更好。"

十二、掌小横纹

【定位】

掌面尺侧,小指根与掌横纹之间的细小纹路。

【操作】

以拇指端或中指端按揉,称"揉掌小横纹"(图 8-38),揉 100~500 次。

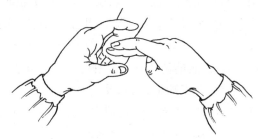

图 8-38　揉掌小横纹

【功效】

清热散结、宽胸宣肺、化痰止咳。

【临床应用】

1. 治疗咳嗽、痰喘,多与清肺经、揉天突、推揉膻中、开璇玑等合用。

2. 治疗口舌生疮,常与清心经、清胃经、清天河水、退六腑、揉总筋等配合应用。

3. 揉掌小横纹为治疗百日咳、肺炎要穴,用治肺部湿性啰音有一定疗效。

【相关文献】

1.《小儿推拿学》："掌小横纹,具有清热散结,宽胸宣肺,化痰止咳的功效。"

2.《小儿推拿学概要》："掌小横纹,为治疗咳喘、口舌生疮的效穴。肝区疼痛时,揉之亦有效果。"

十三、内劳宫

【定位】

掌心中,屈指时中指端与无名指之间的中点,小儿推拿多取手心。

【操作】

用拇指端或中指端揉，称"揉内劳宫"（图 8-39），揉 100~300 次；用拇指端或中指端运之，称"运内劳宫"，运 10~30 次。

【功效】

清热，凉血，除烦，清心肾两经虚热。

【临床应用】

1. 治疗心经有热所致口舌生疮、发热、烦渴等症，多用揉内劳宫与清心经、清小肠、清天河水、揉小天心等合用。

2. 治疗心肾两经虚热所致五心烦热、潮热盗汗等，多与揉肾顶、揉二人上马、推涌泉等合用。

【相关文献】

1.《太平圣惠方》："在握拳屈指时无名指尖处。"

2.《小儿按摩经》："揉劳宫穴清心火，助安神。""揉劳宫，动心中之火热，发汗用之，不可轻动。"

十四、小天心

【定位】

手掌大鱼际与小鱼际交接处凹陷中。

【操作】

一手持患儿四指以固定，使其掌心向上，用另一手拇指或中指指端按揉，称"揉小天心"，100~300 次；用指甲掐，称"掐小天心"（图 8-40），5~10 次；用中指指端或屈曲的指间关节捣，称"捣小天心"，10~30 次。

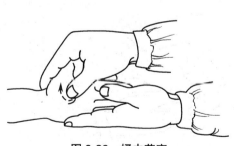

图 8-39　揉内劳宫

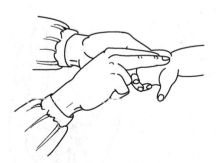

图 8-40　掐揉小天心

【功效】

揉小天心可清热、镇惊、利尿、明目，掐、捣小天心可镇惊安神。

【临床应用】

1. 治疗心经有热而致的目赤肿痛、口舌生疮、惊惕不安，或心经有热移至小肠而见小便赤短等症，常与清心经、清肝经、清小肠、揉二人上马、揉掌小横纹等合用。

2. 掐捣小天心常用于夜啼、惊风抽搐、惊惕不安等症。若惊风眼翻，可配合掐老龙、掐人中、清肝经、清天河水等。

【相关文献】

1.《厘正按摩要术》："小天心在掌根处，为诸经之祖。"

2.《小儿按摩经》："掐小天心，天吊惊风，眼翻白偏左右，及肾水不通用之。"

3.《幼科铁镜》："儿眼翻上者，将大指甲在小天心向掌心下掐即平。儿眼翻下者，将大指甲在小天心向总筋上掐即平。"

4.《保赤推拿法》："小天心穴，在儿手掌尽处。"

十五、内八卦

【定位】

以掌心为圆心，以内劳宫至中指根距离的 2/3 为半径所作之圆周。在此圆周之上的八个点，即乾、坎、艮、震、巽、离、坤、兑，称"内八卦"（对天心者为坎，对中指者为离，在拇指侧离至坎半圆的中心为震，在小指侧半圆的中心为兑）。

【操作】

一手持患儿四指以固定，掌心向上，另一手以拇指指腹做圆周运动，按乾、坎、艮、震顺序依次顺时针方向推运，称"顺运内八卦"（图 8-41），若自兑、坤、离、巽的顺序依次逆时针方向推运，称"逆运内八卦"，次数均为 100~500 次。

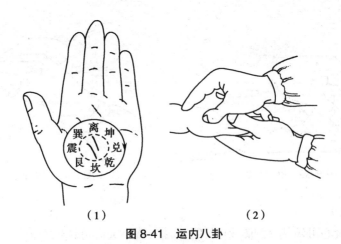

（1）　　　　　　　　（2）

图 8-41 运内八卦

【功效】

顺运内八卦可宽胸理气、止咳化痰;逆运内八卦可降气平喘、行滞消食。

【临床应用】

1. 治疗痰结咳喘、乳食内伤、胸闷、腹胀等常用顺运内八卦,并与推脾经、推肺经、揉板门、揉中脘、摩腹等合用。

2. 痰喘呕吐等常用逆运内八卦,并与补脾经、补肺经、揉板门、推三关、推天柱骨、推膻中等合用。

【相关文献】

1.《小儿按摩经》:"运八卦,除胸肚膨闷,呕逆气吼噫,饮食不进用之。"

2.《保赤推拿法》:"运内八卦法:从艮到坎右旋推,治凉又止泻。"

3.《小儿推拿广意》:"胃经有病食不消,脾土大肠八卦调。"

十六、板门

【定位】

手掌大鱼际平面,或大鱼际平面的中点。

【操作】

用拇指指腹按揉患儿手掌大鱼际,称"揉板门"(图 8-42),揉 50~100 次;用拇指指腹或桡侧缘自患儿拇指指根推向腕横纹,称"板门推向横纹",反之称"横纹推向板门",推板门 100~300 次。

【功效】

揉板门可健脾和胃、消食化滞;板门推向横纹可健脾止泻;横纹推向板门可和胃降逆。

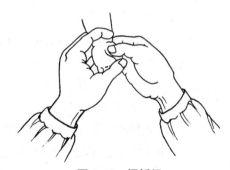

图 8-42　揉板门

【临床应用】

1. 揉板门可用于治疗乳食停积、食欲不振或嗳气、腹胀、腹泻、呕吐等症,常与推小横纹合用。

2. 板门推向横纹止泻,常与推脾经、推大肠、运内八卦、摩腹、揉脐、推上七节骨合用。

3. 横纹推向板门止呕,常与清胃经、揉板门、运内八卦合用。

【相关文献】

1.《小儿按摩经》:"揉板门,除气促气攻,气吼气痛,呕胀用之。"

2.《小儿推拿方脉活婴秘旨全书》:"板门穴,在大指节下五分,从横门推到板门能止儿吐;从板门穴推到横门穴能止儿泻。"

十七、四横纹

【定位】

手掌面示、中、无名、小指第一指间关节横纹处。

【操作】

一手持患儿四指以固定,另一手拇指指甲从示指横纹依次掐揉至小指横纹,称"掐四横纹",掐 3~5 次;一手并拢患儿四指,另一手拇指指腹从患儿示指横纹推向小指横纹,称"推四横纹",推 100~300 次。

【功效】

掐四横纹可清热除烦、散瘀消结;推四横纹可调中行气、和气血、消胀满。

【临床应用】

1. 治疗胸闷痰喘,多与推肺经、运八卦、推膻中、开璇玑等合用。

2. 治疗积滞、疳证、腹胀等症,多与补脾经、揉板门、运内八卦、揉中脘、摩腹等合用。也可用毫针或三棱针点刺出血治疗疳积,为治疳要穴。

【相关文献】

1.《小儿按摩经》:"推四横纹,和上下之血,人事瘦弱,奶乳不思,手足常掣,头偏左右,肠胃湿热,眼目翻白者用之。""推四横:以大指往来推四横纹,能和上下之气,气喘、腹痛可用。"

2.《小儿推拿秘旨》:"四横纹和上下气,吼气肚痛皆可止……"

3.《小儿推拿广意》:"四横纹:掐之退脏腑之热,止肚痛,退口眼歪斜。"

4.《小儿推拿直录》:"四横纹推之者,消胀宽胸化气,消三焦火。"

十八、运土入水

【定位】

手掌面,自拇指根至小指根,沿手掌边缘成一条弧形曲线。

【操作】

医者一手握住患儿示、中、无名、小指四指,使掌面向上,另一手拇指外侧缘着力,从拇指根沿掌根边缘运至小指根,称"运土入水"(图 8-43),运 100~300 次。

【功效】

滋补肾水、利尿止泻、清脾胃湿热。

【临床应用】

用于小便赤涩、频数、小腹胀满等症。

【相关文献】

1.《小儿推拿广意》:"运土入水,丹田作胀眼睁,为土盛水枯,推以滋之。"

2.《小儿按摩经》:"照前法(运水入土法)反回是也。肾水频数无统用之,又治小便赤涩。"

十九、运水入土

【定位】

手掌面,自小指根至拇指根,沿手掌边缘成一条弧形曲线。

【操作】

医者一手握住患儿示、中、无名、小指四指,使掌面向上,另一手拇指外侧缘着力,从小指根沿掌根边缘运至拇指根,称"运水入土"(图8-44),运100~300次。

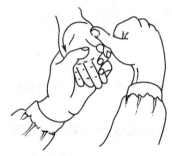

图8-43　运土入水

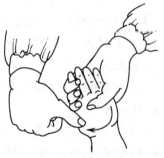

图8-44　运水入土

【功效】

健脾通便、润肠燥湿。

【临床应用】

可治疗因脾胃虚弱所致的消化不良、食欲不振、腹泻、二便闭结等症。

【相关文献】

《小儿推拿广意》:"运水入土,身弱肚起青筋,为水盛土枯,推以润之。"

二十、大横纹

【定位】

仰掌,掌后腕横纹。近拇指端称阳池,近小指端称阴池。

【操作】

两手相对夹持患儿手部,两拇指置其掌后横纹中央,自总筋向两旁分推,称"分推大横纹"(图8-45),亦称"分阴阳",推30~50次;自两侧向总筋合推,称"合阴阳",推30~50次。

【功效】

分阴阳可平衡阴阳、调和气血、行滞消食;合阴阳可行痰散结。

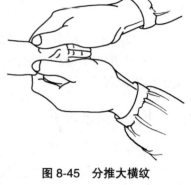

图8-45　分推大横纹

【临床应用】

1. 治疗因阴阳不调、气血不和所致的寒热往来、烦躁不安等症多用分阴阳,常与开天门、分推坎宫、揉太阳、揉耳后高骨、掐总筋等合用。

2. 治疗乳食停滞、腹胀、腹泻、呕吐等症多用分阴阳,常与推脾经、揉板门、运内八卦、摩腹、揉中脘等合用。实热证重分阴池,虚寒证重分阳池。

3. 治疗胸闷胀满、痰结喘嗽等症多用合阴阳,常与推肺经、揉肾纹、运八卦、掐精灵、揉天突、揉膻中等合用。

【相关文献】

1.《幼科推拿秘书》:"横纹者,大横纹也,手掌下一道大横纹,板门直推到横纹,止吐神效。"

2.《保赤推拿法》:"……就横纹上两指中分向两边抹,为分阴阳。治寒热往来,膨胀泄泻,呕逆,脏腑结闭。"

二十一、总筋

【定位】

掌后腕横纹中点。

【操作】

医者一手持患儿四指以固定,另一手拇指指腹按揉掌后腕横纹中点100~300次,称"揉总筋";用拇指甲掐之,称"掐总筋"(图8-46),掐5~10次。

【功效】

揉总筋可清心经热、散结止痉、通调周身气机;掐总筋可镇惊止痉。

【临床应用】

1. 治疗口舌生疮、潮热、夜啼等实热证,多用揉总筋,常与清心经、清肝经、捣小天心、清天河水等合用。

2. 治疗惊风抽搐,多用掐总筋,常与掐人中、拿合谷、掐老龙、掐十宣等合用。

【相关文献】

《小儿按摩经》:"诸惊风,掐总筋可治。""掐总筋,过天河水,能清心经,口内生疮,遍身潮热,夜间啼哭,四肢常掣,去三焦六腑五心潮热病。""鼻塞伤风天心穴,总筋脾土推七百。"

二十二、十宣(十王)

【定位】

十指尖指甲内赤白肉际处。

【操作】

一手握患儿手,用另一手拇指指甲掐患儿十指尖指甲内赤白肉际处,逐指掐之,各掐 3~5 次或醒后即止,称"掐十宣"(图 8-47)。

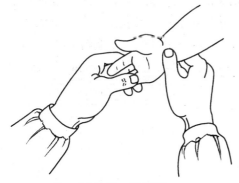
图 8-46　掐总筋

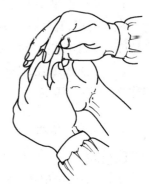
图 8-47　掐十宣

【功效】

清热、醒神、开窍。

【临床应用】

主要用于急救,治疗高热、惊风、抽搐、昏厥、两目上视、烦躁不安、神呆等症,多与掐人中、掐老龙、掐小天心、揉合谷等合用。

【相关文献】

《针灸孔穴及其疗法便览》:"十王,奇穴。手十指爪甲后正中赤白肉际。用三棱针或粗针刺出血,针头微向指关节方向,刺入约一分。主治痧症、中暑、霍乱。"

二十三、五经

【定位】

拇、示、中、无名、小指末节螺纹面,即脾、肝、心、肺、肾经。

【操作】

有运五经和推五经之分。用拇指或中指指腹自小儿拇指尖至小指尖做运法,运 50~100 次,或用拇指指甲逐一掐揉,掐揉 3~5 次,称为"运五经"。医者拇指置小儿掌背,其余四指在小儿掌面,同时向指端方向直推 50~100 次,称"推五经"。

【功效】

运五经具有健脾、疏肝、清心、润肺、温肾的作用。

【临床应用】

治疗相对应的脏腑病症,与相对应的五经各穴合用。

【相关文献】

1.《幼科推拿秘书》:"五经者,五指头之经络也。心经在中指,肝经在食指,脾经在大拇指,肺经在无名指,肾经在小指。运者以我食指运小儿五指头肉上,此法能治大小便结,开咽喉胸膈中闷塞,以及肚响腹胀、气吼泄泻诸症。"

2.《小儿按摩经》:"运五经,动五脏之气,肚胀,上下气血不和,四肢掣,寒热往来,去风除腹响。"

二十四、老龙

【定位】

指背,中指甲根正中后 0.1 寸。

【操作】

医者用拇指指甲掐患儿中指甲根部正中后 0.1 寸,称为掐老龙(图 8-48),掐 3~5 次,或醒后即止。

【功效】

醒神开窍。

【临床应用】

主要用于急救,主治小儿急惊风或高热惊厥,多与掐人中、掐十宣合用。

【相关文献】

1.《小儿推拿直录》:"慢惊:先掐老龙穴,有声可治,无声不可治。"

2.《小儿推拿广意》:"掐此穴治惊风、昏迷。"

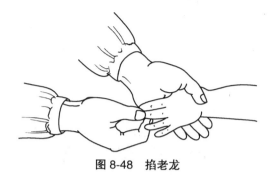

图 8-48　掐老龙

3.《保赤推拿法》:"掐老龙穴法:此穴在中指背靠指甲处,相离如韭叶许,若儿急惊暴死,对拿精灵威宁二穴。不醒,即于此穴掐之,不知痛难救。"

二十五、端正

【定位】

中指甲根部赤白肉际处,桡侧称左端正,尺侧称右端正。两端正皆距指甲根部约 1 分许。

【操作】

用拇指指腹揉患儿中指甲根部两侧赤白肉际处,称"揉端正",揉 50~200次;医者用拇指指尖掐该处或拇指、示指指甲对掐,称"掐端正",掐 3~5 次。

【功效】

揉左端正可升举中气、止泻;揉右端正可降逆止呕;掐端正可醒神开窍、止血。

【临床应用】

1. 治疗水泻、痢疾等症,多用揉左端正,常与补脾经、补大肠、摩腹、揉脐、揉龟尾、上推七节骨等合用。

2. 治疗因胃气上逆所引起的恶心呕吐等症,多用揉右端正,常与横纹推向板门、运内八卦、清胃经、推天柱骨等合用。

3. 掐端正多用于小儿惊风等症,常与清肝经、掐老龙、掐小天心、拿合谷等合用。

【相关文献】

1.《针灸孔穴及其疗法便览》:"端正,奇穴。中指第一、二关节横纹中央(掌侧)。针一至二分。主治小儿疳积。"

2.《小儿推拿广意》:"眼左视,掐右端正穴;右视,掐左端正穴。"

3.《厘正按摩要术》:"中指左右为两端正。"

二十六、五指节

【定位】

掌背五指第一指间关节。

【操作】

用拇指指甲从患儿拇指至小指依次掐之,掐后继揉,称为"掐揉五指节"(图8-49),各掐揉3~5次;用拇指指腹依次揉之,称为"揉五指节",揉30~50次。

【功效】

安神镇惊、通关窍、祛风痰。

【临床应用】

1. 治疗惊风、惊惕不安等症,多用掐五指节与清肝经、清心经、掐揉小天心、掐老龙、掐十宣等合用。

2. 治疗胸闷、积痰、喘嗽等症,多用揉五指节与清肺经、运内八卦、揉膻中、揉天突、开璇玑等合用。

【相关文献】

1.《小儿推拿广意》:"五指节:掐之祛风化痰,苏醒人事,通关膈闭塞。"

2.《推拿仙术》:"四肢乱舞,掐五指节,清心经为主。"

3.《厘正按摩要术》:"掐五指节:五指节在手背指节高纹处。治伤风,被水惊吓,四肢抽掣,面青,并一切惊证。掐后以揉法继之,治口眼歪斜,咳嗽风痰。"

二十七、二扇门

【定位】

掌背,中指指根两侧凹陷处,即示指与中指,中指与无名指指根交接处。

【操作】

令患儿手心向下,医者用拇、示两指指甲或两手拇指指甲掐之,称为"掐二扇门",掐3~5次;医者用拇、示两指指腹揉之,称为"揉二扇门"(图8-50),揉200~500次。

【功效】

掐揉二扇门可发汗解表、退热平喘。

【临床应用】

掐揉二扇门是发汗解表的有效方法,操作时速度需快,稍用力。

1. 治疗外感风寒所致的发热无汗、咳喘等症,多与开天门、推坎宫、揉太阳、揉耳后高骨、推三关等合用。

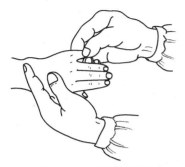

图 8-49 掐揉五指节

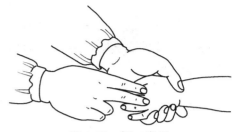

图 8-50 揉二扇门

2. 治疗体虚外感者,常与补肾经、揉肾俞、补脾经、推三关等合用。

【相关文献】

1.《推拿仙术》:"揉掐二扇门,发汗用之。"

2.《小儿推拿学概要》:"二扇门为退热要穴,如燥热无汗,操作 1~2 分钟,即可立见汗出。配合大椎穴效果更佳。"

3.《幼科推拿秘书》"……以我两大指肉掐揉之,治小儿汗不出,热不退。"

二十八、二人上马

【定位】

手背,无名指与小指掌指关节后凹陷中。

【操作】

令患儿手心朝下,医者用拇指指甲掐之,称为"掐二人上马"(图 8-51),掐 3~5 次;医者用拇指或中指指腹揉之,称为"揉二人上马",揉 200~500 次。

【功效】

滋阴补肾、顺气散结、利水通淋。

【临床应用】

本穴多用揉法。

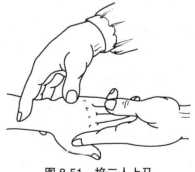

图 8-51 掐二人上马

1. 治疗阴虚火旺所致潮热、烦躁、小便短赤、牙痛等症,多与清心经、清肝经、掐揉小天心合用。

2. 本法对肺部感染时干湿啰音也有一定治疗效果,多与清肺经、运内八卦、揉小横纹、揉掌小横纹合用。

【相关文献】

1.《小儿推拿广意》:"二人上马,掐之苏胃气,起沉疴,左揉生凉、右揉生热。"

2.《推拿仙术》:"揉掐二人上马,清补肾水用之,并治眼吊。"

3.《小儿推拿学概要》:"本穴治小便闭塞,疗效明显,对肺部有干性啰音久不消失者,用之最效。"

二十九、外劳宫

【定位】

掌背中,与内劳宫相对处。

【操作】

用拇指指甲掐之,称为"掐外劳宫",掐 3~5 次;用拇指或中指指腹揉之,称为"揉外劳宫"(图 8-52),揉 200~300 次。

【功效】

发汗解表、温中散寒、升阳举陷。

【临床应用】

本穴主要用揉法,主治一切寒证。

1. 治疗外感风寒、鼻塞流涕等症,多与开天门、推坎宫、揉太阳、揉耳后高骨、推三关等合用。

2. 治疗脏腑积寒、完谷不化、肠鸣腹泻、寒痢腹痛等症,常与补脾经、补大肠、清小肠、揉板门、揉一窝风、揉脐、推三关等合用。

3. 治疗遗尿、脱肛等症,常与补脾经、补肾经、补小肠、推三关、揉丹田、揉百会等合用。

【相关文献】

1.《小儿推拿方脉活婴秘旨全书》:"外劳宫,在指下,正对掌心是穴。治粪白不变,五谷不消,肚腹泄泻。""外劳宫止泻用之,拿此又可止头疼。"

2.《小儿按摩经》:"掐外劳宫,和脏腑之热气,遍身潮热,肚起青筋揉之效。"

3.《保赤推拿法》:"掐外劳宫穴法……脏腑积有寒风热气,皆能和解,又治遍身潮热,肚起青筋,粪白不变,五谷不消,肚腹膨胀。

三十、威灵

【定位】

手背第二、三掌骨缝间凹陷中。

【操作】

令患儿掌心朝下,医者用拇指指甲掐之,称"掐威灵"(图 8-53),3~5 次,或醒后即止。

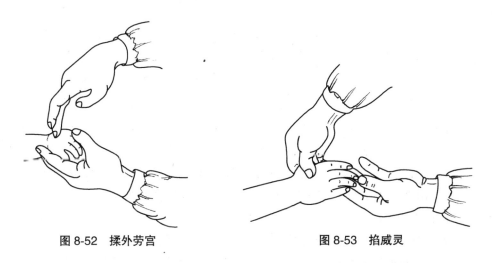

图 8-52　揉外劳宫　　　　　　　　　图 8-53　掐威灵

【功效】

开窍醒神。

【临床应用】

多用于急惊风、昏迷时的急救,常与掐精宁、掐老龙、掐人中同用,以加强开窍醒神作用。

【相关文献】

1.《小儿按摩经》:"掐威灵穴,治急惊暴死。掐此处有声可治,无声难治。"

2.《小儿推拿方脉活婴秘旨全书》:"威灵穴,在虎口下两傍歧,有圆骨处。遇猝死症,摇掐即醒。有声则生,无声则死。"

三十一、精宁

【定位】

手背第四、五掌骨缝间凹陷中。

【操作】

令患儿掌心朝下,医者用拇指指甲掐之,称"掐精宁"(图 8-54),3~5 次,或醒后即止。

【功效】

行气破结、开窍化痰。

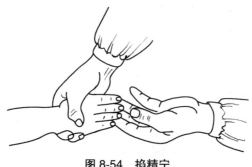

图 8-54　掐精宁

【临床应用】

本法体虚者慎用。

1. 治疗痰食积聚、痰喘时多与补脾经、推三关、揉天突、揉膻中、捏脊等合用。

2. 治疗急惊晕厥时，多与掐威灵合用，以加强开窍醒神作用。

【相关文献】

1.《小儿按摩经》："掐精宁穴，气吼痰喘，干呕痞积用之。"

2.《小儿推拿方脉活婴秘旨全书》："精宁穴，在四指、五指夹界下半寸，治痰壅、气促、气攻。"

三十二、一窝风

【定位】

手背腕横纹正中凹陷处。

【操作】

用拇指或中指指腹揉此穴，称"揉一窝风"（图 8-55），揉 200~500 次。

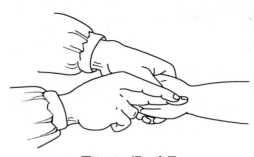

图 8-55　揉一窝风

【功效】

温中行气、通利关节、止痛。

【临床应用】

1. 治疗因外感风寒、食积等原因引起的腹胀、腹痛等症，多与揉外劳宫、拿肚角、揉中脘、推三关等合用。

2. 多揉此穴亦可以治疗因寒滞引起的各种痹痛。

【相关文献】

1.《小儿按摩经》："掐一窝风，治肚疼，唇白眼白一哭一死者，除风去热。"

2.《小儿推拿方脉活婴秘旨全书》："一窝风，在掌根尽处腕中，治肚痛极效。急慢惊风，又一窝风，掐住中指尖，主泻。"

三十三、膊阳池

【定位】

手背，一窝风上 3 寸。

【操作】

用拇指或中指指腹揉之，称为"揉膊阳池"，揉 200~500 次；用拇指指甲掐之，称为"掐膊阳池"，掐 3~5 次。

【功效】

解表清热、止痛、通调二便。

【临床应用】

1. 治疗外感头痛，多与开天门、推坎宫、揉太阳、揉耳后高骨、揉一窝风、推三关等合用。

2. 治疗便秘，多与清大肠、运水入土、揉天枢、顺时针摩腹、揉龟尾、推下七节骨等合用。

3. 治疗小便短赤，常与清小肠、清心经、清天河水等合用。

【相关文献】

《小儿按摩经》："掐膊阳池，止头痛，清补肾水，大小便闭塞……又能发汗。"

三十四、外八卦

【定位】

手背外劳宫周围，与内八卦相对应的圆形穴位。

【操作】

医者一手持小儿四指，令掌背向上，另一手拇指做顺时针方向运法，称运外八卦，运 100~300 次。

【功效】

宽胸、理气、散结。

【临床应用】

治疗胸闷、气急、腹胀、大便秘结等气滞、气结之证,多与清肺经、摩腹、揉脐、推揉膻中等合用。

【相关文献】

1.《小儿推拿广意》:"外八卦:性凉。除脏腑秘结,通血脉。"

2.《保赤推拿法》:"运外八卦穴法:此穴在手背,对手心内八卦处,运之能通一身之气血,开五脏六腑之闭结。"

3.《小儿推拿学概要》:"顺运本穴,能促进肠蠕动,消除腹胀。"

三十五、三关

【定位】

前臂桡侧缘,阳池至曲池成一条直线。

【操作】

用示、中指指腹沿患儿前臂桡侧缘,自腕横纹推向肘横纹,称"推三关"(图 8-56),推 200~500 次;或屈患儿拇指,自拇指桡侧缘推向肘横纹为"大推三关"。

【功效】

温中散寒、发汗解表、补气行气。

【临床应用】

此穴温热,是温法的代表穴,古有"代却麻黄肉桂"之说,治疗一切虚寒证。

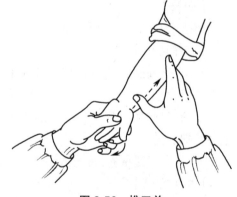

图 8-56　推三关

1. 治疗头痛、流清涕、口吐涎液、畏寒肢冷等症时,多与补脾经、清肺经、补肾经、揉丹田、揉关元、捏脊等合用。

2. 能发汗,治疗风寒感冒、畏寒无汗,或疹出不透等症时,多与开天门、推坎宫、揉太阳、掐揉二扇门、揉一窝风、揉外劳宫等合用。

3. 对疹毒内陷、黄疸等症亦有疗效。

【相关文献】

1.《小儿推拿秘旨》:"三关出汗行经络,发汗行气是为先。"

2.《小儿推拿广意》:"三关:男左三关推发汗,退下六腑谓之凉,女右六腑推上凉,退下三关谓之热。""推上三关:推之通气血,发汗。"

三十六、天河水

【定位】

前臂内侧正中,自总筋至洪池(曲泽)成一条直线。

【操作】

用示、中指指腹从患儿腕横纹直推向肘横纹,称"清(推)天河水"(图 8-57),推200~500 次;一手拇指按于内劳宫,另一手从内劳宫自下向上推至肘横纹称"大推(清)天河水"。

【功效】

清热凉血、泻火除烦。

【临床应用】

本穴性微凉,清热之力较和缓,为清法代表,清各种热证,有"扬汤止沸"之功。

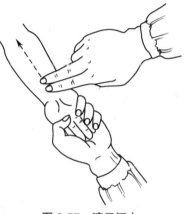

图 8-57　清天河水

1. 治疗发热恶风、五心烦热、口燥咽干、神昏抽搐、谵妄等症时,多与开天门、推坎宫、清心经、清肝经、掐揉小天心等合用。

2. 能凉血,用于斑疹、皮肤干燥等。

【相关文献】

1.《小儿推拿广意》:"天河水,推之清心经烦热"。

2.《万育仙书》:"天河水在总筋下中心,明目,去五心潮热,除口中疳疮"。

3.《厘正按摩要术》:"天河水在总筋之上,曲池之下,蘸水,由横纹推至天河,为清天河水;蘸水,由内劳宫推至曲池,为大推天河水;蘸水,由曲池推至内劳宫,为取天河水。均是以水济火,取清凉退热之义。"

4.《实用小儿推拿》:"性微凉,能清心热,除烦躁及燥痰"。

三十七、六腑

【定位】

前臂尺侧缘,自腕横纹(阴池穴)至肘横纹成一条直线。

【操作】

用示、中指指腹沿患儿前臂尺侧缘，自肘横纹直推向腕横纹，称"退（推）六腑"（图8-58），或"下退六腑"，推200~500次。

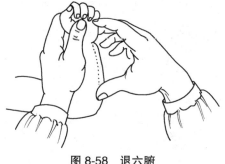

图8-58　退六腑

【功效】

清脏腑热、凉血解毒。

【临床应用】

此穴性寒凉，古人谓"替来滑石羚羊"，清法之代表，适用于一切实热病证。

1. 治疗患儿口臭、牙龈肿痛、口舌生疮、胃中灼热、小便短赤等证时，多与补脾经、清胃经、清心经、清大肠经等合用。

2. 常与推三关同用，一为尺侧，一为桡侧，一寒一热，平衡阴阳，防止大寒大热太过，泻热而不伤正。若患儿寒热夹杂，以实热为主，则以退六腑为主，推三关次之；若患儿寒热夹杂，以虚寒为主，则以推三关为主，退六腑次之。

【相关文献】

1.《小儿按摩经》："六腑：凡做此法，先掐心经，点劳宫。男退下六腑，退热加凉，属凉。女反此，推上为凉也。"

2.《幼科铁镜》："男左手直骨正面为六腑，乃血分，退下则血行阴动，故为寒为泻。"

3.《保赤推拿法》："六腑在肱正面，男向下推之为加凉，女向下推之反为加热，阴极阳生也。"

第六节　下肢部穴位

一、箕门

【定位】

大腿内侧，髌骨内上缘至腹股沟成一直线，箕门属小儿推拿的特定穴，呈线状。

【操作】

用示、中二指指腹着力，从髌骨内上缘向腹股沟直推，称"推足膀胱"或"推箕门"（图8-59），推100~300次；若拇指与示、中两指相对用力，提拿该处肌筋,则称为"拿足膀胱"或"拿箕门",拿 3~5 次。

【功效】

清热、利尿。

【临床应用】

推箕门性平和,有较好的利尿作用。

1. 治疗尿潴留,多与摩腹、揉丹田、按揉三阴交等相配合。

2. 治疗心经有热的小便不利,多与清心经、清小肠配合。

3. 治疗股内痛或该处痿软无力,轻拿箕门较多。

【相关文献】

《小儿按摩经》:"门即门户,当两腿分开,席地而坐,其形如箕,穴在大腿内侧,左右对称,故名箕门。"

二、百虫

【定位】

膝上内侧肌肉丰厚处,髌骨内上缘 3 寸处,又称"百虫窝"。

【操作】

用拇指指腹或指腹的前三分之一处着力按揉之,称"揉或按百虫"(图8-60),揉或按 10~30 次;用拇指与示、中两指指腹用力提拿百虫,称"拿百虫",提拿 3~5 次。

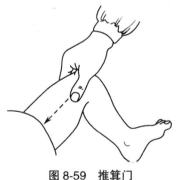

图 8-59 推箕门

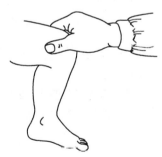

图 8-60 按揉百虫

【功效】

通经活络,平肝息风止痉。

【临床应用】

治疗四肢抽搐、下肢痿软不用等症,多与拿委中、按揉足三里、按揉膝眼等合用;若治惊风、抽搐等症,手法刺激宜重。

【相关文献】

《推拿仙术》:"百虫穴能止搐。""拿百虫穴,属四肢能止惊。"

三、前承山

【定位】

小腿胫骨外侧,膝下 8 寸,与后承山相对。

【操作】

用拇指甲掐之,称"掐前承山",掐 3~5 次;用拇指指腹揉之,称"揉前承山",揉 300~500 次。

【功效】

行气通络、息风止痉。

【临床应用】

1. 治疗惊风、下肢抽搐、角弓反张等症时,多用掐前承山与清肝经、清心经、拿委中、按百虫、掐解溪等相配合。

2. 治疗下肢痿软无力、肌肉萎缩、足下垂等症时,多用揉前承山与揉解溪、揉百虫配合。

【相关文献】

《腧穴学概论》:"前承山,在腓前对承山穴处。主治小儿角弓反张。"

四、涌泉

【定位】

屈趾,足掌心前正中凹陷中。

【操作】

用拇指指腹着力,向足趾方向做直推法,称"推涌泉",推 100~400 次;用拇指指腹着力,在涌泉穴上轻揉,称"揉涌泉"(图8-61),揉 30~50 次;用拇指甲着力,在涌泉上轻掐,称"掐涌泉",掐 3~5 次。

【功效】

推涌泉可引火归原、退虚热;揉涌泉可滋阴安神;掐涌泉可镇静安神。

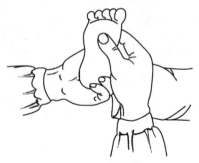

图 8-61　揉涌泉

【临床应用】

1. 治疗五心烦热、足心热、夜啼、烦躁不安等症时,多用推涌泉与清心经、清肝经、揉上马、运内劳宫等合用。

2. 治疗咽喉肿痛等实热等症时,多与清肺经、退六腑、清天河水等合用。

3. 治疗吐泻时,多用揉涌泉。

4. 治疗小儿惊风时,则多掐涌泉。

【相关文献】

1.《圣济总录》:"涌泉不可伤,伤即令人百神俱散。"

2.《推拿仙术》:"涌泉穴两足俱推,不分男女,但旋转不同。"

3.《小儿推拿广意》:"揉涌泉,治痰壅上,重则灸之。"

4.《幼科推拿秘书》:"揉涌泉,久揉亦能治眼病……左揉止吐,右揉止泻。"

五、膝眼

【定位】

屈膝,髌骨下缘髌韧带内外侧凹陷中,左右各一,外侧称为外膝眼,内侧称为内膝眼。

【操作】

用拇指着力,或拇、示指分别位于内外侧膝眼同时着力,稍用力按压一侧或者内外侧膝眼,称"按膝眼",按 10~20 次;或用拇、示指同时在内外膝眼上做揉法,称"揉膝眼"(图 8-62),揉 50~100 次。

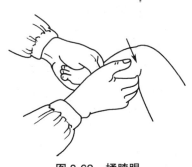

图 8-62　揉膝眼

【功效】

息风止搐、通经活络。

【临床应用】

1. 治疗惊风抽搐,多按、掐膝眼。

2. 治疗下肢痿软无力、膝关节软组织扭挫伤等症时,多与拿委中、拿百虫、按揉承山、按揉足三里等合用。

【相关文献】

1.《备急千金要方》:"在膝头骨下,两旁陷者宛宛中。"

2.《小儿推拿方脉活婴秘旨全书》:"膝眼穴:小儿脸上惊来,急在此掐之。"

3.《保赤推拿法》:"掐膝眼穴法,此穴在膝盖里旁,一名鬼眼穴,小儿脸上惊来,急在此掐之,若儿身后仰,即止。"

六、委中

【定位】

腘横纹中点,股二头肌肌腱和半腱肌肌腱的中间。

【操作】

用示、中指的指腹,稍用力在委中穴的筋腱处叩拨,称"拿委中"(图 8-63),拿 3~5 次。

【功效】

疏通经络、息风止痉。

【临床应用】

1. 治疗下肢痿软无力,多与揉膝眼、揉阳陵泉、揉前承山、拿百虫等配合。

2. 治疗中暑痧症,多用挤捏至局部出现痧痕瘀斑。

【相关文献】

《幼科铁镜》:"惊时,若身往前扑,即将委中穴向下掐住,身便直。若身后仰,即将膝上鬼眼穴向下掐住,身便即正。"

七、足三里

【定位】

外膝眼下 3 寸,胫骨前嵴外约一横指处。

【操作】

用拇指指腹稍用力按揉之,称"按揉足三里"(图 8-64),按揉 20~100 次。

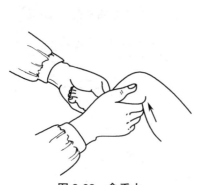

图 8-63　拿委中

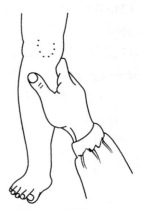

图 8-64　按揉足三里

【功效】

健脾和胃、导滞通络、调中理气、强身健体。

【临床应用】

1. 治疗呕吐、腹痛等症时,多与推天柱骨、摩腹、分推腹阴阳等合用。

2. 治疗脾虚泄泻时,常与推上七节骨、补大肠、补肾经、推三关等合用。

3. 小儿保健常与捏脊、摩腹、推三关等合用。

【相关文献】

《小儿推拿广意》:"三里,揉之治麻木顽痹。"

八、丰隆

【定位】

外膝眼和外踝尖连线的中点,胫骨前缘外侧 1 寸许,胫腓骨之间。

【操作】

用拇指或中指指腹稍用力在丰隆穴上揉动,称"揉丰隆",揉 50~100 次。

【功效】

化湿痰、和胃气。

【临床应用】

治疗痰涎壅盛、咳嗽气喘等症,多与清肺经、揉膻中、运内八卦等配合。

【相关文献】

1.《备急千金要方》:"主胸痛如刺,腹若刀切痛;主大小便涩难;主不能食;主身湿。"

2.《玉龙歌》:"痰多宜向丰隆寻。"

九、承山

【定位】

腓肠肌肌腹下端凹陷处。

【操作】

用拇指指腹稍用力按揉该穴,称"揉承山",揉 300~500 次;用拇指和示、中二指相对提拿筋腱,称"拿承山",拿 3~5 次。

【功效】

通经活络、息风止痉。

【临床应用】

治疗惊风抽搐,下肢痿软,腿痛转筋等症,常与拿委中、拿百虫、揉足三里等配合。

【相关文献】

1.《小儿推拿方脉活婴秘旨全书》:"后承山穴:小儿手足掣跳,惊风紧急,快将口咬之,要久,令大哭,方止。"

2.《小儿推拿广意》:"便秘……推下承山……若泄泻亦要逆推,使气升而泄泻可止。"

十、三阴交

【定位】

内踝尖直上 3 寸,位于胫骨内侧面后缘凹陷中。

【操作】

用拇指或示、中指的指腹,稍用力按揉该穴,称"按揉三阴交"(图 8-65),按揉 20~50 次;用拇指指腹着力,做自上而下或自下而上的直推,称"推三阴交",推 100~200 次。

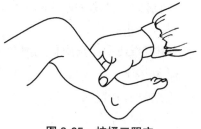

图 8-65　按揉三阴交

【功效】

通血脉、疏下焦、利湿热、活经络、通调水道,亦能健脾胃、助运化。

【临床应用】

1. 治疗遗尿、癃闭等泌尿系统疾病时,多与揉丹田、推箕门、补肾经、补小肠等相配合。

2. 治疗下肢痹痛、瘫痪、惊风、消化不良等症,多与清肝经、摩腹、拿承山相配合。

【相关文献】

《厘正按摩要术》:"按三阴交:三阴交在内踝踝尖上三寸,以右手大指按之,能通血脉,治惊风。"

十一、昆仑

【定位】

跟腱与外踝尖中点的凹陷处。

【操作】

用拇指指甲稍用力在昆仑穴上掐,称"掐昆仑",掐 3~5 次。

【功效】

强腰补肾、解肌通络。

【临床应用】

1. 治疗腰痛、下肢痉挛、跟腱挛缩等症时,多与拿委中、拿承山等相配合。

2. 治疗足跟痛、足内翻等,常与拿仆参相配合。

【相关文献】

《小儿推拿广意》:"昆仑,灸之治急慢惊风危急等症。"

十二、仆参

【定位】

外踝后下方,昆仑穴下,跟骨外侧下赤白肉际凹陷中。

【操作】

用拇指和示、中二指相对,稍用力拿捏仆参穴,称"拿仆参",拿3~5次;用拇指指甲着力,按压仆参穴,称"掐仆参"(图8-66),掐3~5次。

【功效】

舒筋活络、益肾健骨、安神定志。

【临床应用】

1. 治疗下肢瘫痪等症时,多与拿委中、拿承山等相配合。

2. 治疗霍乱转筋、足痿不收等症时,多与按揉或拿后承山相配合。

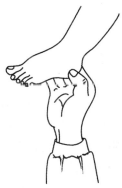

图8-66 掐仆参

3. 晕厥、惊风等多掐仆参。

【相关文献】

《小儿推拿方脉活婴秘旨全书》:"仆参穴:治小儿吼喘,将此上推下掐,必然苏醒。如小儿急死,将口咬之,则回生,名曰:老虎吞食。"

第七节 小儿推拿特定穴分类

一、解表清热类

解表清热类小儿推拿特定穴,包括天门、坎宫、耳后高骨、天柱骨、清肺经、清心经、小天心、清肝经、二扇门、六腑、清天河水。

天门位于督脉循行线上,可激发督脉之阳气,通调太阳、阳明、少阳,有疏风解表、开窍醒脑、镇静安神之功。

推坎宫可同时对足太阳膀胱经和手少阳三焦经起到刺激调节作用,可疏调三焦气机、清利头目,以达疏风解表、醒脑明目、止头痛之效。

耳后高骨相当于足少阳胆经完骨穴处,乃足太阳、足少阳经之会,可和解少阳,枢转气机,通达太阳经脉之气,清热除烦。

天柱骨位于督脉循行线上,且其止点大椎穴又为手足三阳经交会穴,称为诸阳之会,故推天柱骨,可激发督、任、心、肾、膀胱诸经脉之气,可祛风散寒、解表清热。

小天心位于手厥阴心包经循行线上,具有清热、镇惊、利尿、明目宁心之功。

手背乃手三阳经脉之气通达之处,掐揉二扇门有通达阳气、调和营卫之功,可发汗解表、退热平喘。

六腑位于手少阴心经与手太阳小肠经之间。心为五脏六腑之主,且与小肠有表里属络关系,故可清脏腑热、凉血解毒。

天河水位于手厥阴心包经循行线上,与手少阳三焦经相表里,有清心安神之功,可清热凉血、泻火除烦。

小儿生理上"肺常不足,心常有余,肝常有余",外邪入侵最易犯肺,且易从阳化火出现心肝火旺,故临床清肺经、清心经、清肝经常配合运用,以达解表清热之效。

二、活血理气类

活血理气类小儿推拿特定穴,包括胁肋、仆参、内八卦(顺运)、精宁、外八卦、一窝风、四横纹。

胁肋位于足厥阴肝经循行线上,肝主疏泄,疏通畅达全身气机,可顺气化痰、除胸闷、开积聚。

仆参为足太阳膀胱经之穴,可通达阳气、回阳救逆;本穴又为阳跷之穴,有养阴缓急之功,可益肾健骨,舒筋活络,安神定志。

内八卦在手掌面,分为乾宫、坎宫、艮宫、震宫、巽宫、离宫、坤宫、兑宫八宫,有安和五脏,通和六腑之功。

精宁乃手太阳小肠经所过之处,可主治该经"是动"或"所生病"之候,行气破结、开窍化痰。

外八卦在掌背外劳宫周围,与内劳宫相对处。本穴汇聚手三阳经之脉气、通达五脏六腑,有宽胸理气、通滞散结之功。

一窝风位于手少阳三焦经循行线上,为手少阳三焦经之原穴,居手少阳三焦经阳池穴所邻近之处,具有通利三焦、通阳救厥之功,可温中行气、通利关节、止痛。

四横纹在掌面示、中、无名、小指第一指间关节横纹处,上至指顶,乃推肝、心、肺、肾经之处,下至大肠、小肠、三焦、膀胱处,故推四横纹可通达脏腑经络脉气,有补五脏、和六腑之功,可调中行气、和气血、消胀满。

三、泻下类

泻下类小儿推拿特定穴,包括清大肠、清小肠、膊阳池、脐、七节骨(下推)、龟尾。

大肠位于手阳明大肠经循行线上,大肠为传导之官,与脾胃有密切关系,故清大肠可清利肠腑、除湿热、导积滞。

小肠位于手太阳小肠经循行线上。小肠主受盛化物、泌别清浊,与手少阴心经构成表里属络关系,故清小肠可清利下焦湿热、泌别清浊。

膊阳池即手少阳三焦经支沟穴处,与手厥阴心包经有表里属络关系,有疏通经络,开肌腠、清头目之功;此外,三焦为中渎之官,具有疏通水道,运行水液之功,故可解表清热、止痛、通调二便。

脐即肚脐,为人体元神出入之阙庭,又名神阙,为任脉经之要穴,通过奇经八脉与十二经脉相通,为十二经脉之根。此外,本穴居于中下焦之间,上有脾胃肝胆,下有肾、膀胱、女子胞,可通五脏六腑,有温阳散寒、补益气血、健脾和胃、消食导滞之功。

七节骨乃督脉自腰俞达腰阳关一线,故推下七节骨可泻热通便,是临床治疗便秘的重要穴位之一。

龟尾在尾椎骨端,即督脉之长强穴,为督脉、足少阴经交会穴,且为督脉之络穴,可通调督脉、调理大肠。

四、消食健脾类

消食健脾类小儿推拿特定穴,包括脾经、胃经、板门、内八卦(顺运)、腹、肚角、四横纹、小横纹、大横纹(分)。

脾主运化,为后天之本;胃主受纳、腐熟水谷,以通为顺,二者通过经络构成表里属络关系,故补脾经、补胃经可健脾胃、补气血;清脾经、清胃经可清热利湿、和胃降逆止呕。

板门在手掌大鱼际平面,其中心处乃手太阴肺经之荥穴鱼际所居之处,可清肃肺气。肺与大肠相表里,大肠为传导之官,与脾胃有密切关系,故揉板门可健脾和胃、消食化滞。

内八卦在手掌面,分为乾宫、坎宫、艮宫、震宫、巽宫、离宫、坤宫、兑宫八宫,有安和五脏,通和六腑,行滞消食之效。

腹,即腹部。其下分布着五脏六腑,且任脉、足少阴肾经、足太阴脾经、足厥阴肝经、足阳明胃经皆在腹部分布,可通调周身,尤其与脾胃关系甚为密切,可理气消食、健脾和胃。

肚角穴位于足阳明胃经之大巨穴处,具有通调胃肠气机、化气通腑之功,故可健脾和胃、消食导滞、理气止痛。

四横纹在掌面示、中、无名、小指第一指间关节横纹处,上至指顶,乃推肝、心、肺、肾经之处,下至大肠、小肠、三焦、膀胱处,故推四横纹可通达脏腑经络脉气,有补五脏、和六腑之功,可调中行气、和气血、消胀满。

小横纹在掌面示、中、无名、小指掌指关节横纹处。其功效同于四横纹,通达六腑功能尤为显著,可化积、退热除烦、消胀散结。

大横纹实含总筋、阴池、阳池之功,可调节手三阴经之气血,进而通过经脉的表里属络关系影响全身,调节全身之气血阴阳,故分大横纹(分阴阳)可平衡阴阳、调和气血、行滞消食。

五、安神镇惊类

安神镇惊类小儿推拿特定穴,包括前顶门、脑空、山根、囟门、耳后高骨、肝经(清)、心经(清)、小天心、总筋、老龙、端正、威灵、精宁、五指节。

前顶门、脑空、山根、囟门、耳后高骨均位于头面部,经络腧穴理论认为穴位皆有近治作用,故头面部穴位均可治疗神志病,有安神镇惊之效。

心经、小天心、总筋均位于手厥阴心包经循行线上,与手少阳三焦经相表里,有清心安神除烦之功。

肝主疏泄,调畅全身气机,与情志密切相关,故清肝经可平肝泻火、息风镇惊、解郁除烦。

老龙位于手指指端,乃孙络、血络充盈之处,掐之有"刺络"之效,可开窍醒神、安神镇惊。

端正乃"心经"散落之处,且"心为五脏六腑之主","诸血者,皆属于心",故掐端正可醒神开窍、安神镇惊。

威灵在手背第二、三掌骨缝间,乃手三阳经所过之处,有通达阳气、调和营卫之功,故掐威灵可开窍醒神、安神镇惊。

精宁乃手太阳小肠经所过之处,可主治该经"是动"或"所生病"之候,故可开窍醒神、安神镇惊。

五指节上至五经之处,可补五脏、和六腑,有安神镇惊、通关窍、祛风痰之功。

六、息风止痉类

息风止痉类小儿推拿特定穴,包括囟门、总筋、前承山、百虫。

囟门乃督脉经气汇聚于顶门之处,内为元神之府居处,可荣督益脑、密髓益智、息风解痉、镇静安神。

总筋位于手厥阴心包经之循行线上,实为大陵穴之处,为心包经之原穴,可宁心安神、镇惊止痉。

前承山乃足阳明胃经脉气输布之处,阳明经为多气多血之经,可调补气血、行气通络、息风止痉。

百虫位于脾经循行线上,功同血海,可活血通络、止搐定痉。

七、补益温里类

补益温里类小儿推拿特定穴,包括脊柱(捏脊)、补脾经、补肾经、补肺经、五经、二人上马、三关、一窝风、脐(补法)、丹田、仆参。

脊柱位于督脉经,督脉贯脊络脑属肾,统率人体阳气、真元。自下而上捏脊,能调阴阳、理气血、和脏腑、通经络、培元气,具有强身健体之功,为小儿常用保健手法之一。此外,本法操作时可旁及足太阳膀胱经循行线,有疏通经络、调和营卫、通达五脏六腑之功。

小儿生理上肺、脾、肾三脏均不足,故补脾经、补肾经、补肺经均可起到补益温里之效。

五经即心、肝、肺、脾、肾经。推五经涵盖五脏六腑的部位,具有调达五脏六腑之功。

二人上马在手背无名指与小指掌指关节后陷中。《推拿广意》云:"掐之,苏胃气,起沉疴,左转生凉,右转生热。"由此可知,掐二人上马可滋阴补肾,健脾益气。

一窝风位于手少阳三焦经循行线上,为手少阳三焦经之原穴,居手少阳三焦经阳池穴所邻近之处,可通利三焦、温中行气、通阳救厥。

三关是手太阴肺经与手阳明大肠经所经过之处,肺与大肠相表里,故可温中散寒、发汗解表、补气行气。

脐即肚脐,为人体元神出入之阙庭,又名神阙,为任脉之要穴,通过奇经八脉与十二经脉相通,为十二经脉之根。此外,本穴居于中下焦之间,上有脾胃肝胆,下有肾、膀胱、女子胞,可通五脏六腑,有温阳散寒、补益气血、健脾和胃、消食导滞之功。

丹田为任脉经气所发之处,故按摩丹田有培肾固本、温补下元、泌别清浊之功。

仆参为足太阳膀胱经之穴,故可通达阳气、回阳救逆。

八、止泻收涩类

止泻收涩类小儿推拿特定穴,包括大肠、板门推向横纹、腹、脐、上推七节骨、龟尾。

大肠位于手阳明大肠经循行线上,大肠为传导之官,与脾胃有密切关系,故补大肠可涩肠固脱、温中止泻。

板门在手掌大鱼际平面,其中心处乃手太阴肺经之荥穴鱼际所居之处,可清肃肺气。肺与大肠相表里,故揉板门可健脾和胃、消食化滞;板门推向横纹可健脾止泻。

腹,即腹部。其下分布着五脏六腑,且任脉、足少阴肾经、足太阴脾经、足厥阴肝经、足阳明胃经皆在腹部分布,可通调周身,尤其与脾胃关系甚为密切,可理气消食、健脾和胃止泻。

脐即肚脐,为人体元神出入之阙庭,又名神阙,为任脉之要穴,通过奇经八脉与十二经脉相通,为十二经脉之根。此外,本穴居于中下焦之间,上有脾胃肝胆,下有肾、膀胱、女子胞,可通五脏六腑,健脾和胃、消食导滞。

七节骨乃督脉上自腰俞达腰阳关一线,故推上七节骨可温阳止泻。

龟尾在尾椎骨端,即督脉之长强穴,为督脉、足少阴经交会穴,且为督脉之络穴,可通调督脉、调理大肠。

九、固肾缩尿类

固肾缩尿类小儿推拿特定穴,包括补小肠、补肾经、囟门、二人上马、丹田、运土入水。

小肠位于手太阳小肠经循行线上。小肠主受盛化物、泌别清浊,与手少阴心经构成表里属络关系,故补小肠可温补下焦、固肾缩尿。

肾经在小指末节螺纹面或小指掌面,由指尖至指根成一直线。《推拿广意》:"推之退脏腑之热,向上清小便之赤,如小便短,往下亦宜补之。"补肾经有温补下元、固肾缩尿之功。

囟门乃督脉经气汇聚于顶门之处，内为元神之府居处，可荣督益脑、密髓益智、固肾缩尿。

二人上马在手背无名指与小指掌指关节后陷中，掐之可滋阴补肾，固肾缩尿。

丹田为任脉经气所发之处，故按摩丹田可培肾固本、温补下元、固肾缩尿。

运土入水在拇指端的桡侧、掌边及小指端的尺侧缘。土者，脾土也，在大指；水者，肾水也，在小指；且拇指近掌端乃胃经之地，与脾经经气相贯通，故推之可健脾和胃、培补后天之本，以达固肾缩尿之功。

十、固表止汗类

固表止汗类小儿推拿特定穴，包括肾顶、太阳（补）。

肾顶乃手少阴心经、手太阳小肠经井穴所居之处，二脉经气汇聚之处，可益心脉、泌精津，故揉肾顶可补益心肾，收敛元气、固表止汗。

太阳乃经外奇穴，本穴疏散风邪力强，是治疗各种外感病症的要穴，外感表虚证时用补法，可疏散外邪，固表止汗。

十一、化痰止咳类

化痰止咳类小儿推拿特定穴，包括小横纹、掌小横纹、大横纹（合推）、内八卦（顺运）、清肺经、五指节、胁肋、乳根、乳旁。

小横纹在掌面示、中、无名、小指掌指关节横纹处，通达六腑功能尤为显著，可化痰止咳、消胀散结。

掌小横纹因其纹头乃手太阳小肠经之后溪穴处，纹头入掌乃手少阴心经之少府穴，再延伸之内劳宫穴，故按揉此穴有三穴之功效，可清热散结，宽胸理气，化痰止咳。

大横纹实含总筋、阴池、阳池之功，可调节手三阴经之气血，进而通过经脉的表里属络关系影响全身，调节全身之气血阴阳，故合推大横纹（合阴阳）可行痰散结。

内八卦分别为乾宫、坎宫、艮宫、震宫、巽宫、离宫、坤宫、兑宫八宫，有安和五脏，通和六腑之功，故顺运内八卦可宽胸理气、止咳化痰。

肺为娇脏，且小儿生理上"肺常不足"，外邪入侵最易犯肺引发呼吸系统疾病，故清肺经可疏风解表、宣肺清热、止咳化痰。

五指节上至五经之处，可补五脏、和六腑，有安神镇惊、通关窍、祛风痰之功。

　　胁肋在腋下两胁至天枢水平处,位于足厥阴肝经循行线上,肝主疏泄,疏通畅达全身气机,故可顺气化痰、除胸闷、开积聚。

　　乳根为足阳明胃经位于乳部之穴,摩乳根部可宽胸理气、止咳化痰。乳旁为经外奇穴,可止咳化痰。

第九章 小儿常见病症

第一节 脏腑病症

一、肺、大肠病症

感 冒

感冒是由外感风邪引起的一种肺系疾病,以恶寒发热、鼻塞流涕、喷嚏咳嗽、头痛等为主要临床表现。是小儿时期常见的外感病之一。感冒又称"伤风",分为普通感冒和时行感冒。普通感冒由于外感风邪发病,一般无传染性,临床症状较轻;时行感冒由于感受时行疠气而发,具有传染性,临床症状较重。

本病常以素体虚弱,感受外邪为原因。以感受风邪为主,常兼夹寒、热、暑、湿、燥邪,以及时邪疫毒等所致。对于初起感冒,手法得当可事半功倍,对于日久不愈的内伤感冒,更可提升正气,祛邪外出,强身健体。

【临床症状】

1. 风寒感冒　恶寒重,发热,无汗,头痛,身痛,鼻塞流清涕,喷嚏,咳嗽。舌淡红,苔薄白,脉浮紧,指纹浮红。

2. 风热感冒　发热重,恶风,有汗或少汗,头痛,鼻塞流浊涕,喷嚏,咳嗽,痰稠色白或黄,咽喉肿痛,口干渴。舌质红,苔薄黄,脉浮数,指纹浮紫。

3. 暑湿感冒　发热,无汗或汗出热不解,头晕头痛,身重困倦,鼻塞,胸闷呕恶,食欲不振,或有呕吐、泄泻。舌质红,苔黄腻,脉滑数,指纹紫滞。

4. 时行感冒　起病急,全身症状重,高热恶寒,无汗或汗出热不解,目赤咽红,肌肉酸痛,或有恶心呕吐。舌质红,苔黄,脉数,指纹紫。

5. 感冒夹证

(1)夹痰:感冒兼见咳嗽较剧,痰多,喉间痰鸣。

(2)夹滞:感冒兼见脘腹胀满,不思饮食,呕吐酸腐,口气秽浊,大便酸臭,或腹痛泄泻,或大便秘结。

(3)夹惊:感冒兼见惊惕啼叫,哭闹不安,睡卧不宁,磨牙,甚至骤然抽搐。

【临床检查】

1. 血常规　病毒感染者,白细胞总数正常或者偏低;合并细菌感染者,白细胞总数及中性粒细胞增高。

2. 病原学检查　鼻咽部分泌物病毒分离或桥联酶标法检测,可作病毒学诊断。咽拭子培养可有病原菌生长;链球菌感染者,血中抗链球菌溶血素“O”(ASO)滴度增高。

【鉴别诊断】

1. 急性传染病早期　如麻疹、水痘、幼儿急疹、百日咳、流行性脑脊髓膜炎等多种急性传染病早期都有类似感冒的症状,应根据流行病学史、临床表现、实验室检查等加以鉴别。

2. 急喉瘖(急性感染性喉炎)　本病初起仅表现为发热、微咳,声音嘶哑,病情较重时可闻及犬吠样咳嗽及吸气性喉鸣。

【临床治疗】

治则:以疏风解表为基本原则。根据不同的证型分别采用疏风散寒、疏风清热、解表化湿、清热解毒等治法。兼证的治疗应在解表的基础上,分别佐以化痰、消积、镇惊之法。

1. 风寒感冒

基本治法:头面四大手法(开天门、推坎宫、揉太阳各100次,掐揉耳后高骨10次),清肺经200次,拿风池与肩井5次。

加减:恶寒发热无汗者,加掐揉二扇门20次,揉外劳宫200次,推上三关200次。鼻塞者,加揉黄蜂入洞20次,揉迎香、鼻通穴各100次。咳嗽者,加分推肩胛骨300次,运内八卦200次,揉膻中200次。

2. 风热感冒

基本治法:头面四大手法(开天门、推坎宫、揉太阳各100次,掐揉耳后高骨10次),清肺经、清天河水各200次。

加减:发热重者,加退六腑300次,推脊50次。鼻塞流涕者,加揉黄蜂入洞20次,揉迎香、鼻通穴各100次。咳嗽者,加运内八卦200次,推揉膻中、揉肺俞各200次。有痰者,加揉掌小横纹200次,揉丰隆穴200次,清补脾经300次。咽喉肿痛者,加下推天柱骨200次,揉天突100次,揉照海穴100次。

3. 暑湿感冒

基本治法:头面四大手法(开天门、推坎宫、揉太阳各100次,掐揉耳后高骨10次),清肺经200次,揉丰隆穴200次,扫散头部300次。

加减:发热者,加清天河水300次,推脊50次。鼻塞者,加揉黄蜂入洞20

次,揉迎香、鼻通穴各100次。恶心呕吐者,加逆运内八卦200次,清胃经200次,横纹推向板门200次。腹泻者,加清补大肠300次,顺时针、逆时针交替摩腹5分钟,先推下七节骨200次,再推上七节骨100次,揉龟尾200次。

4. 时行感冒

基本治法:头面四大手法(开天门、推坎宫、揉太阳各100次,掐揉耳后高骨10次),清肺经300次,拿风池及肩井5次。

加减:发热重者,加清天河水300次,退六腑300次,推脊50次。咽喉肿痛,加下推天柱骨200次,揉天突100次,揉照海穴100次。恶心呕吐者,加逆运内八卦200次,清胃经200次,横纹推向板门200次。

5. 感冒夹证 夹痰者,加揉掌小横纹200次,运板门200次;夹滞者,加揉板门200次,掐揉四横纹10遍,摩中脘200次,捏脊7遍;夹惊者,加清心肝300次,捣小天心60次,掐总筋10次。

【注意事项】

1. 注意加强体格锻炼,多做户外运动,增强体质,居室保持空气流通,可每天用食醋进行室内消毒。

2. 随气候变化,注意随时增减衣物。

3. 避免与感冒患者接触,感冒流行时期少去公共场所。

4. 发热期间多饮热水,汤药应热服。饮食易消化、清淡,如米粥、新鲜蔬菜、水果等,忌食辛辣、冷饮、油腻食物。

5. 注意病情变化。对有高热惊厥病史者,起病初期,身热上升阶段及早采取预防措施。

【小建议】

1. 药物外治 香薷30g,柴胡30g,扁豆花30g,防风30g,金银花50g,连翘50g,淡豆豉50g,鸡苏散50g,石膏50g,板蓝根50g。上述药物煎水3 000ml,候温沐浴。每日1~2次。用于暑邪感冒。

2. 刮痧疗法 取前颈、胸部、背部,首先涂抹刮痧油,刮拭5~10分钟,均以操作部位发红出痧为宜。适用于3岁以上体质壮实儿童,用于暑邪感冒、风热感冒。患皮肤疾病者忌用。

3. 食疗

(1)感冒的饮食原则:宜清淡,可吃流质或半流质食物;发热期多喝开水非常重要;小儿发烧时需忌油腻食物;杏仁粉既可生津止渴,又可清热止咳化痰,对发热、咳嗽痰多的患儿是理想的食疗佳品。

（2）感冒的饮食疗法

风寒感冒：姜葱红糖饮。生姜5~10g，葱白3~5段，红糖适量。煮沸约5分钟，趁热频饮，服后卧床盖被取微汗出。

风热感冒：双花饮。金银花20g，山楂5g，蜂蜜30g。金银花、山楂加水适量，用武火烧沸3分钟后，取药液，再入水煎沸1次，将2次药液合并，入蜂蜜，搅拌均匀，随时饮用。

暑湿感冒：西瓜茶。西瓜皮1 000g，绿茶10g，薄荷15g。西瓜皮切碎加水适量，煮沸20分钟后入茶叶、薄荷，再煮3分钟，滤出液汁当茶饮。

发　　热

小儿体温异常升高，超出正常标准（腋温36~37℃）者，称为发热。是小儿时期疾病的常见症状之一，以外感、食积、阴虚、气虚等原因为多见。推拿对小儿发热疗效明显，尤其对小儿外感发热取效迅捷。

【临床症状】

1. 外感发热　风寒者，恶寒重，头痛，无汗，鼻塞流清涕，喷嚏，喉痒，苔薄白，指纹鲜红；发热者，恶风，微汗出，鼻流黄涕或浊涕，口干，咽痛，苔薄黄，指纹红紫。

2. 食积发热　发热以夜间为甚，腹壁手心发热，口唇红赤，夜卧不宁，嗳腐吞酸，腹部胀满，烦躁不安，不思饮食，便秘或泻下酸臭，苔黄腻，脉滑数，指纹紫滞。

3. 阴虚发热　午后潮热或低热，五心烦热，口唇干燥，自汗盗汗，形瘦体弱，食欲不振，形体消瘦，舌红苔少或无苔，指纹淡紫，脉细数。

4. 气虚发热　语音低微，懒言乏力，动则自汗，形体消瘦，或食后即泻，食欲不振，舌质淡，苔薄白，脉虚弱或沉细无力，指纹色淡。

【临床检查】

1. 小儿体温升高（肛温高于37.5℃），咽部充血，听诊可闻及两肺呼吸音增粗，或干、湿啰音。

2. 实验室检查　白细胞增高，胸部X线检查可发现肺纹理增粗或可见炎症阴影。

【鉴别诊断】

1. 时行疾病　如麻疹、风痧、丹痧、奶麻、水痘、痄腮等，初期均有不同程度的发热，有明显流行史和传染性。根据其初期症状、发热与出疹的关系、皮疹特点、特殊体征，加以鉴别。

2. 夏季热　多见于 3 岁以下小儿,其发病主要集中在每年夏季 6~8 月,临床以长期低热、口渴、多饮、多尿、汗闭为特征,秋凉后好转。

3. 结核病　小儿结核病以原发性肺结核多见,临床常表现为午后低热、盗汗、乏力、体重不增等,多有结核病密切接触史,结核菌素试验(OT 试验)多为强阳性,X 线可见结核病灶。

【临床治疗】

治则:以清热为主。外感者,佐以发散解表;肺胃实热者,佐以清泻里热,理气消食;阴虚者,佐以滋阴;气虚者,佐以健脾益气。

1. 外感发热

基本治法:开天门、推坎宫、揉太阳、运耳后高骨、清肺经、清天河水各 200 次。

加减:风热者,加推脊、揉大椎、揉曲池、揉外关、揉合谷各 200 次。风寒者,加推三关、揉二扇门、推天柱骨、拿风池各 200 次。外感发热咳嗽、痰鸣、气急重者,加推揉膻中、揉肺俞各 200 次,运内八卦 100 次。痰多者,加揉丰隆穴 200 次,清补脾经 300 次。鼻塞者,加揉黄蜂入洞 20 次,揉迎香穴 50 次。咽痛者,加掐揉少商、拿合谷、清板门各 200 次。不思乳食者,加揉中脘、分腹阴阳、揉板门、推天柱骨各 200 次。夜寐不宁者,加清肝经、捣揉小天心、掐揉五指节各 200 次。

2. 食积发热

基本治法:清肺经、清胃经、清大肠、揉板门、运内八卦各 200 次,清天河水、退六腑、水底捞明月、揉天枢、摩腹各 200 次。

加减:若大便干燥,难以排出重者,加推下七节骨、顺时针摩腹、掐揉膊阳池、按弦走搓摩各 200 次。

3. 阴虚发热

基本治法:揉二马、补脾经、补肺经、清天河水、按揉足三里、推擦涌泉、运内劳宫各 200 次。

加减:自汗盗汗重者,加揉肾顶、补肾经各 200 次,捏脊 5 次;烦躁不安者,加清肝经、清心经、开天门、掐揉五指节、揉百会各 200 次。

4. 气虚发热

基本治法:补脾经、补肺经、运内八卦、摩腹、分手阴阳、揉足三里、揉脾俞、揉肺俞、清天河水、清大肠、捏脊。

加减:腹胀重者,加运板门、分推腹阴阳、摩中脘。大便稀薄者,加逆时针摩腹、推上七节骨、补大肠、板门推向横纹。恶心呕吐,加推天柱骨、推中脘、横纹推向板门、揉右端正。惊恐热盛者,加推上三关 300 次,大清天河水 200 次。

惊悸不安者,加捣小天心 50 次,揉神门穴 100 次。大便色绿者,加揉外劳宫 200 次。

【注意事项】

1. 发热期间,饮食有节,吃易于消化清淡之食物,冷暖适度,发热患儿要多休息,要及时补充水分,喝水可促使多排尿,有利于降温和毒素的排泄,最好饮用温开水,有利于发汗,也可选用盐开水。

2. 小儿推拿治疗发热指体温高于正常,或体温不高,但自觉发热或扪之发热。推拿对小儿功能性发热、夏季热、食积发热、外感发热疗效显著。

3. 对危及小儿生命的急性传染病,以及对小儿肺炎所致发热,要早期诊断,早期治疗,切勿痛失治疗良机,其推拿只作为辅助治疗。对小儿发热推拿治疗 24 小时后,仍高热不退者,应再仔细查明病因,必要时采用中西医结合治疗。

4. 腋温 37.5~38℃为低热,38.1~39℃为中热,39.1~40℃为高热,高于 41℃为超高热。高热患儿如出现呕吐,烦躁不安或昏睡者,应及时进行对症综合治疗。

【小建议】

1. 药物贴敷　板蓝根 30g,防风 12g,蝉蜕 10g,连翘 10g,芫荑 9g,黄芩 15g,杏仁 9g,羚羊角 1.5g。上药共研细末,装瓶备用,勿泄气。每取本散适量,用凉开水、白酒各半调肚脐中,外以纱布覆盖,胶布固定。每日换药 1 次。功用:清热化痰,息风止痉。

2. 刮痧疗法

(1) 选脊柱两侧膀胱经、督脉和背俞穴,以及肘弯、膝窝,用刮痧板或瓷汤匙蘸油或葱姜水,刮痧。刮至皮肤微红或红紫色为度。

(2) 小儿高热:刮主穴风池、大椎、肺俞、曲池。壮热配少商或十宣;咽痛配二间、少商;鼻塞配迎香;头痛配太阳、合谷;惊厥配百会、印堂;呕泄配中脘、天枢、气海、上巨虚。用刮痧法,先轻刮主穴至出现痧痕为止,再随症加刮配穴,其中少商、十宣穴以针点刺出血各 1~2 滴(不刮)。每日 1 次。

3. 食疗

(1) 饮食原则:给患儿营养丰富、清淡、易消化食物;多吃含有微量元素的食物;少吃油腻、煎炸食物;忌辛辣刺激性食物;夏季小儿发热可建议家长适度给小儿服食西瓜或绿豆水等,以帮助体温恢复正常。

(2) 饮食疗法

1) 西瓜水:西瓜瓤挤汁饮用。

2）荷叶粥:白米煮粥,粥好放荷叶微煮即食。

3）绿豆粥:绿豆 25g,大米 15g,煮绿豆和白米成粥,煮好后放适量白糖食之。

4）银花菊花茶:银花 10g,菊花 5g,煎水加糖服。

5）生芦根粥:鲜芦根 15g,粳米 25g。芦根加水煎至一半,纳米于汁中,煮粥食之。

6）五汁饮:梨汁、荸荠汁、鲜芦根汁、麦冬汁、藕汁。和匀凉服,也可炖温服。

7）海参粥:海参 10g,白米 25g,煮粥食之。

哮　喘

哮喘是一种反复发作的哮鸣气喘性疾病,是小儿时期常见的肺系疾病。临床以反复发作性喘促气急,喉间哮鸣,呼气延长,严重时张口抬肩,不能平卧,唇口青紫为特征。常在夜间或清晨发作或加重。本病包括了西医学所称的喘息性支气管炎、支气管哮喘。

本病的治疗应重视缓解期的扶正治本,所以推拿是治疗哮喘的重要辅助疗法。小儿推拿能够很好地改善幼儿体质,增强免疫力,对预防哮喘的发生亦有较好的作用。

【临床症状】

1. 发作期　风寒束肺者,气喘咳嗽,喉间哮鸣,痰稀色白,多泡沫,形寒肢冷,面色淡白,恶寒无汗,舌淡苔薄白,脉浮,指纹红;痰热阻肺者,咳嗽喘息,声高息涌,喉间痰鸣,痰稠黄、难咯,身热、面赤,口干,咽红,尿黄,便秘,舌质红,苔黄,脉滑数,指纹紫;外寒内热者,咳喘痰鸣,咳痰色黄黏稠,胸闷,鼻塞喷嚏,流清涕,或恶寒发热,面赤口渴,大便干、小便黄,舌红,苔白或黄,脉滑数或浮紧,指纹浮红或沉紫。

2. 迁延期　肺脾气虚者,动则喘鸣,静时不发,面色少华,易汗出,神疲纳呆,大便溏,舌淡,苔薄白或白腻,脉弱,指纹紫滞;肾气亏虚者,气喘哮鸣久作未止,喉间痰鸣,痰多质稀,动则喘甚,畏寒肢冷,小便清长,舌淡,苔薄白或白腻,脉细弱或沉迟,指纹淡滞。

3. 缓解期　肺脾气虚者,反复感冒,自汗,咳嗽无力,神疲懒言,面色少华或萎黄,大便溏,舌淡,苔薄白,指纹淡;脾肾阳虚者,动则喘促,呼长吸短,面色苍白,形寒肢冷,腹胀纳差,大便溏泄,舌质淡,苔薄白,脉细弱,指纹淡;肺肾阴虚者,咳嗽时作,喘促乏力,咳痰不爽,面色潮红,形体消瘦,潮热盗汗,手足心热,舌红少津,苔花剥,脉细数,指纹淡红。

【临床检查】

1. 多数婴儿有湿疹史、家族哮喘史。

2. 肺部听诊　发作时两肺闻及哮鸣音,以呼气时显著,呼气延长。如有继发性感染,可闻及湿啰音。

3. 血常规　白细胞总数正常,嗜酸性粒细胞可增高;伴肺部细菌感染时,白细胞总数及中性粒细胞均可增高。

【鉴别诊断】

肺炎喘嗽:以气喘、咳嗽、痰壅、发热为主症,多数发热,两肺听诊以湿啰音为主。

【临床治疗】

治则:本病按发作期治其标、迁延期标本兼治、缓解期治其本为基本原则。发作期攻邪以治肺为主,迁延期治肺兼顾脾肾,缓解期调其肺脾肾脏腑功能、气血阴阳体质亏损。

1. 发作期

基本治法:揉天突、搓摩胁肋各 300 次,揉定喘、揉肺俞各 200 次,推小横纹 100 次。

加减:风寒束肺者,加补肺经、推上三关各 300 次,拿风池、拿肩井各 10 次。痰热阻肺者,加清肺经、清大肠、退六腑各 300 次,揉掌小横纹、逆运内八卦各 200 次。外寒内热者,加清肺经、推三关各 200 次,退六腑、清大肠各 300 次。

2. 迁延期

基本治法:补肺经、下推膻中、搓摩胁肋各 300 次,揉定喘、揉肺俞各 200 次。

加减:肺脾气虚者,加补脾经 300 次,推三关、揉外劳宫各 200 次。肾气亏虚者,加补肾经 300 次,擦肾俞、腰骶部令热,推三关、揉涌泉各 200 次。

3. 缓解期

基本治法:补肺经、补脾经、补肾经各 300 次,擦肺俞、脾俞、肾俞令热。

加减:肺脾气虚者,加推上三关、揉外劳宫、揉按足三里各 200 次。肺肾阳虚者,加擦督脉令热,推上三关、揉丹田各 300 次。肺肾阴虚者,加揉二马、揉太溪各 300 次。

【注意事项】

1. 重视预防,积极治疗和清除感染病灶,避免各种诱发因素如尘螨、蟑螂、花粉、吸烟、冰冷饮料等。

2. 注意气候影响,冬季外出防止受寒,预防外感诱发哮喘。

3. 饮食宜清淡而富有营养,忌进食生冷油腻、辛辣酸甜以及海鲜鱼虾等可能引起过敏的食物。

4. 注意呼吸、心率、脉象变化,防止哮喘大发作产生。

【小建议】

1. 药物贴敷　白芥子 21g,延胡索 21g,甘遂 12g,细辛 12g。共研细末,分成 3 份,每隔 10 天使用一份。用时取药末 1 份,加生姜汁调稠如 1 分硬币大药饼 7 枚,分别贴在肺俞、心俞、膈俞、膻中穴,贴 2~4 小时揭去。若贴后皮肤发红,局部出现小疱疹,可提前揭去。贴药时间为每年夏天的初伏、中伏、末伏 3 次,连用 3 年。

2. 刮痧疗法　选取双侧定喘,双侧中府,天突至膻中。咳嗽加双侧尺泽至太渊,痰多加双侧足三里至丰隆。前胸由内向外刮拭,以操作部位发红出痧为宜。

3. 食疗

(1) 饮食原则:饮食宜清淡易消化,可少量多餐;宜食橘子、萝卜、芥菜、山药、扁豆等化痰健脾的食物;忌生冷、肥腻、辛辣的食物,以及酒、鱼、虾、浓茶等物,以杜绝生痰来源。

(2) 饮食疗法

1) 寒喘:苏子粥。苏子 15g,粳米 100g,冰糖少许。煮烂成粥,每日 2 次,可作早、晚餐食用。

2) 热喘:橘皮饮。橘皮 5g,杏仁 5g,老丝瓜 5g,白糖少许。煮沸后文火煮 20 分钟,去渣留汁,再加白糖拌匀即可,代茶饮。

3) 肺脾气虚:薏米杏仁粥。薏苡仁 15g,杏仁 5g,冰糖少许。薏苡仁半熟后放杏仁,至煮熟,每日 2 次,作早晚餐食用。

4) 肺肾两虚:蜜饯双仁。甜杏仁 125g,核桃仁 125g,蜂蜜 250g。杏仁、核桃仁文火煎熬 1 小时,白糖煮至稠黏,加蜂蜜搅拌,再加入杏仁、核桃仁,烧沸即可,冷却后放入玻璃瓶,每日 2 次,每次 3g。

咳　　嗽

咳嗽是以咳嗽阵作为主症的肺系疾病,是小儿肺部疾患中的一个常见症候。无论外感或内伤导致肺失宣降,都可以发生咳嗽,临床以外感咳嗽多见。推拿对于服药困难的患儿,当为首选治疗方法。

【临床症状】

1. 外感咳嗽　风寒者咳嗽咽痒,痰白清稀,鼻塞流清涕,恶寒无汗,发热头痛,舌质淡红,苔薄白,脉浮紧,指纹浮红;风热者咳嗽有痰,痰黄黏稠,不易咳出,口渴咽痛,鼻流浊涕,发热恶风,头痛,舌质红,苔薄黄,脉浮数,指纹浮紫。

2. 内伤咳嗽 痰湿者咳声重浊,喉间痰鸣有声,纳呆,苔白腻,脉濡,指纹滞;痰热者多发热后咳嗽,咳声深沉,痰黄质稠,口唇、面部发红,口渴,小便短赤,烦躁不宁,舌红、苔黄腻,脉滑数,指纹绛;阴虚者干咳少痰,久咳不止,伴手足心热,午后潮热,口渴咽干,舌红少苔,脉细数,指纹绛;气虚者咳嗽日久,咳声无力,气短懒言,语声低微,食欲不振,倦怠乏力,舌质淡,脉细,指纹淡。

【临床检查】

1. 肺部听诊 两肺呼吸音粗糙,可闻及干啰音或不固定的粗湿啰音。

2. X线检查 胸片显示肺纹理增粗模糊,肺门阴影增深。

3. 实验室检查

(1)血常规:病毒感染者血白细胞总数正常或偏低;细菌感染者血白细胞总数及中性粒细胞数增高。

(2)病原学检查:取鼻咽或气管分泌物标本作病毒分离或桥联酶标法检测,有助于病毒学的诊断。血肺炎支原体抗体 IgG、IgM 检测用于肺炎支原体感染诊断。痰细菌培养,可作为细菌学诊断。

【鉴别诊断】

1. 肺炎喘嗽 以气喘、咳嗽、咳痰痰鸣、发热为主症,双肺听诊吸气末可闻及固定的中细湿啰音,胸部 X 线检查可见肺纹理增粗、紊乱及斑片状阴影。

2. 原发性肺结核 以低热、咳嗽、盗汗为主要临床症状。多有结核病接触史,结核菌素试验阳性,气道排出物中可找到结核菌,胸部 X 线检查显示活动性原发型肺结核改变,纤维支气管镜检查可见明显的支气管结核病变。

3. 支气管异物 有异物吸入史,突然出现呛咳,胸部 X 线检查可见纵隔摆动,纤维支气管镜检查可确诊。

【临床治疗】

治则:应分清外感、内伤。外感咳嗽以疏散外邪,宣通肺气为基本法则,根据寒、热不同治以散寒宣肺,清热化痰。内伤咳嗽痰盛者,按痰热、痰湿不同,分别治以清热化痰、燥湿化痰。气阴虚者,按气虚、阴虚之不同,治以健脾补肺、养阴清肺之法。

1. 外感咳嗽

基本治法:清肺经、运内八卦、推揉膻中、揉擦肺俞各 200 次。

加减:风寒咳嗽者,加推三关、揉外劳宫各 200 次,拿风池及颈夹脊 10 次。风热咳嗽者,加退六腑、清天河水各 200 次,拿肩井 10 次。

2. 内伤咳嗽

基本治法:清补肺经、补脾经、推揉膻中、揉擦肺俞各 200 次。

加减:痰湿咳嗽者,加揉乳根或乳旁 100 次,揉按丰隆 100 次,揉掌小横纹 200 次。痰热咳嗽者,加清天河水、推天柱骨、揉掌小横纹各 200 次。阴虚咳嗽者,加补肾经、揉二马 200 次,轻揉天突 100 次。气虚咳嗽者,加揉足三里 200 次,捏脊 7 遍。

【注意事项】

1. 少食辛辣香燥及肥甘厚味,以防燥伤肺阴。

2. 外邪未解之前,忌食油腻荤腥;咳嗽未愈之前,忌食过咸过酸食物。

3. 咳嗽时防止食物呛入气管引起窒息。

4. 避免刺激咽喉部的食物及其他因素。

【小建议】

1. 药物贴敷

(1)白芥子、半夏各 3 份,公丁香 1 份,麻黄 5 份,细辛 2 份,共研末,用姜汁调和贴敷肚脐。用于肺寒咳嗽。

(2)黄连 15g,法半夏 15g,研末。每次取 5g,另取大蒜 1 瓣,捣烂后放入药粉中,每晚热水泡脚后,贴于涌泉穴处。用于风热咳嗽。

2. 食疗

(1)饮食原则:以清淡为原则,忌厚味油腻,少食糖,忌辛辣之品;喉间痰声辘辘、大便稀溏者,少食寒性瓜果。

(2)饮食疗法

1)百部生姜汁:百部 10g,生姜 6g,蜂蜜少许。适用于风寒咳嗽。

2)雪梨汁:雪梨 1 只,川贝母 3g,桔梗 3g,菊花 9g,冰糖 20g。适用于风热咳嗽。

3)竹沥粥:鲜竹沥 100g,粳米 50g。适用于痰热闭肺。

4)百合粥:百合 10g,粳米 100g,冰糖适量。适用于阴虚肺热之证。

支气管肺炎

支气管肺炎是以气喘、咳嗽、咳痰痰鸣、发热为主症的肺系疾病,是小儿最常见的肺炎,又称小叶肺炎、小病灶肺炎。本病一年四季均可发生,以冬春两季为多。若治疗及时得当,一般预后良好,若发生变证则病情危重。

【临床症状】

1. 风寒闭肺　发热无汗,恶寒不渴,咳嗽气急,或喉间痰鸣,咽不红,口不渴,面色淡白,舌淡红,苔薄白,脉浮紧,指纹浮红。

2. 风热闭肺　发热恶风,头痛有汗,口渴咽红,气喘,咯黄痰,舌质红,苔薄黄,脉浮数,指纹浮紫。

3. 正虚邪陷　心阳虚衰者见咳喘痰壅,面色青紫,四肢厥冷,额汗不温,指纹淡滞,脉虚数或微细。阳气虚脱者还可见面色青灰,大汗淋漓。

4. 正虚邪恋　肺气虚者见久咳无力,气短,低热起伏,面色少华,神疲纳差,舌淡苔薄,脉细弱无力,指纹淡。阴虚肺热者见低热盗汗,干咳无痰,面色潮红,手足心热,口干欲饮,舌红少津,脉细数,指纹淡紫。

【临床检查】

1. 肺部听诊可闻及固定的中、细湿啰音或捻发音。

2. X线检查早期见肺纹理增粗,以后出现小斑片状阴影,以及双肺下野、中内带及心膈区居多,斑片状阴影可融合成大片。

3. 实验室检查

(1)血常规:细菌性肺炎,白细胞总计数可升高,中性粒细胞增多;病毒性肺炎,白细胞总数正常或偏低。

(2)病原学检查:细菌培养、病毒学检查、肺炎支原体检测等,病原特异性抗原或抗体检测常有早期诊断价值。

【鉴别诊断】

1. 急性支气管炎(咳嗽)　以咳嗽为主症,喘促少见,无发热或低热,肺部听诊呼吸音粗糙或有不固定的干、湿啰音。

2. 支气管异物　吸入异物可致肺部炎症,根据异物吸入史,突然出现呛咳,胸部 X 线检查可予以鉴别,纤维支气管镜检查可确定诊断。

【临床治疗】

治则:宣肺通闭。风寒闭肺者,佐以散寒解表;风热闭肺者,佐以清热;正虚邪陷者,佐以补益升提;正虚邪恋者,佐以益气养阴。

1. 风寒闭肺

基本治法:清肺经 300 次,搓摩胁肋、开璇玑各 50 次,揉肺俞 300 次。

加减:外感无汗者,加拿风池 10 次,揉二扇门 100 次。痰多者,加揉掌小横纹 100 次,补脾经、揉丰隆各 300 次。

2. 风热闭肺

基本治法:清肺经、清天河水各 300 次,搓摩胁肋、开璇玑各 50 次,揉肺俞 300 次。

加减:热重者,加退六腑、清大肠各 300 次。咽部红肿者,加推下天柱骨、分推膻中各 300 次。喘促者,加分推肩胛骨、下推膻中各 300 次。

3. 正虚邪陷

基本治法:补肺经、补肾经各 300 次,推上三关、揉外劳宫各 200 次,开璇玑 50 次。

加减:心阳虚衰者,加补心经 300 次,擦涌泉 100 次。阳气虚脱者,加揉百会 100 次,补肾经、揉肾顶各 300 次。

4. 正虚邪恋

基本治法:补肺经 300 次,分推膻中 200 次,擦肺俞令热。

加减:肺气虚者,加推上三关、揉外劳宫各 300 次。肺阴虚者,加补肾经 300 次、揉二马 100 次,清天河水 100 次。

【注意事项】

1. 冬春季防止着凉,气候骤变时,及时增减衣物。

2. 反复呼吸道感染患者给予调治,感冒、麻疹等患儿及时治疗。

3. 呼吸急促时,应保持气道通畅,随时吸痰。

4. 对于重症肺炎患儿要加强巡视,密切观察病情变化,及早发现变证。

【小建议】

1. 药物贴敷

(1) 天花粉、黄柏、乳香、没药、樟脑、大黄、生天南星、白芷各等分,共研细末。以温食醋调和成膏状,敷于胸部两侧中府、屋翳穴,每日 1~2 次。用于支气管肺炎。

(2) 肉桂 12g,丁香 16g,制川乌 15g,制草乌 15g,乳香 15g,没药 15g,当归 30g,红花 30g,赤芍 30g,川芎 30g,透骨草 30g,制成 10% 油膏。每日适量,敷于背部湿性啰音显著处。1 日 1 次,5~7 日为 1 疗程。用于辅助治疗肺部湿性啰音。

2. 拔罐疗法 取肩胛双侧下部,拔火罐。每次 5~10 分钟,1 日 1 次,5 日为 1 疗程。

3. 食疗

(1) 饮食原则

1) 小儿肺炎发热期间饮食宜清淡易消化,以流质或半流质为好,如粥类、米粉、藕粉、果汁、绿豆汤等,且多饮水,保持二便通畅。

2) 恢复期退热后可进食润肺生津食物和肉类,如牛奶、蛋、鱼汤、丝瓜、银耳、沙参、玉竹、山药、扁豆、蜂蜜等。

3) 禁食温热食物及油腻肥厚辛辣之品,以免助热生痰。

（2）饮食疗法

1）葱白粥：葱白 3 条，大米 30g，生姜 2 片。共煎煮，趁热食用。

2）百部生姜汁：百部 10g，生姜 6g，蜂蜜少许。将百部、生姜同煎煮取汁，调入蜂蜜分温服。

3）石膏杏仁粥：生石膏 30~60g，杏仁 10g。加水先煎 20 分钟，去药渣加入大米 30g 煮粥，用盐调味食之。

4）南杏炖猪肺：南杏 10g，猪肺 250g。先将猪肺反复用清水漂洗干净后切块，连同南杏一同煲汤饮用。

百 日 咳

百日咳是小儿常见的急性呼吸道传染病，临床特征为咳嗽逐渐加重，呈典型的阵发性、痉挛性咳嗽，终末出现深长的鸡啼样吸气性吼声为特征，病程长达 2~3 个月，以 2~5 岁的小儿多见，好发于冬春两季。患病后可获得终身免疫，重症患者易引发肺炎、脑瘫等严重并发症。

本病由百日咳嗜血杆菌感染引起，经飞沫传播，患者为唯一传染源。中医认为本病主要是痰浊内蕴，外感风邪引起，可选用小儿推拿予以治疗。

【临床症状】

1. 初咳期　症状类似感冒，除咳嗽外，可有流涕、喷嚏、轻度发热，也可只有干咳，并不引起注意。当其他症状逐渐消失时，咳嗽反而加重，日轻夜重，渐呈痉咳状。此期传染性最强。

2. 痉咳期　阵发性咳嗽，日轻夜重，咳剧时伴有深吸气样的鸡鸣声，必待吐出痰涎及食物后，痉咳才得暂时缓解，但不久又复发作，而且一次比一次加剧。并可见眼角青紫及结膜下出血。婴幼儿时期还可引起窒息和抽风。

3. 恢复期 2~3 周。阵发性痉咳减轻，次数减少，鸡鸣样吸气声消失，患儿精神食欲逐渐恢复正常。如有并发症，此期可延长。

【临床检查】

1. 血液检查　在卡他期末及痉咳早期，白细胞计数可高达（20~40）× 10^9/L，最高可达 $100 × 10^9$/L，分类淋巴细胞在 60% 以上，亦有高达 90% 以上者。

2. 细菌培养　目前认为鼻咽拭培养法优于咳碟法，培养越早则阳性率越高，卡他期培养阳性率可达 90%，发病第 3~4 周阳性率仅 50%，在阵咳时或阵咳后采样阳性率较高，若培养基中含青霉素可以减少其他细菌生长，更有利于百日咳杆菌的生长。

3. 血清学检查

（1）酶联免疫吸附试验：目前多采用百日咳杆菌毒素和丝状血凝素作抗原来检测百日咳特异性 IgM 抗体，可作为早期诊断，阳性率达 70%，恢复期血清阳性率增高，尤其对细菌培养阴性者更有意义。

（2）酶联斑点蛋白印迹法：采用抗百日咳毒素单克隆抗体进行酶联斑点蛋白印迹法检测百日咳患者鼻咽分泌物中百日咳毒素，特异性高，可作为早期诊断。

（3）聚合酶链反应（PCR）：应用鼻咽吸出物进行 PCR 检查，是一种快速，敏感性和特异性均很高的检查百日咳抗原的方法，尤其是对非典型患者，病初用过抗生素者或者有过免疫接种者，PCR 检查有重要价值。

4. X 线检查　支气管肺炎者 X 线胸片示肺纹理增多，并夹杂点片状阴影。

【鉴别诊断】

1. 急性支气管炎和肺炎　由乙型流感杆菌、腺病毒、呼吸道合胞病毒、副流感病毒等引起的支气管炎，咳嗽较剧烈，常有痉咳。但剧烈咳嗽在起病数日内即出现，痉咳后无鸡鸣样回声，夜间不一定加重，急性期全身感染中毒症状如喘咳、气促较重，肺部常有固定的干湿啰音，白细胞计数正常或偏高。经适当治疗后，症状在短期内减轻或消失。

2. 支气管淋巴结结核　肿大的淋巴结压迫支气管，或侵蚀支气管壁，可引起痉挛性咳嗽，但无鸡鸣样回声。可根据结核病中毒症状、结核菌素试验、肺部 X 线改变等作出诊断。

【临床治疗】

治则：清肺降气、镇咳化痰。初咳期，佐以宣肺解表；痉咳期，佐以止咳平喘；恢复期，佐以补益肺脾。

1. 初咳期

基本治法：清肺经、揉按天突、分推膻中各 200 次。

加减：外感者，加头面四大手法（开天门、推坎宫、揉太阳、运耳后高骨）各 200 次，拿风池 10 次。发热者，加清天河水 200 次，推脊 100 次，清大肠 200 次。鼻塞者，加揉黄蜂入洞 20 次，揉迎香穴 50 次。咳嗽重者，加搓摩胁肋 50 次，运内八卦 200 次。

2. 痉咳期

基本治法：清肺经、揉按天突、分推膻中、运内八卦各 200 次，点按肺俞 50 次。

加减：偏寒者，加黄蜂入洞，拿风池，擦膻中，拿肩井；偏热者，加清大肠，清天河水,推脊;呕吐严重者,加清胃经,横纹推向板门各200次。

3. 恢复期

基本治法:补肺经、运内八卦、分推膻中各300次,擦肺俞令热,揉中脘200次。

加减:肺脾气虚者,加补脾经200次,擦脾俞、胃俞令热,揉中脘、揉足三里各300次。

【注意事项】

1. 发现百日咳患儿,应予立即隔离,一般隔离40天。隔离室要空气流通,阳光充足。推拿治疗时应隔离。

2. 患儿住室应空气新鲜。不要在室内吸烟、炒菜,以免引起咳嗽。给病儿穿暖和,到户外轻微活动,可以减少阵咳的发作。

3. 因患儿常有呕吐,呕吐后要补给少量食物。饮食宜少量多餐,选择有营养较黏稠的食物。

【小建议】

1. 药物贴敷

(1)鲜紫皮大蒜5枚,捣如泥。敷贴涌泉穴,用敷料固定,每次敷24小时。

(2)五倍子15g,焙干,研细。敷于肚脐上,用于百日咳后体虚终日流汗不止者。

(3)新鲜生姜或大蒜,切成块。用以蘸鸡蛋清,在胸骨部由上而下涂擦,1日2次,每次数分钟。

2. 食疗

(1)饮食原则:给患儿营养丰富、清淡、易消化食物;少吃油腻、煎炸食物;忌辛辣刺激性食物。

(2)饮食疗法

1)初咳期

萝卜蜂蜜饮:白萝卜1个(捣烂绞汁)取汁25ml,蜂蜜12ml,调匀,1次服完,每日1~2次。

鱼腥草苏叶绿豆粥:鱼腥草(鲜品)50g,苏叶15g,绿豆60g,粳米60g,冰糖30g。将鱼腥草、苏叶水煎20分钟取汁,再煎30分钟共取浓汁300ml,加适量清水和绿豆、粳米煮粥,熟时加冰糖溶化调匀服食,每日1~2次。

芹菜饮:芹菜(连根叶)1把,洗净捣汁30ml,加食盐少许,隔水蒸热,早晚各服1次。连服3日。

2）痉咳期

柿饼罗汉果汤：柿饼 30g，罗汉果 1 个，冰糖 25g。将罗汉果和柿饼水煎 30 分钟，加上冰糖溶化搅匀即可服用。

橄榄炖冰糖：生橄榄 10 粒（打碎），冰糖 25g，隔水炖 50 分钟服用，每日 2 次。

川贝鸡蛋蒸：川贝 6g（研末），鸡蛋 1 枚，将鸡蛋敲一孔如花生仁大小，川贝末入于鸡蛋内，外用湿纸封闭，放在饭上蒸熟。每次吃 1 枚。每日 2 次。

3）恢复期

太子参黄芪鸽蛋汤：太子参 15g，黄芪 15g，鸽蛋 3 枚。先水煎太子参、黄芪取药汁煮鸽蛋，熟时饮汤、食鸽蛋。

沙参百合玉竹粥：北沙参 15g，百合 15g，玉竹 10g，粳米 30g，先水煎北沙参、百合、玉竹，取药液，和粳米煎煮成稀粥食用，连服 3 日。

暑　热　症

暑热症又称夏季热，多见于 3 岁以下的婴幼儿，临床以入夏长期发热，口渴多饮，多尿，汗闭或少汗为主要症状。本病内因多为体质虚弱，外因多为夏季暑热熏蒸。小儿大脑的体温调节中枢尚未发育成熟，所以体温会随着外界环境温度的升高而同步升高；汗腺功能也不足，出汗少而不容易散热。推拿对小儿暑热证疗效明显，取效迅捷。

【临床症状】

1. 初期兼表证　畏寒，发热，无汗，头痛，口渴，尿多，并伴有鼻塞，流涕，咳嗽，喉痒，咽喉红肿疼痛，苔薄白。指纹浮紫，脉浮数等类似感冒的症状。

2. 中期气虚证　发热持续不退，汗闭，口渴多饮，多尿，精神欠佳，烦躁啼哭，面色潮红，食欲不振。舌尖红根黄，指纹淡紫，脉滑数。

3. 后期气阴两虚证　发热持久不退，精神疲乏，萎靡不振，面色㿠白少华，烦躁不安，口渴少汗，小便量多，食欲明显减退，大便多见溏薄，下肢不温。舌质红绛少津，指纹沉紫，脉细数。

【临床检查】

1. 有明显季节性，多在夏天 6~8 月发病。好发于 6 个月至 3 岁体弱儿童及弱智儿童。

2. 高热可持续在 39~40℃ 之间，可持续 3~4 月之久，当外界气温下降时，体温可暂时下降，秋凉后多能自愈。次年可复发。

3. 口渴、多饮、多尿，每天排尿次数可达 20 次以上，尿液清长。皮肤干灼无汗或少汗。患儿一般情况良好，体检及实验室检查无特殊。

【鉴别诊断】

1. 时行疾病　如麻疹、风痧、丹痧、奶麻、水痘、痄腮等,初期均有不同程度的发热,有明显流行史和传染性。根据其初期症状、发热与出疹的关系、皮疹特点、特殊体征,加以鉴别。

2. 普通发热　小儿体温升高,咽部充血,听诊可闻及两肺呼吸音增粗,或干、湿啰音。实验室检查白细胞增高。胸部 X 线检查可发现肺纹理增粗或见炎症阴影。虽都有发热,但暑热证实验室检查无特殊表现。

3. 结核病　小儿结核病以原发性肺结核多见,临床常表现为午后低热、盗汗、乏力、体重不增等,多有结核病密切接触史,结核菌素试验(OT 试验)多为强阳性,X 线可见结核病灶。

【临床治疗】

治则:清解暑热,益气养阴为小儿暑热症的基本治法。

1. 初期兼表证

基本治法:清肺经 300 次,开天门、推坎宫、推太阳各 200 次,清天河水、水底捞月各 300 次。

加减:鼻塞重者,加揉迎香、鼻通各 200 次。咽部红肿疼痛者,加掐揉少商、拿合谷各 200 次,天突吮痧,下推天柱骨 300 次。无汗者,加推三关 300 次,退六腑 100 次。

2. 中期气虚证

基本治法:清肺经、补脾经各 300 次,水底捞月 100 次,清天河水、退六腑各 200 次,推脊 300 次。

加减:食欲不振者,加揉板门 300 次,揉足三里 200 次。

3. 后期气阴两虚证

基本治法:补脾经、补肾经、揉二马各 300 次,水底捞月 100 次,清天河水、退六腑各 200 次,推脊 300 次。

加减:烦躁不安者,加清肝经、清心经、揉小天心各 300 次。食欲不振者,加揉板门 300 次,揉足三里 200 次。大便溏薄者,加摩腹 300 次,推上七节骨、揉龟尾各 200 次。

【注意事项】

1. 与其他长期发热疾病相鉴别。如结核病、伤寒、风湿热等。

2. 精心合理护理,防止并发症。

3. 将患儿置较阴凉处,居室要通风,保持凉爽。

4. 室内可放一支温度计,以便测控室温。

5. 高热时可用冷湿毛巾放置头顶处,或用冷水、酒精(乙醇)擦浴以助降温。

6. 惊厥或烦躁不安时,可适当服用镇静药物。

7. 忌长期使用抗生素治疗,以免引起菌群失调。

8. 增强小儿体质,注意防暑降温。

9. 给患儿洗温水浴,水温要比患儿体温低 3~4℃,每次 20~30 分钟,每天洗 2~3 次。

10. 饮食要清淡,水分要充足,多给患儿喝清凉饮料,如西瓜汁、绿豆汤、冬瓜水等。

【小建议】

1. 方药疗法

(1)初期兼表证:清暑益气汤(西洋参 3g、石斛 6g、麦门冬 6g、黄连 3g、竹叶 6g、荷梗 6g、甘草 3g、知母 6g、粳米 6g、西瓜翠衣 6g),日服 2 次,每日 1 剂。

(2)中期气虚证:七味白术散(人参、白术、茯苓、甘草、藿香、木香、葛根),日服 2 次,每次 1.5g。

(3)后期气阴两虚证:青蒿鳖甲汤(竹叶 6g、连翘 3g、青蒿 6g、鳖甲 3g、生地 6g、知母 6g、丹皮 6g),日服 3 次,每日 1 剂。

2. 日常养护 小儿脏腑娇嫩,阴阳稚弱,机体调节功能未发育完善,炎夏暑气侵袭,故而发病。入夏之后,应注意小儿饮食和营养,增强体质,保持住房空气流通与凉爽。适当选用一些中药足浴,可有效地防治本病。

3. 食疗

(1)莲子羹:清心益脾,养心安神,适用于小儿夏季热,汗出过多,乃至心气受损,心悸不宁等。将莲子温水洗净,浸泡发好,放入锅中,加水煮至熟透,再加冰糖调味即可。夏日当点心给小儿食用。

(2)茭白粥:解热毒,除烦渴,通二便。适用于烦热,消渴,小儿夏季热等症。茭白洗净切细丝,加水煎取汁液,与淘净的粳米一同按常法煮粥即可。日服一剂,数次食用。

二、脾、胃病症

泄　泻

泄泻是指以大便次数增多,粪质稀薄甚至如水样为主症的一种小儿常见病,亦称消化不良。发病年龄以婴幼儿为主,其中 6 个月至 2 岁的小儿发病率高。本病常以外感六淫、内伤乳食、损伤脾胃、惊骇恐惧等原因为多见。推拿对小儿腹泻具有很好的治疗效果。

【临床症状】

1. 寒湿泻　大便清稀多沫,色淡不臭,肠鸣腹痛,面色淡白,不渴或渴不欲饮,小便清长,苔白腻,指纹浮红。

2. 湿热泻　大便稀水样,或如蛋花汤样,或有黏液,或色褐热臭,腹痛即泻,急迫暴注,身有微热,口渴引饮,烦躁,肛门灼热,小便短赤,舌红,苔黄腻,指纹浮紫。

3. 伤食泻　大便稀溏夹有奶瓣或不消化的食物残渣,腹痛胀满,泻前腹痛哭闹,泻后痛减,大便酸臭,量多,嗳气纳呆,矢气频频臭秽,或伴呕吐酸馊,苔厚腻或黄垢,指纹沉紫。

4. 脾虚泻　久泻不愈,食后即泻,或反复发作,时轻时重,面色萎黄,形体消瘦,食欲不振,大便稀溏,夹有奶瓣或不消化的食物残渣,舌淡苔薄,指纹色淡。

5. 脾肾阳虚泻　大便稀溏,完谷不化,形体消瘦,或面目虚浮,四肢欠温,舌淡苔白,指纹色淡。

6. 惊恐泻　受惊后即泻,大便色青。昼则惊惕,夜则紧偎母怀,头发竖立且无光泽,或夜间惊啼,或脉乍来乍数,山根色青,指纹青红。

【临床检查】

1. 粪便常规可有脂肪球或少量白细胞、红细胞。

2. 粪便病原学检查可有轮状病毒等病毒检测阳性,或致病性大肠埃希菌等细菌培养阳性。

【鉴别诊断】

1. 生理性腹泻　多见于6个月以内小儿,出生后不久即出现大便次数较多,但食欲好,不影响生长发育,体重不减,添加辅食后大便可恢复正常。

2. 痢疾(细菌性痢疾)　急性起病,便次频多,大便稀,有黏冻或脓血,腹痛明显,里急后重,哭闹不休。大便常规检查可见红细胞、脓细胞、吞噬细胞,大便培养有痢疾杆菌生长。

【临床治疗】

治则:以健脾止泻为主。寒湿者,佐以散寒化湿;湿热者,佐以清热利湿;伤食者,佐以消食导滞;脾虚者,佐以健脾益气;脾肾阳虚者,佐以温补脾肾;惊恐泻者,佐以镇惊安神。

1. 寒湿泻

基本治法:补脾经、补大肠、揉外劳宫、推三关、揉天枢、揉脐、上推七节骨、揉龟尾、按揉足三里各 200 次。

加减:腹痛、肠鸣重者,加揉一窝风 200 次、拿肚角 30 次。体虚者,加捏脊 5 次。惊惕不安者,加开天门、清肝经、掐揉五指节各 200 次。

2. 湿热泻

基本治法:清脾经、清胃经、清大肠、清小肠、清天河水、退六腑、揉天枢、揉百会、揉龟尾各 200 次。

加减:烦躁不安者,加掐揉小天心、震颤囟门各 200 次。湿盛者,加推箕门、揉三阴交各 200 次。

3. 伤食泻

基本治法:补脾经、揉中脘、摩腹、顺运内八卦、清大肠、退六腑、揉板门、掐揉四横纹、揉天枢、揉百会、揉龟尾各 200 次。

加减:呕吐者,加推天柱骨 200 次。

4. 脾虚泻

基本法治:补脾经、补大肠、点揉足三里、摩腹、揉脐、上推七节骨、揉龟尾、推三关各 200 次,捏脊 5 次。

加减:肾阳虚者,加补肾经、揉外劳宫各 200 次。腹胀者,加揉天枢、顺运内八卦各 200 次。久泻不止者,加按揉肾俞、百会各 200 次。

5. 脾肾阳虚泻

基本法治:补脾经、补肾经、揉肾顶、推三关、揉外劳宫各 300 次,摩丹田、揉脐、上推七节骨、揉龟尾各 200 次,横擦腰骶、揉百会各 100 次。

加减:面目虚浮者,加揉阴陵泉 200 次。

6. 惊恐泻

基本治法:平肝经、补脾经、补大肠、开天门、捣揉小天心、掐揉五指节、猿猴摘果、摩腹、揉脐、揉龟尾、上推七节骨各 200 次。

加减:夜卧不安者,加清心经、顺运内八卦各 200 次。

【注意事项】

1. 急性腹泻,除推拿外,应配合补充液体,以防气阴耗损过度,导致阴竭阳脱之危症。

2. 实证、热证腹泻,应先以祛邪、化积、顺气,但此类推拿反而会暂时增加大便次数,应事先向家长交代。

3. 泄泻期间,应清淡饮食、不吃难消化食物,减轻肠胃负担。伴严重呕吐者,暂禁食 4~6 小时,可饮用淡盐水和糖水。腹泻好转后慢慢进食,应由稀到稠,由少到多。

4. 保持局部清洁,保持臀部皮肤干燥,防止发生红臀。

5. 如小儿出现面色苍白,小便极少或无尿,眼眶凹陷,饮食难进,精神萎靡等症时,应积极采用中西医结合综合治疗。

【小建议】

1. 药物贴敷

(1)吴茱萸粉 3g,食醋 5ml。将上药调匀纳入肚脐中,外以纱布覆盖,胶布固定。每日换药 1 次。适用于小儿寒湿泻等。

(2)车前子 3g,丁香 1g,肉桂 2g。上药共研细末,用时取上药 2g,置于脐部,2 天换药 1 次。适用于小儿脾虚泻、寒湿泻等。

2. 艾灸疗法　取神阙、脾俞、肾俞、大肠俞。每穴灸 3 分钟左右,以红为度,每日 1 次。

3. 食疗

(1)饮食原则:给患儿清淡、易消化食物;忌食生冷、油腻、辛辣刺激性等食物;吐泻严重及伤食泻的患儿应暂时禁食,随着病情好转,逐渐增加适宜饮食。

(2)饮食疗法

1)炒面:炒黄的面粉可以适量食用。

2)山药小米粥:山药 30g、小米 50g,煮粥服食。

3)苹果山药粥:苹果半个、山药 20g、小米 50g,煮粥服食。

腹　　痛

腹痛为小儿常见的临床症状。以胃脘部、脐周及耻骨以上部位发生的疼痛统称为腹痛。婴幼儿不能言语,多表现为啼哭。可见于任何年龄与季节。

本病常以感受寒邪、乳食积滞、虫积腹中、脾胃虚寒等原因为多见。推拿治疗小儿腹痛有明显的治疗效果。至于小儿外科急腹症引起的腹痛,不在本病治疗范畴。

【临床症状】

1. 感寒腹痛　腹痛突发,时作时止,哭叫不安,得热则舒,遇冷更甚,面色青白,甚则唇色紫黯,手足欠温,腹部拒按,或兼大便清稀,小便清长,舌淡、苔白滑,指纹浮红。

2. 伤食腹痛　腹部胀满,疼痛拒按,不思饮食,嗳腐吞酸,恶心呕吐,吐物酸腐,矢气频作,大便臭秽,腹泻或便秘,或腹痛欲泻,泻后痛减,夜卧不安,苔厚腻,指纹紫滞。

3. 虫积腹痛 腹痛突然发作,以脐周为甚,时发时止,面黄肌瘦,食欲不佳,或嗜食异物,有时可在腹部摸到蠕动之块状物,可凹陷变形,时隐时现,多有便虫史;如有蛔虫窜行胆道,则剑突下痛如钻顶,时发时止。或伴呕吐,肛门瘙痒,夜卧不安,苔厚腻,指纹青紫。

4. 虚寒腹痛 腹痛隐隐,时作时止,痛处喜按,得温则适,面色萎黄,精神倦怠,形体消瘦,食欲不振,大便溏薄,舌淡苔薄,指纹沉红。

【临床检查】

1. 血、尿、便常规检查可发现血红蛋白、红细胞、白细胞、黏液、脓细胞、巨噬细胞等改变。

2. X线、彩超等可能发现腹部脏器阳性结果。

【鉴别诊断】

1. 肠套叠 多发生在婴幼儿,突然发生间歇性腹痛,伴呕吐,便血,腹部可触到腊肠样肿块。

2. 肠扭转 除一般腹痛、腹胀、频繁呕吐等症状外,可触及大的肠袢,X线检查可协助诊断。

3. 急性阑尾炎 本病多见于年长儿,以脐周痛、转移性右下腹疼痛为主,有明显压痛、反跳痛及腹肌紧张,常伴有呕吐、发热,白细胞数和中性粒细胞数增高。

4. 急性坏死性肠炎 腹痛呈阵发性加剧,腹泻明显,呈中毒现象,排腥臭味、赤豆汤样大便。X线腹部平片可协助诊断。

【临床治疗】

治则:以理气止痛为主。外感者,佐以温中散寒;食积者,佐以消食导滞;虫积者,佐以安蛔;脾胃虚寒者,佐以温补脾肾。

1. 感寒腹痛

基本治法:补脾经、推三关、揉外劳宫、掐揉一窝风各200次,拿肚角10次,揉中脘、摩腹、按揉足三里各200次。

加减:腹泻者,加补大肠、上推七节骨200次。

2. 伤食腹痛

基本治法:补脾经、揉板门、清大肠、揉一窝风、顺运内八卦各200次,分腹阴阳、揉中脘、揉天枢各200次,拿肚角10次,摩腹、按揉足三里各200次。

加减:呕吐者,加清胃经、推天柱骨、横纹推向板门各200次;发热者,加清天河水、退六腑各 200 次。

3. 虫积腹痛

基本治法:揉一窝风、揉外劳宫、揉脐、推上三关、摩腹各 200 次,按揉肝俞、胆俞、背部压痛点、百虫窝各 100 次。

加减:腹痛甚者,加拿肚角 10 次,按揉脾俞、胃俞各 200 次。夜卧不安者,加揉小天心、内关、神门各 200 次。

4. 虚寒腹痛

基本治法:补脾经、补肾经、推三关、揉外劳宫、揉中脘、揉脐、揉丹田、按揉足三里各 200 次。

加减:腹泻者,加补大肠、摩腹各 200 次。

【注意事项】

1. 注意小儿腹部保暖,避免受寒。

2. 虫积腹痛者,推拿止痛后,应予以服驱虫药,以彻底治愈。

3. 急性婴幼儿腹痛者,明确诊断,排除非适应证。

【小建议】

1. 药物贴敷

(1) 附子、巴戟、炮姜、炒茴香各 30g,官桂 21g,党参、白术、当归、吴茱萸、炒白芍、良姜、炙甘草各 15g,木香、丁香各 12g,沉香 9g。上药共研细末,贮瓶备用,勿泄气。每取本末适量,生姜汁调,加麝香少许敷中脘,外用胶布固定。每日换药 1 次。功用:温胃散寒、理气止痛。

(2) 连须葱、老姜、萝卜各等量。上药捣烂,分为 2 份,炒热。2 份交替热熨痛处。功用:温胃散寒、理气止痛。

2. 针灸疗法　主穴:足三里、合谷、中脘。配穴:寒证加灸神阙,热结加上巨虚,食积加内庭,虚寒证加脾俞、胃俞,呕吐加内关。一般取患侧,亦可双侧取穴。用 3~5cm 长 30 号毫针,快速进针,实热、积滞证用泻法,寒证可用温针灸,虚证用补法,捻转或提插。婴幼儿不留针,年龄较大儿童可留针 15 分钟,或留至腹痛消失。

3. 食疗

(1) 饮食原则:注意饮食卫生,避免多食生、冷、硬、辛辣、油腻等不易消化食物;多吃温中益气、化滞消食的食物。

(2) 饮食疗法

1) 蜂蜜水:可开水冲蜂蜜适量口服,具有很好的温中补虚,理气止痛的效果。

2）姜糖片：商店有售，每次 3~5 片，可当零食服用。

3）槟榔：商店有售，每次 1~3 个，可当零食服用。

4）桂圆红枣粥：桂圆 10 个、红枣 3 个、小米 50g，煮粥服食。

呕　吐

呕吐是由于胃失和降，胃气上逆所致的以饮食、痰涎等胃内之物从胃中上涌，自口而出为临床特征的一种病症，是小儿常见病。古人曰：有声有物谓之呕，有物无声谓之吐，有声无物谓之哕。由于呕与吐常同时发生，且病机相同，故并称为呕吐。

本病常以感受外邪、乳食积滞、胃中积热、脾胃虚寒、惊恐等原因为多见。推拿对小儿呕吐疗效明显，在排除器质性病变前提下，推拿疗法可作为首选。

【临床症状】

1. 外感呕吐　有受凉或外感史，表现为突然呕吐，呕吐物清冷不化，胃脘冷痛，喜热熨，伴喷嚏流涕，恶寒，发热，头身不适，脘腹满闷，舌淡红，苔薄白或白腻，指纹浮红。

2. 胃寒呕吐　病程较长，反复发生，食久方吐，呕吐物为清稀水液或不消化乳食，不甚酸臭，伴面色苍白，神疲乏倦，四肢欠温，食少不化，腹痛绵绵，得温则舒，大便溏薄，小便清长，舌淡，苔薄白，指纹色淡红。

3. 胃热呕吐　食入即吐，呕吐涎沫及食物，气味酸臭，身热口渴，烦躁不安，大便臭秽、秘结，小便短黄，唇红，舌红，苔黄腻，脉滑数，指纹沉紫。

4. 伤食呕吐　呕吐频作，吐物酸馊，口气臭秽，拒食拒乳，脘腹胀痛，拒按，夜卧不安，大便酸臭，或溏或秘，苔白厚腻，脉滑数有力，指纹紫滞。

5. 惊恐吐　暴受惊恐或跌仆惊吓后呕吐，呕吐清涎，心神烦乱，神态紧张，睡卧不安，面色青白，或惊惕哭闹，脉弦数，指纹青紫。

【临床检查】

血常规一般正常，X 线、血压及颅脑 CT 可排除脊源性及中枢性疾病。

【鉴别诊断】

1. 溢乳　为哺乳后，乳汁自婴儿口角溢出。多为哺乳过量或过急所致，并非病态。引导其正确的哺乳方法，或随着年龄增大，可逐渐消除。

2. 中枢性呕吐　多因颅内压升高、神经官能症、代谢紊乱所致。其中颅内压增高引起的呕吐多为喷射性，常在剧烈头痛时发生，呕吐前无恶心。

3. 反射性呕吐　多由消化系统炎症、胃肠道梗阻、药物或毒性刺激、内耳疾患、呼吸系统或心脏疾患所引起。

【临床治疗】

治则:以和胃降逆止呕为主。外邪犯胃者,佐以疏散外邪;伤食者,佐以消食导滞;脾胃虚寒者,佐以温中散寒;胃中积热者,佐以清热和胃;惊恐呕吐者,佐以平肝镇惊安神。

1. 外感呕吐

基本治法:补脾经、顺运内八卦、横纹推向板门、揉中脘、分腹阴阳、拿风池、推天柱骨、揉足三里各 300 次。

加减:外感症状甚者,加开天门、推坎宫、揉太阳、运耳后高骨各 200 次。

2. 胃寒呕吐

基本治法:补脾经、揉外劳宫、顺运八卦、横纹推向板门、推三关、推天柱骨各 200 次,揉中脘、分腹阴阳、揉足三里各 100 次。

加减:腹痛者,加揉一窝风 100 次,拿肚角 10 次。

3. 胃热呕吐

基本治法:清脾经、清胃经、清大肠、清小肠、横纹推向板门、顺运内八卦、退六腑、推箕门、揉足三里、推天柱骨、下推七节骨各 200 次。

加减:发热者,加清天河水、水底捞明月各 200 次。

4. 伤食呕吐

基本治法:补脾经、揉板门、掐揉四横纹、顺运内八卦、退六腑、苍龙摆尾、揉中脘、按揉足三里、推天柱骨各 200 次,分腹阴阳 100 次。

加减:大便秘结者,加揉膊阳池、揉龟尾、下推七节骨各 100 次。

5. 惊恐呕吐

基本治法:补脾经、清肝经、掐心经、顺运内八卦、捣小天心、横纹推向板门、揉中脘、推膻中、推天柱骨、按揉百会各 200 次。

加减:腹泻便绿者,加推三关、掐揉五指节各 200 次。

【注意事项】

1. 呕吐患儿饮食宜清淡,宜少食多餐,勿暴饮暴食或过食生冷。

2. 呕吐严重或反复呕吐者,应中西医结合治疗,呕吐时令患儿侧卧位,以防呕吐物吸入肺,引起窒息或吸入性肺炎。

3. 呕吐可能是多种疾病引起的症状,又常是某些急性传染病,如流脑、乙脑,和某些急腹症,如肠梗阻、肠套叠的先兆症状,推拿前应予以排除。

【小建议】

1. 药物贴敷　酒炒白芍 9g,胡椒 2g,葱白 3 根。上药共捣成泥状,取适量贴于心窝处(鸠尾穴),外以纱布覆盖,胶布固定。每日换药 1 次。功用:降逆止呕。

2. 刮痧疗法　选颈部天柱穴、肘弯及膝窝,用刮痧板或瓷汤匙蘸油或葱姜水,刮至皮肤微红或红紫色为度。

3. 食疗

（1）饮食原则:给患儿营养丰富、清淡、易消化食物;少吃油腻、煎炸食物;忌辛辣刺激性食物。

（2）饮食疗法

1）姜汤:生姜 30g,加水煮半个小时,煮好后食之。

2）酸梅汤:乌梅 30g、白砂糖 100g,先加水煮乌梅,熟后去核及渣,加入白砂糖即成,服之。

3）姜汁牛奶:牛奶 200g、姜汁 10g、白砂糖 20g,混匀后煮沸即可,服之。

疳　　积

疳积是疳证和积滞的总称,是由喂养不当或多种原因影响,导致脾胃受损,脏腑组织失于濡养而形成的一种慢性营养障碍性疾病,临床以形体显著消瘦,面黄发枯,饮食异常为特征。相当于西医学慢性营养缺乏症,多发于 5 岁以下小儿。

本病常以积滞伤脾,气血两亏等原因为多见,治疗多以调理脾胃为主。推拿对小儿疳积症效果显著,可作为本病的首选方法。

【临床症状】

1. 积滞伤脾　形体消瘦,体重不增,腹部膨胀,甚则青筋暴露,面色萎黄,发结如穗,纳食不香,甚或纳呆厌食,精神不振,夜眠不安,大便有恶臭,舌淡,苔厚腻,指纹紫滞。

2. 气血两亏　面色萎黄无华,毛发枯黄如穗结,骨瘦如柴,精神萎靡或烦躁,懒言少动,不思饮食,夜眠不安,哭声低小,四肢不温,发育障碍,腹部凹陷,大便溏薄或便秘,舌淡苔薄,指纹色淡。

【临床检查】

1. 形体明显消瘦,体重低于正常同龄儿平均值85% 以下。

2. 血常规一般正常,或红细胞百分比偏低;微量元素某些数值偏低;骨龄低于正常同龄儿平均值。

【鉴别诊断】

1. 厌食　主要以较长时间的纳食不香、食量减少、厌恶进食为主要特征,形体上无明显消瘦,精神尚好,病位主要在脾胃,不涉及其他脏腑,预后良好。

2. 积滞　以脘腹胀满,不思乳食,食而不化,大便酸臭为主要临床特征,一般无形体消瘦症状。但食积经久不消,则会影响水谷精微之化生,进而出现形体显著消瘦,最终转化为疳证。

【临床治疗】

治则:以调理脾胃为主。积滞伤脾者宜佐以消积导滞,气血两亏者宜佐以补益气血。

1. 积滞伤脾

基本治法:补脾经、揉板门、运内八卦、揉中脘、揉腹各200次,揉足三里、揉脾俞、揉胃俞各300次,掐四缝3次,捏脊3遍。

加减:不思乳食者,加分腹阴阳、推天柱骨、推背各200次;大便干燥,难以排出者,加掐揉膊阳池、揉天枢、顺时针摩腹、下推七节骨、按弦走搓摩各200次;烦躁不安者,加开天门、清肝经、清心经、掐揉五指节、点揉小天心、揉百会各200次。

2. 气血两亏

基本治法:补脾经、运内八卦、推三关、掐揉四横纹、揉外劳宫、揉中脘、揉腹、揉足三里、揉脾俞、揉胃俞、揉肝俞、揉肾俞各200次,捏脊3遍。

加减:阴虚发热者,加揉肾顶、补肾经各200次,捏脊10次;烦躁不安者,加清肝经、清心经、掐揉五指节、揉小天心、开天门、揉百会各200次。

【注意事项】

1. 加强饮食调护,小儿乳食不宜过饱,喂养宜定时、定量,给予易消化食物;按时添加辅食,确保小儿生长发育所需。

2. 合理安排小儿生活起居,保证睡眠,经常户外活动,增强体质。

3. 乳母要保持心情舒畅,饮食不宜过寒,不宜过食辛辣、肥腻之品。

4. 定期测量小儿体重,发现小儿体重不增、食欲减退或面色发黄时,要及时找出原因并加以治疗。

【小建议】

1. 药物贴敷

(1)芒硝9g,红枣、葱白、苦杏仁、生栀子各7个,酒糟30g,白灰面9g。上药共捣成泥状,取适量贴于肚脐(神阙穴)、命门穴处,外以纱布覆盖,胶布固定。功用:消积除滞,调养脾胃。

(2)车前子适量,大蒜2瓣。车前子炒开,大蒜捣烂,上药共捣烂如泥,成膏状。用时取上药泥适量,敷于脐部,4小时后去药。功用:理气消食,健脾化滞。

2. 针灸疗法

（1）点刺四缝穴：穴位皮肤常规消毒后，用三棱针在穴位上快速点刺，挤出黄色黏液或者小血珠。一周点刺 2 次。

（2）艾灸足三里：在双足三里穴位处，使用艾条施雀啄灸法灸 3 分钟，每日 1 次，连续灸半个月。

3. 食疗

（1）饮食原则：建立正常的饮食习惯；营养丰富、清淡、易消化食物为主；少吃油腻、煎炸食物，忌辛辣刺激性食物；及时发现并纠正小儿的不良饮食习惯，避免暴饮暴食、偏食、嗜食。

（2）饮食疗法

1）蜂蜜水：以温度超过 50℃的纯净水冲适量的蜂蜜兑服。

2）糖葫芦：可以经常食用山楂制成的糖葫芦，或者山楂膏等小食品。

3）消食糕：炒六神曲、炒麦芽、炒山楂等量，研成细末，用饴糖或者蜂蜜调匀制成糕点服食。

4）萝卜内金粥：白萝卜 100g（捣碎绞汁），鸡内金 5g（焙干脆研末），粳米 30g，同煮粥，熟时加白糖适量调匀食用。

厌　　食

厌食是小儿常见的脾胃病症之一，临床上主要以较长时间的食欲不振、食量减少、厌恶进食为主要特征，多发于 6 岁以内小儿。

本病常以饮食伤胃、情志不畅、脾胃虚弱等原因为多见。推拿治疗小儿厌食症疗效明显，可作为本病治疗的首选方法。

【临床症状】

1. 饮食伤胃　食欲不振、食量减少、厌恶进食，口气臭秽，脘腹胀满，形体精神尚可，大便秘结或泻下酸臭，舌质淡红，苔厚腻，指纹紫滞。

2. 胃阴不足　口干多饮而不喜进食或拒食，皮肤干燥，缺乏润泽，大便多干结，舌苔多见光剥，亦有光红少津者，质偏红，脉细数。

3. 脾胃虚弱　食欲不振，不思饮食，食量减少，食而不化，偶尔多食则脘腹胀满，大便溏薄夹有不消化食物，面色少华，形体偏瘦，体倦乏力，舌质淡，苔薄白，指纹淡。

【临床检查】

1. 小儿生长发育体重指数一般正常。

2. 血常规、微量元素检查结果一般正常。

【鉴别诊断】

1. 疳积　疳积是由喂养不当或多种原因影响,导致脾胃受损,脏腑失于濡养而形成的一种慢性营养障碍性疾病,临床上主要以形体显著消瘦,面黄发枯,饮食异常为特征。本病轻症若能及时治疗,预后良好;重症及有严重并发症者,若失于调治,则预后较差。

2. 积滞　积滞也会出现不思乳食的症状,但它同时还伴有口气腐臭,舌苔腻,脘腹胀满,大便酸臭夹有不消化食物等特征,一般无形体消瘦症状。

【临床治疗】

治则:以运脾开胃为主。饮食伤胃者宜佐以消食和胃;情志不畅者宜佐以疏肝理气。

1. 饮食伤胃

基本治法:补脾经、运内八卦、揉中脘、揉腹、揉足三里、揉脾俞、揉胃俞各300次,捏脊3遍。

加减:情志不畅者,加清肝经200次,点按内关、神门、三阴交、百会、四神聪各200次。脾胃虚弱者,加摩腹、揉脾俞、揉胃俞各300次。

2. 胃阴不足

基本治法:分阴阳(阴重阳轻)、揉板门、补胃经各300次,补脾经、运内八卦、揉中脘各200次,按揉胃俞、三焦俞、肾俞各100次。

3. 脾胃虚弱

基本治法:补脾经、补大肠、运八卦、揉板门、推三关、摩腹、揉脐、揉足三里各300次,捏脊5次。

加减:饮食伤胃者,加推四横纹、揉天枢各200次,分推腹阴阳100次;情志不畅者,加清肝经200次,点按三阴交、内关、神门、百会、四神聪各100次。

【注意事项】

1. 饮食要规律,喂养宜定时、定量,保证饮食卫生。

2. 节制零食和甜食,少喝饮料,及时发现并纠正小儿的不良饮食习惯,避免暴饮暴食、偏食、嗜食。

3. 改善进食环境,使孩子能够集中精力去进食,并保持心情舒畅。

4. 生活规律,睡眠充足,加强体育锻炼,增强体质。

5. 乳母要保持心情舒畅,饮食不宜过寒,不宜过食辛辣、肥腻之品。

6. 密切关注小儿的饮食状况,积极寻找小儿厌食的原因,及时对症治疗。

【小建议】

1. 药物贴敷

（1）白矾 6g，面粉适量。将白矾研为细末，与面粉拌匀，加米醋适量调为稀糊状，把制成的上药适量贴于双足涌泉穴处，外以纱布覆盖，胶布固定。功用：消积化食。

（2）元明粉 3g，胡椒粉 1g。将上药捣烂调匀，用时取上药敷于脐部，胶布固定，每日 1 换，连续 5~7 日。功用：健脾开胃。

（3）神曲、薏苡仁、干姜、山药、莱菔子各等量研粉，加淀粉适量调匀。临睡前用温开水调成糊状敷于脐部，胶布固定，每日 1 换，连用 1 周。功用：理气消食，健脾开胃。

2. 针灸疗法

（1）点刺四缝穴：常规消毒后，用三棱针在穴位上快速点刺，挤出黄色黏液或者小血珠。一周点刺 2 次。

（2）艾灸：取穴中脘、足三里，用艾条悬灸法灸 3 分钟，每天一次，连续灸半个月。

3. 食疗

（1）饮食原则：掌握正确的喂养方法，饮食有节、有度；勿多食水果、饮料、零食及生、冷、硬、腻、辛、油煎等食物，以营养丰富、色香味俱佳、易消化食物为主；遵照"胃以喜为补"的原则，顺其所喜，慢慢诱导，增加食谱；给小儿良好的就餐环境，切忌就餐时批评指责及家庭吵架等行为。

（2）饮食疗法

1）鸡内金饼：用鸡内金焙黄研末，与面粉适量在锅上做成焦饼，常食之。

2）鸡内金怀山药膏：鸡内金焙黄研末，与适量干怀山药粉用蜂蜜调成膏状，给小儿食之。

3）消食糕：炒六神曲、炒麦芽、炒山楂等量研成细末，用饴糖或者蜂蜜调匀制成糕点服食。

4）小儿消食粥：将适量山楂片、高粱加水煮成粥，加入适当的奶粉和白糖服食。

便　　秘

便秘是指排便次数减少、周期延长或粪质坚硬干燥、排出艰难，或粪质不硬但排出困难的一种儿科常见病症。单独出现的便秘，多与小儿体质、饮食习惯、生活不规律等有关。

由于小儿喂养不当,饥饱失常,或进食过少,气血生化乏源,脾运无力;或过食辛辣之品,以致胃肠积热,气滞不行,或热病后期,津液大伤,肠失濡润,或先天不足等都可导致大肠传导功能失常,而引发便秘。推拿治疗小儿便秘疗效明显,可作为本病治疗的首选方法。

【临床症状】

1. 实秘　大便干结不下,伴有面赤身热,两手心发热出汗,口干唇燥,烦热口臭,或纳差,腹胀,小便黄少,苔黄燥,指纹紫滞。

2. 虚秘　排便时间延长,或大便不硬,但努责难下,伴有面唇㿠白无华,形瘦气怯,或腹中冷痛,喜热恶寒,四肢欠温,懒言少语,小便清长,舌淡苔薄,指纹淡。

【临床检查】

1. 结肠镜检查,可以排除器质性病变,如先天性巨结肠、肠内肿瘤等。

2. X线检查可以排除肠梗阻。

【鉴别诊断】

1. 肛裂　排便时可伴有剧烈疼痛和出血,局部干裂,害怕排便,查看肛门处大多可以分辨。

2. 肛管闭锁症　在新生儿出生后无胎便排出,伴腹鼓胀,呕吐,检查肛门即可证实。

3. 先天性巨结肠　有典型的出生后排便延迟,数日无排便,伴呕吐,加重性的腹鼓胀和排便困难,必要时可进行钡灌肠 X 线检查。

【临床治疗】

治则:润肠通便为主。实秘者,加以顺气行滞,清热通便;虚秘者,加以益气养血,滋阴润燥。

1. 实秘

基本治法:清大肠、按揉膊阳池、摩腹、揉天枢、下推七节骨、揉龟尾各200 次。

加减:热性体质者,加清脾经、清胃经、清肺经、清心经、运水入土、退六腑各 200 次,搓摩胁肋 10 次;过食辛辣之物者,加清脾经、清胃经、运水入土、退六腑各 300 次,搓摩胁肋 10 次。

2. 虚秘

基本治法:补大肠、补脾经、运八卦、按揉膊阳池、摩腹、揉天枢、揉足三里、下推七节骨、揉龟尾各 200 次。

加减:阳虚体质者,加清胃经、清肺经、揉二马、推三关、揉涌泉各 200 次,搓摩胁肋、捏脊各 3 次;阴虚体质者,加揉二马、揉肾俞、揉涌泉各 300 次,捏脊 3 遍;病后体虚者,加揉二马、揉关元、揉肾俞、揉涌泉各 300 次,捏脊 3 遍。

【注意事项】

1. 合理膳食,让患儿多吃蔬菜、水果及含高纤维素的食品。

2. 可让患儿做适当运动,少坐,以促使患儿的胃肠蠕动。

3. 生活规律,排便时勿玩手机及看书,养成定时排便习惯。

【小建议】

1. 药物贴敷

(1) 芒硝 6g,皂角 0.15g。上药共研细末,每取本散适量,用水化开调匀,纳入肚脐中,外以纱布覆盖,胶布固定。每日换药 1 次。功用:下气导滞,泄热通便。

(2) 当归 60g,大黄 30g,芒硝、甘草各 15g。将上药煎汤,或者熬成膏用汤摩腹,或以膏敷于脐部,每日 1 次。功用:润肠去燥,泄热通便。

(3) 饴糖适量。将饴糖拈成小指头大小,用香油拌以绿矾末,塞入肛门深处。功用:润肠通便。

2. 针灸疗法

(1) 体针:取大肠俞、天枢、支沟。内热明显者配合谷、曲池;腹胀明显者配中脘、行间;气虚者配脾俞、胃俞。每日 1 次,气虚者可以在以上穴位处加灸。

(2) 耳穴压豆:选取大肠、便秘点。用生王不留行籽置于胶布中,贴压耳穴,并轻轻按压,每日 3~5 次,每周换贴 2~3 次。

3. 食疗

(1) 饮食原则:给患儿含纤维较多的水果、蔬菜、粗粮等食物;可以适当喝些酸奶;少吃油腻、煎炸、辛辣刺激性食物;少吃生、冷、硬等不易消化的食物。

(2) 饮食疗法

1) 凉蜂蜜水:用水温低于 40℃的凉开水冲服适量。

2) 番泻蛋黄汤:番泻叶 5~10g,水煎去渣,取汁,加入鸡蛋、菠菜、食盐适量煮沸即成。便通即止,不宜久服。

3) 五汁饮:梨汁、荸荠汁、鲜芦根汁、麦冬汁、藕汁。和匀凉服,也可温服。

滞　颐

滞颐又称小儿流涎,是指口中唾液不自觉从口内流溢出的一种病症。多见于 3 岁左右的婴儿。

小儿脾常不足,若其母嗜食辛辣之物,小儿食母乳过热以致脾胃湿热,熏蒸于口;或先天不足,后天失养,脾气虚弱,固摄失职,以致唾液从口内外流而发病。

【临床症状】

1. 脾胃湿热 流涎黏稠,口气臭秽,食欲不振,腹胀,手足心出汗,大便秘结或腐臭,小便黄赤,舌红,苔黄腻,指纹色紫。

2. 脾气虚弱 流涎清稀,口淡无味,面色萎黄,肌肉消瘦,懒言乏力,饮食减少,大便稀薄,舌质淡红,苔薄白,脉虚弱,指纹淡红。

【临床检查】

1. 血常规、便常规一般正常。

2. 颅脑 CT 可排除脑瘫患儿。

【鉴别诊断】

1. 手足口病 也可出现流涎,但其是一种传染病,具有刚开始发热,伴有头痛,咳嗽,流涕。发热 1~2 天后在口腔黏膜、唇、手掌、足底、臀部等处出现红色小丘疹,进而发展成为小水疱。

2. 脑瘫 小儿可出现流涎,并伴有哺喂困难,吸吮无力,手足心出汗,肌张力或高或低等脑实质损害,以及中枢性运动功能障碍等症状。

【临床治疗】

治则:以运脾止涎为主。脾胃湿热者,佐以清热利湿;脾气虚弱者,佐以健脾益气。

1. 脾胃湿热

基本治法:清脾经、清胃经、清大肠、运内八卦、揉足三里各 200 次,掐揉四横纹、掐揉小横纹、揉总筋各 10 次,揉中脘、摩腹各 200 次,捏脊 3 次。

加减:消化不良者,加揉板门、退六腑、揉天枢各 300 次;大便秘结者,加揉二马、揉膊阳池、退六腑、推下七节骨各 200 次。

2. 脾气虚弱

基本治法:补脾经、清胃经、补肺经、补肾经、运内八卦、揉足三里、揉脾俞、揉胃俞各 200 次,摩腹 3 分钟,捏脊 10 次。

加减:纳食不香者,加揉板门、掐揉四横纹、揉中脘、揉天枢各 300 次;大便秘结者,加揉二马、揉膊阳池、揉天枢、下推七节骨各 200 次。

【注意事项】

1. 保持患儿下颌部及前颈、胸前部干燥。

2. 患病后家长不宜用手捏患儿腮部。

【小建议】

1. 药物贴敷

（1）肉桂 10g。研成细末，用陈醋调至糊饼状，贴于两足涌泉穴，每日睡前敷药，翌日取下，连用 3~5 次。功用：引气下行，健脾止涎。

（2）党参、白术、当归、吴茱萸、炒白芍、良姜、炙甘草各 15g，木香、丁香各 12g，沉香 9g。上药共研细末，贮瓶备用，勿泄气，每取本末适量，醋调成泥状，外用胶布固定。每日换药 1 次。功用：温胃散寒、健脾止涎。

2. 艾灸疗法　选穴中脘、神阙、双足三里。在以上各穴位处，使用艾条悬灸法灸 3 分钟，每日一次，连续灸半个月。

3. 食疗

（1）饮食原则：以营养丰富、清淡、易消化食物为主；少吃生、冷、硬、油腻、煎炸、辛辣刺激性及难以消化的食物。

（2）饮食疗法

1）消食糕：炒六神曲、炒麦芽、炒山楂等量研成细末，用饴糖或者蜂蜜调匀制成糕点服食。

2）山药红枣粥：山药、红枣、粳米适量，加水熬粥，可以经常食用。

3）绿茶饮：绿茶 2g，白术 12g，甘草 3g。后两味药加水 600ml，煮沸 10 分钟，加入绿茶，分多次温服。

呃　逆

小儿呃逆是由于胃气上逆动膈，喉间呃呃连声，声短且频，不能自制为主的一种临床病症。古称"哕"，或"哕逆"。大多病情轻微，多为一过性，如果呃逆时间过长、过频，则需治疗。

本病多与寒邪凝胃、胃火上逆、气郁痰阻、正气亏虚有关，也有药物引起的呃逆，则需停止用药，一般就能痊愈。推拿治疗本病，效果明显，可达到即时止呃的作用。

【临床症状】

1. 寒邪凝胃　呃声沉缓有力，胸膈及胃脘胀闷不舒，得热则减，遇寒则甚，纳食不香，怕寒凉，喜温热食物或水，口淡不渴，舌淡，苔白润，指纹青红。

2. 胃火上逆　呃声哄亮，冲逆而出，口臭，烦渴喜冷饮，小便短赤，大便秘结，手足心发热。舌红，苔薄黄，指纹紫。

3. 气郁痰阻　呃逆连声，常因情志不畅而诱发或加重，急躁易怒，胸胁痞满，脘腹胀闷，嗳气纳呆，肠鸣矢气，舌紫或淡，苔薄腻，指纹红紫。

4. 正气亏虚　呃声低沉无力,面色偏白,神疲倦怠,手足不温,纳食不香,舌淡,苔薄白,指纹淡红。

【临床检查】

血、尿、便常规一般无异常。

【鉴别诊断】

1. 咳逆　咳逆指咳嗽气喘的病证,主要症状为喘咳胸满,呼吸迫促,主要病位在肺,为呼吸系统疾病,可兹鉴别。

2. 干呕　干呕指患者有呕吐的声音、动作,但有声而无物吐出,或仅有涎沫而无食物吐出,多伴有胃肠不适。

3. 噫气　噫气指反食之气,为胃中浊气上逆,经食管而由口排出之气体,其声音沉长,常伴有消化不良症状。

【临床治疗】

治则:以理气和胃、降逆止呃为主。寒邪凝胃者,佐以温中散寒;胃火上逆者,佐以清胃泄热;气郁痰阻者,佐以降气化痰;正气亏虚者,佐以温补脾胃。

1. 寒邪凝胃

基本治法:点揉攒竹、补脾经、补胃经、掐揉内劳宫、掐揉外劳宫、运内八卦、推三关、揉中脘、摩腹、揉足三里、揉脾俞、揉胃俞各 200 次,揉拿天柱骨、捏脊 3 次。

加减:纳食不香者,加揉板门、掐揉四横纹、揉天枢各 300 次;腹痛者,加揉二马、掐揉一窝风、揉膊阳池、揉天枢各 200 次,拿肚角 10 次。

2. 胃火上逆

基本治法:点揉攒竹、清脾经、清胃经、清心经、清小肠、横纹推向板门、顺运内八卦、退六腑、揉中脘、揉足三里、推天柱骨、推箕门、推下七节骨各 200 次。

加减:发热者,加清天河水、水底捞明月各 200 次;大便秘结者,加揉二马、揉膊阳池、揉天枢各 200 次。

3. 气郁痰阻

基本治法:点揉攒竹、补脾经、清肝经、顺运八卦、揉板门、揉小天心、分阴阳、点揉合谷、揉膻中、揉中脘、摩腹、揉足三里、揉肝俞、揉脾俞、点揉太冲各 200 次,捏脊 3 次。

加减:失眠者,加揉百会、揉四神聪、揉内关、推天河水、点揉涌泉各 200 次;呕吐者,加揉天枢、分腹阴阳、揉丰隆各 200 次。

4. 正气亏虚

基本治法:点揉攒竹、补脾经、补胃经、补肺经、补肾经、运内八卦、揉二马、揉足三里、揉脾俞、揉胃俞、揉肾俞各 200 次,摩腹 3 分钟,捏脊 10 次。

加减:纳食不香者,加揉板门、掐揉四横纹、揉中脘、揉天枢各 300 次;大便秘结者,加揉二马、揉膊阳池、揉天枢、下推七节骨各 200 次。

【注意事项】

1. 呃逆也是一种临床症状,首先排除神经性呃逆,或肿瘤等引起的呃逆。

2. 注意保持心情舒畅,适量运动,锻炼身体。

【小建议】

1. 药物贴敷

(1)吴茱萸 30g,醋适量。上药研末,以醋和成泥状,把制成的上药适量贴于足心处,外以纱布覆盖,胶布固定。每日换药 1 次。功用:降逆止呕、引气下行。

(2)酒炒白芍 9g,胡椒 2g,葱白 3 根。上药共捣成泥状,把制成的上药适量贴于心窝处(鸠尾穴),外以纱布覆盖,胶布固定。每日换药 1 次。功用:降逆止呕。

2. 刮痧疗法　选颈部天柱穴、肘弯及膝窝处,用刮痧板或瓷汤匙蘸油或葱姜水,刮至皮肤微红或红紫色为度。

3. 食疗

(1)饮食原则:给患儿营养丰富、清淡、易消化食物;少吃油腻、煎炸食物,忌生冷、辛辣刺激性食物。

(2)饮食疗法

1)建议喝热开水。

2)姜汤:生姜 30g,加水煮半个小时,煮好后食之。

3)韭菜汁:将生韭菜洗净,榨出汁后口服。

小 儿 咬 牙

小儿咬牙,又叫"啮齿""磨牙",指上下牙齿相互磨切、格格有声。《诸病源候论》曰:"齘齿者,是睡眠而相磨切也。此由血气虚,风邪客于牙车筋脉之间,故因睡眠气息喘而邪动,引其筋脉,故上下齿相磨切有声,谓之齘齿。"《幼幼集成》认为该病"由手足阳明二经积热生风,故令相击而有声也。"其病位在颊车,导致颊车失灵的因素主要为胃肠积热和心肝火旺。

【临床症状】

1. 胃肠积热 形体壮实,磨牙声音响亮,手足心热,睡卧不安,烦躁,消谷善饥,渴喜冷饮,口干口臭,牙龈肿痛,大便秘结,舌红,苔黄,指纹紫。

2. 脾虚火旺 形体消瘦,磨牙声时高时低,每于心情紧张、激动后加重,口燥咽干,心烦,面红,食少,大便溏薄,舌红,苔微黄,指纹青紫。

【临床检查】

1. 小儿血常规一般正常,无白细胞、淋巴细胞、中性粒细胞增高;部分小儿钙、磷、维生素等微量元素不足。

2. 部分小儿便常规中寄生虫等阳性。

【鉴别诊断】

疟疾:是经按蚊叮咬或输入带疟原虫者血液而感染疟原虫所引起的虫媒传染病。其中有一症状就是咬牙寒战,但此时多为清醒状态,且伴有往来寒热,休作有时,反复发作。

【临床治疗】

治则:以定颊车、镇静安神为主。胃肠积热者,佐以清热泻火;脾虚火旺者,佐以健脾滋阴。

1. 胃肠积热

基本治法:揉颊车、运耳后高骨、清脾经、清胃经、清肺经、清天河水、退六腑、揉肝俞、揉百虫窝各200次。

加减:消化不良,加运内八卦、揉板门、揉中脘、揉腹、揉脾俞、揉胃俞、下推七节骨各200次;便秘者,加清大肠、按揉膊阳池、摩腹、揉天枢、揉足三里、下推七节骨、揉龟尾各200次。

2. 脾虚火旺

基本治法:揉颊车、运耳后高骨、补脾经、清胃经、清心经、清肝经、清天河水、退六腑、揉中脘、揉足三里、揉肝俞、揉百虫窝各200次。

加减:消化不良者,加运内八卦、揉板门、揉中脘、揉腹、揉脾俞、揉胃俞各200次;夜卧不安者,加掌摩囟门、揉小天心、揉内关、揉神门、点揉涌泉各200次。

【注意事项】

1. 睡前尽量放松,不做激烈活动,不看刺激的电视、电影。

2. 晚饭饮食以清淡为主,尽量少吃,夜间加餐尤不可取。

3. 平时可自己或别人帮助热敷及按摩双面颊处。

4. 咬牙严重者,可以使用咬合板,睡前置于牙床之上。

5. 如有其他原因,如肠道寄生虫、佝偻病等,应积极进行治疗。

【小建议】

1. 药物贴敷

(1) 车前子适量,大蒜 2 瓣。车前子炒开,大蒜捣烂,上药共捣烂如泥,成膏状。用时取上药泥适量,敷于脐部,4 小时后去药。功用:理气消食,健脾化滞。

(2) 乌梅 5 个,捣烂,加醋适量,上药和成泥状,用时取上药泥适量,睡前敷于脐部。可安蛔止痛,定颏安神。

2. 艾灸疗法　取颊车、神阙、百虫窝。每穴用悬灸法灸 5 分钟左右,以局部发红为佳,每天一次。

3. 食疗

(1) 饮食原则:给患儿营养丰富、清淡、易消化食物;少吃生、冷、硬、辛辣、油腻等食物及含有兴奋性物质的零食。

(2) 饮食疗法

1) 生橘皮:每晚睡前吃一块生橘皮,连吃 3 天。

2) 煲汤方:鲜枸杞菜(连梗先煲)125g、黄花菜 10 条(去蒂)、蜜枣 1~2 个,猪胰腺半条,煲汤服。

三、心、小肠病症

夜　啼

夜啼是指婴儿每到夜间啼哭吵闹,白天如常,入夜则定时哭泣,甚至通宵达旦,民间常称患儿为"夜哭郎"。引起夜啼的原因很多,多由脾寒、心热、惊恐而致。小儿患病之后,持续时间少则数日,多则经月,多数预后良好。推拿治疗本病疗效确切。

【临床症状】

1. 脾脏虚寒　夜间哭啼,哭声低弱,睡喜俯卧,腹冷喜热,四肢欠温,口中冷气,面色青白,唇舌淡白,舌苔薄白,脉象沉细,指纹色淡。

2. 心经积热　夜间啼哭,哭声较响,见光则哭声更剧,哭时面赤唇红,烦躁不安,身腹俱暖,大便秘结,小便短赤,舌尖红、苔黄,指纹红紫。

3. 突受惊恐　夜间突然啼哭,如见异物状,哭声不断,精神不安,睡中时作惊惕,面色灰青,舌苔多无异常,但脉来急数,指纹发青。

【临床检查】

1. 入夜啼哭,不得安睡,甚则通宵达旦,持续不已的哭闹,少则数日,多则数月,但白天嬉笑如常。

2. 实验室检查多无异常。

【鉴别诊断】

1. 肠道寄生虫病　寄生虫在人体肠道内寄生而引起的疾病统称为肠道寄生虫病。患儿因腹痛也会出现夜啼。粪便中寄生虫卵及原虫的检查是我们常用以诊断肠道寄生虫病的方法和重要依据。

2. 急腹症　小儿急腹症常因肠痉挛引起腹痛而夜啼。常出现阵发性腹痛,伴随呕吐、腹泻等症状,如有相关症状需就医,行彩超、X 线检查等确诊疾病。

【临床治疗】

治则:以定惊为主。脾脏虚寒应温脾散寒,行气止痛;心经积热者,清心泻火安神;突受惊吓者,定惊安神。

1. 脾脏虚寒

基本治法:补脾经、揉外劳宫、掐揉一窝风、揉小天心、揉五指节、推三关、摩腹、揉中脘各 200 次。

加减:不思乳食者,加揉板门、运内八卦、推天柱骨各 200 次。

2. 心经积热

基本治法:清心经、清肝经、清小肠、清天河水、掐揉小天心、掐揉五指节、揉内劳宫、揉总筋各 200 次。

加减:食积发热,难以排出者,推下七节骨、顺时针摩腹、按弦走搓摩各 200 次。

3. 突受惊吓

基本治法:清心经、掐揉小天心、掐揉五指节、清肝经、清肺经各 200 次。

加减:烦躁不安,加开天门、推坎宫、揉太阳、揉百会各 200 次。

【注意事项】

1. 在使用推拿治疗本病时,应观察患儿的生命体征,排除因腹痛、腹泻等感染性疾病引起的啼哭。

2. 小儿应注意合理喂养,饥饱适度,及时添加辅食,随天气变化加减衣物,避免受凉和受到惊吓。

【小建议】

1. 药物贴敷　艾叶 30g,干姜 12g,丁香 10g,肉桂 10g。上药共研细末,储瓶备用,勿泄气。每取本散适量,用温水调,贴于神阙穴。新生儿皮肤较嫩,贴膏药易损伤皮肤,可用醋调敷神阙,主要用于脾虚腹痛之夜啼。

2. 食疗

（1）饮食原则：给患儿营养丰富、清淡、易消化食物；忌食生冷、油腻、辛辣刺激性等食物。

（2）饮食疗法

1）干姜 1~3g，高良姜 3~5g，粳米 100g。先煎干姜、高良姜取汁，去渣，再入粳米同煮为粥。本方对于因脾脏虚寒所致的小儿夜啼有效。

2）淡竹叶 30g，北粳米 50g，冰糖适量。将淡竹叶加水煎汤，去渣后入粳米、冰糖，煮粥。早晚各 1 次，稍温顿服。本方适用于心火炽盛之夜啼。

鹅 口 疮

鹅口疮是以口舌黏膜上有散在白屑，或白膜满布，状如鹅口为特征的一种小儿常见疾病。其色白似雪片，又称"雪口"。

本病以婴儿多见，常因心脾积热、虚火上浮所致，或口腔不洁，感染秽毒之邪而致。推拿对本病疗效明显。

【临床症状】

1. 心脾积热　口腔、舌面满布白屑，面赤唇红，烦躁不宁，叫扰啼哭，口干或渴，大便秘结，小便短黄；舌质红，脉滑数，指纹紫红。

2. 虚火上炎　口腔、舌面白屑稀疏，周围红晕不显，或口舌糜烂，形体怯弱，面白颧红，神气困乏，口干不渴，大便溏。舌嫩红、脉细，指纹淡红。

【临床检查】

1. 舌上及两侧颊黏膜上出现点状或片状物，也可互相融合，状如凝乳，不易拭去，用力拭时可见潮红粗糙面。白屑周围绕以红晕，口涎增多，哭闹不安，甚则拒乳厌食。

2. 实验室检查　取白色块状物，用 10% 氢氧化钠 1 滴镜检，可见霉菌丝状体及芽胞。

【鉴别诊断】

1. 口疮　口颊、唇舌、齿龈、上腭等处出现黄白色溃疡，周围黏膜色红，局部疼痛。

2. 白喉　多见于 2~6 岁儿童，白膜为灰白色，多附着于咽喉部，虽可向前蔓延至舌根上腭，但其灰白之膜较为致密。紧附于黏膜，不易剥离，强力剥离易致出血，多有发热及全身虚弱症状，病情严重。鹅口疮之白膜洁白，松浮较易剥离，而且发热及全身症状较轻。

【临床治疗】

治则:分清虚实,实火者清热解毒泻火;虚火者宜滋阴降火潜阳,引火归原。

1. 心脾积热

基本治法:清心经、清补脾经、清板门、揉小天心、掐揉小横纹、掐揉四横纹、揉总筋、清天河水、退六腑、摩腹(泻法)、推下七节骨各 200 次。

加减:若大便干者,加清大肠 200 次,揉支沟、合谷各 200 次。若患儿夜间眠差,加揉小天心 200 次,捏脊 3~5 次。

2. 虚火上炎

基本治法:补肾经、揉二马、掐揉小横纹、揉肾纹、水底捞明月、清天河水、揉涌泉各 200 次。

加减:汗多者加揉肾俞 200 次,捏脊 3~5 遍。

【注意事项】

1. 注意饮食卫生,食物宜新鲜、清洁。乳母不宜过食辛热炙煿及辛辣刺激之品。

2. 注意小儿口腔清洁,哺乳婴儿的奶瓶、奶嘴、乳母的乳头均应保持清洁。防止损伤口腔黏膜。若先天不足、久病、久泻婴儿更应加强护理。

3. 婴儿室应注意隔离,以防交叉感染。

4. 勤喂水,避免过烫、过硬或刺激性食物。

【小建议】

1. 药物贴敷 肉桂、附子各等份。上药共研细末,储瓶备用,勿泄气。另加面粉适量,以高粱酒调成饼状,外敷涌泉,每日更换 1~2 次。可引火归原。

2. 食疗

(1)饮食原则:给患儿营养丰富、清淡、易消化食物;忌食生冷、油腻、辛辣刺激性等食物。

(2)饮食疗法

1)苦瓜汁方:苦瓜汁 50ml,冰糖适量。将苦瓜洗净去籽,捣绒,用纱布包采汁,入冰糖适量即可,不拘时服。用于实火证。

2)蒲公英绿豆粥:蒲公英 20g,绿豆 30g,冰糖适量。先将蒲公英水煎,绿豆煮粥,每日 3 次。

口 腔 溃 疡

口腔溃疡是指口舌黏膜上出现淡黄色或灰白色小溃疡,局部灼热疼痛的一种疾病。口腔溃疡的范围较广,凡口腔颊腮、唇舌黏膜发生点状溃疡性损害的病变,均属本病范畴。

本病常以心脾蕴热、虚火上炎为主。推拿对本病疗效明显。

【临床症状】

1. 风热乘脾　舌红赤,溃烂成疮,疼痛拒食,流涎口臭,或伴发热,夜卧不宁,大便干,小便短赤,舌质红、苔黄腻,脉数。

2. 虚火上炎　溃疡周围淡红,疼痛口臭不重,或口疮反复发作,经久不愈。患儿形体消瘦,精神疲惫,颧红盗汗,手足心热,烦躁口干,舌质红、少苔,脉细数。

【临床检查】

1. 小儿口腔溃疡常发于颊黏膜、齿龈、舌、唇内,起病时可发热。

2. 患儿常有淋巴结肿大和压痛,可持续 2~3 周,从患儿的唾液、病变皮肤和大小便可分离出病毒。

【鉴别诊断】

1. 牙疳　多见于儿童及青壮年,发病急骤。好发于前牙牙龈,主要特征为牙龈缘及龈乳头形成穿掘性坏死溃疡,可波及多个牙齿。溃疡边缘不齐,互相融合成大片溃疡面,并向周围及深层侵犯,可波及唇颊、舌、腭、咽、口底等处黏膜,局部形成不规则形状的坏死性深溃疡,上覆灰黄或灰黑色假膜,周围黏膜有明显的充血水肿,触之易出血,有特殊腐败臭味。

2. 手足口病　多见于 4 岁以下的小儿。口腔黏膜溃疡,伴手、足、臀部皮肤疱疹,春夏流行。口腔溃疡则为散发,一年四季皆可发病,不伴有皮肤疱疹。

【临床治疗】

治则:清热泻火,养阴清热。

1. 风热乘脾

基本治法:清心经、清脾经、揉板门、清大肠、清天河水、退六腑、揉小天心、分手阴阳各 200 次。

加减:疼痛重者,加拿揉合谷 200 次,捏脊 3~5 次。

2. 虚火上炎

基本治法:清心经、清胃经、清小肠、逆运内八卦、揉二马、揉肾顶、揉涌泉各 200 次。

加减:疼痛重者,加拿揉合谷 200 次,捏脊 3~5 次。

【注意事项】

1. 乳母不宜过食辛辣刺激之品,患儿则应注意饮食卫生。

2. 注意小儿口腔清洁,对婴儿的奶瓶、奶嘴、乳母的乳头均应注意清洁,防止损伤口腔黏膜。

【小建议】

1. 药物贴敷　吴茱萸、细辛各等份。上药共研细末,储瓶备用,勿泄气。每取本散适量,用温水调成饼状,直径 3~4cm,厚度 0.5cm,直接敷在神阙上,可用橡皮膏固定,早晚各换 1 次,3 日为 1 个疗程。可引火归原。

2. 食疗

(1) 饮食原则:给患儿营养丰富、清淡、易消化食物;忌食生冷、油腻、辛辣刺激性等食物。

(2) 饮食疗法

1) 绿豆鸡蛋饮:绿豆适量,鸡蛋 1 个。鸡蛋打入碗中调匀,绿豆放入砂锅,冷水泡 10~20 分钟后煮熟,煮沸后 3~5 分钟,将鸡蛋冲入沸绿豆水为蛋花饮用,每日早晚各 1 次。

2) 麦门冬粥:麦门冬 10g,温水浸泡片刻,大枣 2 枚,冰糖适量,粳米 100g,同入锅内,加水 500ml。煮麦门冬烂熟,米花粥稠即可。每日 2 次温服。3~5 次为 1 个疗程。适用于阴虚火旺者。

四、肝、胆病症

惊　风

惊风,俗称"抽风",乃古代儿科四大证之一,它不是一个独立的疾病,而是小儿在多种疾病过程中,所出现的肢体抽动和神志不清的总称,即一群证候的概括。多发于 3 岁以下的幼儿,年龄越小,发病率越高。因其发病急骤,证候凶险,变化多端,往往威胁着小儿的生命,是儿科急危重症之一。

本病分为急惊风和慢惊风。急惊风多因外邪化火、热极生风,食积痰滞、化热生风,大惊卒恐、惊风痉厥。慢惊风多因脾胃虚弱、木乘生风,脾肾阳虚、虚风内动,或肝肾阴亏、虚风内动。本病多急重,故治疗手法宜重,时间宜长,同时需要配合针灸、药物等综合措施。

【临床症状】

1. 急惊风

(1) 外邪化火、热极生风:牙关紧闭,口唇撮动,两目窜视,颈项强直,手足抽搐,角弓反张,痰塞气促,壮热不退,神志不清,昏迷不醒等,可伴高热不退,面赤唇红,喘促气粗,躁扰不宁,口干多饮,或小便短赤,大便干结,舌红,苔黄,脉洪数,指纹紫滞。

（2）食积痰滞、化热生风：牙关紧闭，口唇撮动，两目窜视，颈项强直，手足抽搐，角弓反张，痰塞气促，壮热不退，神志不清，昏迷不醒等，可伴喉间痰鸣，神志迷糊，身体发热而四肢厥冷，或睡卧不安，腹胀纳呆，或有呕泻，泻下乳食不化，亦可便结，面唇青白，舌红，苔黄厚腻，脉滑数，指纹紫滞。

（3）大惊卒恐、惊风痉厥：时惊时惕，甚则抽搐，吮乳口紧，面唇青白；神情恐惧，啼哭躁扰，睡卧不宁，依怀搂抱而安，或泻青黄泡沫，或有干呕，脉来弦紧，或促结不齐，指纹青紫。

2. 慢惊风

（1）脾胃虚弱、木乘生风：露睛昏睡，两目凹陷，神萎迷糊，抽搐无力或蠕动，时作时止。可见神疲，消瘦，声低息弱，睡卧露睛，面白唇淡，四肢欠温，或呕泻不止，泻下溏薄，乳食不化，食少多饮，舌淡，苔白，脉弱无力，指纹青红而淡。

（2）脾肾阳虚、虚风内动：露睛昏睡，两目凹陷，神萎迷糊，手足蠕动震颤，时作时止。可见精神萎靡，神志迷糊，甚则沉睡昏迷；面色苍白，口鼻气冷，气息微弱，冷汗自出，下利清冷，小便清长，舌淡，苔白滑，脉沉微弱，指纹青红而淡。

（3）肝肾阴亏、虚风内动：露睛昏睡，两目凹陷，神萎迷糊，抽搐无力或蠕动，时作时止。抽搐以肢体拘挛、强直为特征，伴形瘦神疲，躁扰不宁，颜面潮红，身体潮热，手足心热，盗汗，小便黄少，大便干结、排解困难，舌红而干，少苔或无苔，脉细数，指纹紫淡。

【鉴别诊断】

癫病：抽搐反复发作，伴口吐白沫或作畜鸣声，抽搐停止后神情如常。一般不发热，年长儿较为多见，有家族史，脑电图检查可见癫病波形。

【临床治疗】

以清热、豁痰、镇惊、息风为治疗原则。临床当据辨证情况，痰盛者急先化痰，热盛者给予清热，风盛者应速祛风镇惊。

1. 急惊风

（1）外邪化火、热极生风

基本治法：若急救需掐天庭、精宁、威灵、合谷、曲池、昆仑、承山以镇惊息风；掐人中、十王、老龙、端正开窍醒神。

加减：若火热者，则清心经、清肝经、清天河水、掐总筋、水底捞明月、退六腑各200次。若惊者，则揉二马、揉内劳、揉小天心、揉神门各200次。若咳喘者，则清肺经、逆运内八卦、揉丰隆、推膻中各200次。

（2）食积化痰、化热生风

基本治法:若急救需掐天庭、精宁、威灵、合谷、曲池、昆仑、承山以镇惊息风;掐人中、十王、老龙、端正开窍醒神。

加减:积滞者,则清脾经、胃经、板门各 200 次。哮喘者,则清肺经、推膻中、拿丰隆各 200 次。

（3）大惊卒恐、惊风痉厥

基本治法:若急救需掐天庭、精宁、威灵、合谷、曲池、昆仑、承山以镇惊息风;掐人中、十王、老龙、端正开窍醒神。

加减:抽者,则加清肝经、掐小天心、掐五指节、揉神门、揉委中各 200 次。脾胃虚弱者,则加补脾经、揉板门、推四横纹各 200 次。

2. 慢惊风

（1）脾胃虚弱、木乘生风

基本治法:补脾经、补胃经、揉板门、推三关、运内八卦、清肝经、分手阴阳、掐五指节、揉小天心各 200 次。若抽搐者,参照急惊风。

加减:精神萎靡者,则加揉百会、推四横纹各 200 次。

（2）脾肾阳虚、虚风内动

基本治法:补脾经、揉板门、揉肾顶、推三关、运内八卦,清肝经、分手阴阳各 200 次。若抽搐者,参照急惊风。

加减:手足不温者,则加揉一窝风、推四横纹各 200 次。

（3）肝肾阴亏、虚风内动

基本治法:清胃经、清肝经、清天河水、退六腑、掐总筋、分手阴阳、揉板门各 200 次。若抽搐者,参照急惊风。

加减:若盗汗者,则加揉涌泉、二马各 200 次。

【注意事项】

1. 本证多急重危暴,手法宜重,时间宜长,同时必须采取针灸、药物等综合措施。

2. 房间要空气流通,清洁卫生,夏季要采取降温措施,对传染病患儿注意隔离。保持环境安静,避免大声喧闹。

3. 患儿发病时要侧卧,防止呕吐物吸入,松解衣领裤带,减少不必要的刺激。专人守护,防止患儿从病床翻跌受伤。将纱布包裹压舌板,放在患儿上下牙齿之间,防止抽搐时咬伤舌体。

【小建议】

耳穴疗法:取神门、皮质下,强刺激。

癫 痫

癫痫又称癫疾,俗称"羊癫风",是一种发作性神志异常病症。以突然仆倒,昏不知人,口吐涎沫,两目上视,四肢抽搐,发过即苏,复如常人为特点。任何年龄均可发生,但以4岁以上年长儿较多见。平时可无异常,易反复发作。部分患儿可有智力落后,呈持续状态者预后不良。

本病分发作期和休止期。多因先天不足、顽痰阻窍或惊后成痫,病位在心、肝、脾、肾。推拿治疗本病须长期坚持方可见效。

【临床症状】

1. 发作期　时间较短,有典型的癫痫临床表现或短暂的意识丧失。部分患者可呈连续状态,意识久不恢复。常有吐涎沫,喉间痰鸣,手足抽动等。

2. 休止期　可长可短,可无任何症状。或见身体瘦弱、精神疲惫、健忘、易烦、食少、脉弱、指纹青淡等。

【临床检查】

脑电图检查出现典型的癫痫波形。头颅X线片和CT扫描可发现某些原发疾病,如脑肿瘤、脑寄生虫病、脑发育畸形等。

【鉴别诊断】

高热惊厥:多发生于感冒高热初起时,大多在6个月至3岁发生,4岁以后发病明显下降,6岁后少见。痉挛只发作1次,很少超过2~3次,痉止后,精神尚可。脑电图检查正常。

【临床治疗】

治则:发作期涤痰开窍,休止期安神定志、逐痰祛瘀。

1. 发作期

基本治法:掐人中3~5次,点百会、拿丰隆、拿承山、掐揉五指节、揉小天心、掐老龙各200次。

加减:痰多者,加清脾胃、揉板门各200次。

2. 休止期

基本治法:揉百会、摩囟门、运太阳、点四神聪、捏脊、揉二马各200次。

加减:脾胃虚弱者,加捏脊3~5次、补脾200次,摩腹3~5分钟。

【注意事项】

1. 禁止患儿到水边、火边及高处玩耍,外出要结伴,防止突然发作,造成意外。

2. 注意患儿生活、饮食、衣着、情绪的调节,减少诱发因素。避免使用有兴奋作用的药物。

3. 发作时,患儿侧卧,解松衣领,吸出痰液,保持呼吸道通畅,防止咬伤舌体。

【小建议】

耳穴疗法:发作时取脑、心、缘中三穴,强刺激。发作后,取脑、缘中、神门、心、枕、胃、肝等,每次 2~3 穴,中等刺激,1 日 1 次。

胎　黄

胎黄是以婴儿出生后,皮肤、面目、尿液皆黄为特征。本症有生理性和病理性之区别,生理性胎黄,在婴儿出生后 2~3 天出现,4~7 天最明显,能自行消退,消退时间足月儿约在生后 10~14 天,早产儿可延迟至 3~4 周,一般无其他症状,睡眠、饮食良好;病理性胎黄,黄疸出现时间或早或迟,有在出生后 1 天之内出现,也有生后 2~3 周方见,程度较重,持续时间也长,伴有精神萎靡、纳呆,及相关病症,其黄疸一般不会自行消退,病情一般较重,预后欠佳。

本病多和感受湿热、脾虚有关。推拿治疗本病多需和其他疗法联合应用,以缩短病程。

【临床症状】

1. 湿热熏蒸　婴儿出生后 2~6 天,面目全身及口腔黏膜发黄,颜色鲜明,状如橘色,小便短涩,黄若橘汁,大便秘结,或粪色淡白,烦躁啼哭,精神倦怠,不欲吮乳,唇红舌赤,舌苔黄厚或白薄。

2. 脾虚型　面目皮肤发黄,颜色淡而晦黯,面色少华或无华,精神倦怠,不思饮食,时时啼哭;腹胀便溏,唇舌淡白,舌苔白滑。

【临床检查】

1. 病理性胎黄出现较早(出生 24 小时内),发展快,黄疸明显,或消退后再次出现,或胎黄出现较迟,但持续不退,肝脾肿大,精神倦怠,不欲吮乳,大便或呈灰白色。

2. 实验室检查可见血清胆红素、黄疸指数增高。

【鉴别诊断】

应与新生儿常见疾病相鉴别:如新生儿溶血症、新生儿败血症、母乳性黄疸、生理性黄疸、G-6-PD 缺乏、新生儿肝炎、完全性肝内梗阻、胆道闭锁等疾病。根据其初期症状、黄色特点、实验室检查、特殊体征,加以鉴别。

【临床治疗】

治则:本病有轻型、重型之分,轻者发病大都在数天之内,胎黄可自行消退,一般不需要治疗。重者多在数天之后,黄疸不退,甚或加剧,一般又有湿热、脾虚两种证型。分别采取清热利胆、温脾燥湿的治疗原则。

1. 湿热熏蒸

基本治法:清脾经、清胃经、清小肠、清大肠、清天河水、退六腑、顺运内八卦、推四横纹各 200 次。

加减:湿热重者,加推下七节骨 200 次,擦涌泉 200 次。

2. 脾虚

基本治法:补脾经、补胃经、补大肠、清肝经、板门推向横纹、揉百会、顺运内八卦、推四横纹各 200 次。

加减:脾虚甚者,加摩腹 3 分钟,捏脊 3~5 次。大便不成形者,加推上七节骨 200 次。

【注意事项】

1. 妊娠期注意饮食卫生,忌酒和辛热之品,不可滥用药物。如孕母有肝炎病史,或曾产育病理性胎黄婴儿者,产前宜测定血中抗体及其动态,并采取相应预防措施。

2. 注意保护新生儿脐部、臀部和皮肤,避免损伤,防止感染。

3. 婴儿出生后即应注意皮肤色泽,如黄疸过早出现或过迟消退,或黄疸逐渐加深,以及黄疸已退而复现等,应及时检查,以便早期明确诊断治疗。

【小建议】

1. 外洗疗法 黄柏 30g。水煎去渣,水温适宜后,让患儿洗浴,反复擦洗数次,每日 1~2 次。

2. 急重症西医处理 治疗应分清病因,区别对待,溶血性黄疸的治疗应采取综合措施,如光照疗法、换血疗法、使用酶诱导剂等,以降低血清胆红素,防止核黄疸的发生。新生儿肝炎症重者,给予抗感染、激素等治疗,危重患儿可试用干扰素。胆道畸形、闭锁者,应考虑手术治疗。

五、肾、膀胱病症

尿 频

尿频是以小便次数增多为特征的病症。好发于学龄前儿童,尤以幼儿发病率高,女孩多于男孩,本病预后较好。小儿因气化功能不健全,小便次数偶有增多,无尿急及其他不适,不属病态。本病多因湿热下注、脾肾气虚和阴虚内热等原因所致。

【临床症状】

1. 湿热下注　起病较急,小便频数短赤,尿道灼热疼痛,尿液淋漓不尽,小儿时时啼哭不止,常有发热、烦躁不安、头身疼痛、恶心呕吐,舌质红、苔黄腻,脉数有力,指纹色紫。

2. 脾肾气虚　疾病日久,小便频数,精神倦怠,面色苍黄,食欲不振,甚至畏寒怕冷,手足不温,大便稀不成形,舌质淡或有齿痕,苔薄腻,脉细无力,指纹色淡。

【临床检查】

1. 尿路感染

(1) 病史:有外阴不洁、旅游或坐地嬉戏等湿热外侵病史。

(2) 症状:起病急,以小便频数,淋漓涩痛,或伴发热、腰痛等为特征。

(3) 实验室检查:尿常规可见白细胞增多,中段尿细菌培养阳性。

2. 白天尿频综合征(神经性尿频)

(1) 年龄:多发生于婴幼儿。

(2) 症状:醒时尿频,次数多,甚至数分钟一次,点滴淋漓,入寐消失。反复发作,无明显其他不适。

(3) 实验室检查:尿常规、尿培养无阳性发现。

【鉴别诊断】

1. 泌尿系结石和肿瘤　可通过 B 超、CT 或泌尿系造影等鉴别。

2. 遗尿　只发生在晚上,白天无尿频。本病夜晚不遗尿,尿频入寐自止。

【临床治疗】

治则:实证治以清利湿热;虚证治以温固下元。

1. 湿热下注

操作方法:清脾经 150~300 次,清大肠 100~200 次,清小肠 100~200 次,退六腑 100~150 次,捏脊 3~5 遍。

2. 脾肾气虚

操作方法:补脾经 150~300 次,揉二马 100~200 次,推三关 100~200 次,揉外劳宫 100~150 次,捏脊 3~5 遍。

加减:伴有发热、烦躁不安者加推开天门、推坎宫、揉太阳各 24 次,捣小天心 200 次;食欲不振者,加揉中脘、分腹阴阳、揉板门各 200 次。

【注意事项】

1. 针对病因进行防治。如控制感染,治疗泌尿系病变,切除过长包皮等。

2. 适当控制饮水,注意局部清洁卫生,勤换内衣内裤。引导小儿参加趣味性体育锻炼和游戏,分散其注意力,解除其紧张情绪和自卑感。

3. 对小儿进行膀胱功能训练,延长排尿间隔时间。

【小建议】

1. 坐浴疗法　金银花 30g,蒲公英 30g,地肤子 30g,艾叶 30g,赤芍 15g,生姜 15g,通草 6g。水煎坐浴。每日 1~2 次,每次 30 分钟。用于尿频、尿急、尿痛。

2. 食疗

(1)饮食原则:食物清淡易消化,营养丰富,多喝开水;忌食辛辣、油腻食物。

(2)饮食疗法

1)生莲藕连皮节约 250g,洗净榨汁每次服用 20~30ml。隔 3 小时 1 次,4 次 / 日,症状消失后停服。

2)用大枣、莲子、核桃仁、大米各适量,加水煮粥吃。

3)金樱子 30g,芡实 15g,大米 100g。入锅后加水煮成粥,加盐调味服用。

小 儿 遗 尿

遗尿又称尿床,指 3 周岁以上小儿睡中小便自遗,醒后方觉的一种病症。3 岁以下婴幼儿,形体发育未全,排尿自控能力未形成;学龄儿童白天兴奋过度,夜晚熟睡不醒,偶发遗尿,均不属病态。本病男孩多于女孩,多有家族史,病程较长。

本病主要因肾气不固、膀胱失约所致。系即"脑 - 脊 - 膀胱"轴功能异常,大脑缺乏对低级中枢和膀胱的控制。推拿对小儿遗尿疗效明显,对其他原因导致的遗尿,也有很好的治疗或辅助治疗作用。

【临床症状】

1. 肾气不足　睡中遗尿,醒后方觉,多则一夜数次,伴有面色无华,精神萎靡,记忆力减退,小便清长,舌淡苔少,脉细。指纹淡。

2. 肺脾气虚　睡中遗尿,尿频量少,伴有神疲乏力,面色萎黄,自汗消瘦,食少便溏,舌淡苔白,脉细弱。指纹淡。

【临床检查】

1. 3 岁以上小儿,寐中遗尿,醒后方觉。一周尿床 >3 次,且至少 6 个月以上。

2. 尿常规及尿培养无异常发现。

【鉴别诊断】

小便频数:表现为尿频而急,或伴有疼痛,白天清醒时小便也急迫遗出,裤裆常湿,但入寐消失。小便常规检查可有白细胞或脓细胞。

【临床治疗】

治则:以扶正培本为主,肾气不足者,配合温阳补肾;肺脾气虚者,配合补中益气。

1. 肾气不足

操作方法:补肾经、补脾经各 200 次,掐揉二马、运八卦、揉肾俞、揉关元、按揉百会各 100 次。

2. 肺脾气虚

操作方法:补脾经、补肺经各 200 次,捣小天心、补肾经、摩丹田各 150 次,揉关元,按揉肾俞、脾俞各 100 次,擦八髎穴至透热。

加减:患儿性情急躁或夜间梦语,口角糜烂,唇红者,加分手阴阳、捣小天心、清小肠、清心经、清肝经各 200 次。

【注意事项】

1. 睡觉前让孩子排尿,并避免饮水太多。

2. 定时叫醒,培养习惯。认真观察和记录小儿尿床时间,人工提前叫醒或利用尿床警报器。可考虑改变小儿生活节律,如适当早起,晚睡,早操,晚饭后散步,坚持某种体育运动等。

3. 心理调护。多与小儿沟通,消除恐惧心理,少批评、多鼓励。

4. 膀胱功能训练。让孩子白天逐渐延长两次排尿之间的时间。当其欲小便时,让其适当忍耐,增长时间,但应避免意外。

【小建议】

1. 中成药剂　①五子衍宗丸每服 3~5g,1 日 3 次。用于肾虚不固证。②缩泉丸每服 3~5g,1 日 3 次。用于遗尿之虚证。③补中益气丸每服 3~5g,1 日 3 次。用于脾肺气虚证。④龙胆泻肝丸每服 3~5g,1 日 3 次。用于肝经湿热证。

2. 单方验方　夜尿警觉汤:益智仁 12g,麻黄、石菖蒲各 10g,桑螵蛸 15g,猪膀胱 1 个。将猪膀胱洗净先煎半小时,然后纳诸药再煎半小时,去渣取汁,分 2 次服。每日 1 剂,连用 4~8 剂。用于肾虚痰蒙之遗尿。

3. 外治法

(1)五倍子、何首乌各 3g,研末。用醋调敷于脐部,外用油纸、纱布覆盖,胶布固定。每晚 1 次,连用 3~5 次。用于遗尿虚证。

(2)连须葱白 3 根,生硫黄末 3g。先将葱白捣烂,入硫黄末捣匀为膏,睡前置药膏于脐部,外用油纸、纱布覆盖,胶布固定。每晚 1 次,晨起除去,7 天为 1 疗程。用于遗尿虚证。

4. 针灸疗法

（1）针刺夜尿点（在小指掌面第二指关节横纹中点处），每次留针 15~20 分钟。每日或隔日 1 次，7 次为 1 疗程。

（2）耳针。主穴：遗尿点（在肾点与内分泌点之间，食道下方）；配穴：肾点、皮质下。每次留针 30 分钟，每日或隔日 1 次。

尿　闭

尿闭又称癃闭，是指小便量少，点滴而出，甚则闭塞不通为主症的一种疾病。癃是指小便不畅，点滴短少，病势较缓者；闭是指小便闭塞，点滴不通，病势较急。由于二者都是指排尿困难，只有轻重的不同，故合称为癃闭。本病是由于膀胱气化不利而成，以肝气郁滞、肺热壅盛、膀胱湿热和肾阳不足常见。

【临床症状】

1. 湿热壅积　小便点滴不通，或量极少，短赤灼热，或小便涓滴艰涩，小腹胀满，大便不畅，口渴不饮，舌质红，苔黄腻，脉数，指纹沉紫。

2. 肾气不足　小便不通或点滴不爽，排出无力，或欲解而不能解，面色㿠白，神倦乏力，腰膝酸软，四肢不温，舌淡苔薄，脉沉细。

【临床检查】

1. 小便不利，点滴不畅，或小便闭塞不通，尿道无涩痛，小腹胀满甚至胀痛。

2. 病情严重者，可伴头晕头痛、呕吐、腹胀、喘促、水肿、烦躁不宁等症，甚至出现神昏。

3. 小腹部叩诊呈明显浊音，触及膨胀的膀胱，拒按，彩超检查可见膀胱内有大量尿液。

【鉴别诊断】

1. 淋证　淋证以小便频数短涩，淋沥刺痛，欲出未尽为特征。其小便量少，排尿困难，与尿闭相似，但淋证尿频而疼痛，且每天小便的总量正常。尿闭则无刺痛，每天排出的小便总量低于正常量，甚至无尿排出。

2. 关格　关格也见小便不通。格是格拒，关是关闭，上见吐逆称格，下见小便不通称关。在上由于三焦之气不畅，塞阻胸中，饮食难下，故格拒，在下由于热结下焦，津液干枯，气化失司，故关闭。

3. 水肿　水肿指体内水液潴留，泛滥肌肤引起头面、眼睑、四肢，甚至全身浮肿的一种疾患，其小便量少、小便不利与尿闭相同，但尿闭可不伴有水肿。二者临床上可以互相转化。

4. 鼓胀　鼓胀是以腹胀大如鼓，皮色苍黄，脉络显露为特征的疾患，其每天的小便量明显减少,与尿闭相同,但鼓胀有腹部胀大、青筋暴露、面色青黄等症,临床易于区分。

【临床治疗】

尿闭的治疗应根据"六腑以通为用"的原则,着眼于"通",即通利小便。实证治宜清湿热,散瘀结,利气机而通利水道;虚证治宜补脾肾,助气化,使气化得行,小便自通。

1. 湿热壅积

操作方法:清肺经、清大肠、清小肠、清天河水各 200 次。揉中极、揉太冲各 1 分钟,揉丹田、摩腹、轻揉膀胱、推箕门各 3 分钟。

2. 肾气不足

操作方法:补脾经、揉板门、补肺经、清大肠、清小肠、补肾经、运内八卦、揉二人上马、推三关、揉脾俞、肾俞各 200 次,揉丹田、摩腹、轻揉膀胱、揉七节骨、推箕门各 3 分钟。

【注意事项】

1. 锻炼身体,增强体质,提高机体的抵抗力。

2. 消除各种外邪入侵和湿热内生的有关因素,如过食肥甘,感寒受凉等。

3. 注意个人卫生,勤换内裤,尿布要清洁卫生。

4. 积极治疗淋证、水肿等原发病症。

【小建议】

1. 药物外治

(1)食盐 500g,生葱 250g,葱碎和盐,入锅内炒热,用布包裹,温而不烫时,熨脐周及小腹,冷则更换,持续 2~4 小时。适用于术后尿闭者。

(2)敷气海法:巴豆 6g 捣烂,用白酒适量调糊状敷于气海穴处,外盖塑料薄膜,然后用布包扎,待局部有烧灼感时去药,药后大多能自行排尿,不效可重复用 1~2 次。如用药后局部发生水疱,只要注意清洁,防止感染即可。适用于术后尿闭者。

2. 食疗

(1)火麻仁 30g,粳米 150g,作粥服用。治疗大小便不通。

(2)芡实、茯苓各等份,以粳米作粥服用。适用于中气不足之尿闭。

(3)制黑豆 500g,以水泡发备用。熟地、山萸肉、茯苓、补骨脂、菟丝子、旱莲草、黑芝麻、当归、桑椹子、五味子、枸杞子、地骨皮各 10g,与制黑豆共煎汤。常服可治疗肾虚尿闭。

水 肿

小儿水肿是指体内水液潴留,泛溢肌肤,引起面目、四肢甚至全身浮肿,小便短少的一种常见病证。根据其临床表现分为阳水和阴水。阳水发病较急,若治疗及时,调护得当,易于康复,预后一般良好;阴水起病缓慢,病程较长,容易反复发作,迁延难愈。

本病的发生,外因为感受风邪、水湿或疮毒入侵,内因主要是肺、脾、肾三脏功能失调。

【临床症状】

1. 风水相搏 水肿大都先从眼睑开始,继而四肢。甚至全身浮肿,来势迅速,头面为甚,皮肤光亮,按之凹陷即起,小便少,或有尿血,并有发热、恶风、咳嗽、肢体酸痛,苔薄白,脉浮,指纹浮红。

2. 湿热内侵 稍有浮肿,或肿不明显,小便黄赤短少,甚至血尿,舌苔黄或黄腻,舌质红,脉数,指纹红紫。

3. 肺脾气虚 常在恢复期或病程迁延不愈,浮肿不显,或无浮肿,面色少华而苍白。倦怠乏力易出汗,易感冒,舌苔白、质偏淡、脉缓,指纹淡白。

【临床诊断】

1. 眼睑、面部、下肢或全身皮肤光亮肿胀,按之凹陷,随手而起。

2. 多有尿量减少,甚至尿闭,部分患儿血尿,常伴血压增高。

3. 实验室检查,尿常规可有红细胞、白细胞、尿蛋白、管型等。

【鉴别诊断】

小儿水肿在临床上应区别是急性肾小球肾炎,还是肾病综合征,对于指导治疗和了解预后是有重要意义的。

1. 急性肾小球肾炎 简称急性肾炎,是一组不同病因所致的感染后免疫反应引起的急性弥漫性肾小球炎性病变,临床以血尿、少尿、水肿和高血压为主要表现。

2. 肾病综合征 是由于肾小球滤过膜的通透性增高,导致大量血浆白蛋白从尿中丢失而引起的一种临床综合征,以大量蛋白尿、低白蛋白血症、高脂血症和不同程度水肿为其特征。

【临床治疗】

治则:风水相搏者,以疏风利水为主;湿热内侵者,以清热利湿为主;肺脾气虚者,以健脾益气为主。

1. 风水相搏

操作方法:开天门、推坎宫、揉太阳、运耳后高骨、清肺经、清天河水各200次。推箕门、揉三阴交各200次,捏脊3~5遍。

2. 湿热内侵

操作方法:清脾经、清胃经、清大肠、清小肠、清天河水、退六腑、揉天枢各200次。推箕门、揉三阴交各200次,捏脊3~5遍。

3. 肺脾气虚

操作方法:补肺经、补脾经、补肾经各200次,按弦走搓摩、揉肺俞、揉脾俞、揉肾俞、推擦涌泉各100次,推箕门、揉三阴交各200次,捏脊3~5遍。

加减:不思饮食者,加运板门、推四横纹各200次,分推腹阴阳150次,揉天枢100次;情志不畅者加清肝经150次,点按三阴交、内关、神门、百会、四神聪各150次。

【注意事项】

1. 早期应卧床休息,后期逐渐增加活动。

2. 应限制钠盐及水的摄入,少尿和高度水肿更应忌盐。

3. 疗效指标为水肿和小便情况,治疗期间可每天记录小便次数和量。

【小建议】

1. 中成药剂　①肾炎清热片,每服4~6片,1日3次。用于急性肾炎的风水相搏证、湿热内侵证。②六味地黄丸,每服3~5g,1日3次。用于水肿肾阴不足者。③金匮肾气丸,每服3~5g,1日3次。用于水肿肾阳不足者。④知柏地黄丸,每服3~5g,1日3次。用于水肿阴虚火旺者。

2. 单方验方

(1) 鲜车前草、鲜玉米须各50~100g,煎水代茶,每日1剂。用于阳水。

(2) 冬瓜皮、葫芦各50g,煎水代茶,每日1剂。用于水肿和小便不利者。

(3) 罗布麻、菊花各10g,沸水浸泡,每日1剂,分3~4次服用。用于急性肾炎血压偏高者。

3. 药物外治　紫皮大蒜1枚,蓖麻子60粒。共捣糊状,分两等份,分别敷于双腰部及足心,包扎固定。每2日换药1次,7次为1疗程。用于阳水。

4. 食疗

(1) 饮食原则:食物清淡易消化,营养丰富;忌食辛辣、油腻食物。

(2) 饮食疗法

1) 乌鱼1条,赤小豆30g,不加食盐,煮熟后食用。用于阴水。

2) 薏苡仁、赤小豆、绿豆各30g,粳米100g。如常法煮粥服食。用于水肿脾虚夹湿者。

五迟、五软、五硬

五迟、五软、五硬是小儿生长发育障碍的病症。五迟、五软、五硬为传统中医病名，五迟代表小儿发育迟缓，本该在一定年龄出现的立、行、语言、头发和出牙等生理现象没有出现，或虽然出现，但明显不如同龄小儿。五软和五硬是对肢体，乃至全身状态的描述，五软为软弱无力，五硬为拘急僵直。

先天禀赋不足，后天失养为小儿发育障碍的主要病因，多以脏腑气血虚弱，夹痰、夹瘀、夹滞、夹风，虚实互见。

【临床症状】

1. 五迟与五软

（1）肾精不足证：筋骨痿弱，发育迟缓，坐立行走及牙齿生长均明显迟于正常同龄小儿，甚则四五岁后尚不能行走，面色不华，神倦无力，喜卧懒动，头项软弱，抬头不稳或不能抬举；口软唇弛，咀嚼无力，常有流涎；手软下垂，不能握举；足软迟缓，不能站立；肌肉松弛，活动无力；纳少神疲，面色无华，唇舌淡白，苔白或苔少，指纹色淡，脉沉迟无力。

（2）肾气阴两虚证：出牙、坐立、行走迟缓，发稀易落，肌肉松弛，盗汗少寐，神情淡漠，囟门迟闭，头颅方大，甚者鸡胸龟背，肋骨串珠，肢体软弱，神情呆滞，智力迟钝，面色苍白或萎黄，形瘦神疲，倦怠乏力，食少不化，唇甲色淡，舌淡苔白，脉细数无力。

2. 五硬

（1）阳气虚衰：体温不升，面色灰黯，僵卧少动，昏昏多睡，气息微弱，肌肤发冷发硬，苍白肿亮，按之凹陷，硬肿范围较广，唇舌俱淡，指纹淡或隐伏不现。

（2）寒凝血涩：全身欠温，四肢发凉，硬肿范围较少，多见于面颊、臀、小腿等处，皮肤色黯发紫，或红肿如冻伤，面色晦黯，唇舌黯红，指纹沉滞不显。

【临床检查】

1. 有孕母患病、家族遗传，或产伤、窒息、早产、养育不当等病史。

2. 小儿生长发育明显落后于同龄儿童。

3. 五软为肌力不足，五硬为肌张力过高。临床可参考康复评定。

【临床治疗】

治疗原则：通经逐瘀，祛风化痰。

基本治法：补脾经、补肾经各 300 次，分手阴阳 30 次，揉一窝风 2 分钟，清板门 1 分钟，逆运八卦 100 次，清天河水 200 次，摩囟门 2 分钟，点按百会、四神聪各 2 分钟,拿风池、肩井 5~10 次,按揉足三里、阳陵泉各 2 分钟;摩腹 3~5 分钟;按揉背部肝俞、脾俞、胃俞、肾俞各 2 分钟,横擦腰骶部(以透热为度)。

加减:

针对五迟中语迟者,加风府、哑门各 1 分钟;发迟者加头皮扫散法。

针对五软中头颈软者,加横擦头颈之交,透热为度;口软者,加揉地仓(3 揉 1 掐)1 分钟;手软者配合上肢的康复手法;脚软者配合下肢的康复手法;肌肉软者,重点操作脊柱及两侧,可选用擦法,以透热为度。

针对五硬中头硬者可配合头部的被动运动;手、足硬者配合上下肢的康复手法;腰硬者配合腰部的被动运动;肌肉硬者于僵硬处行搓、揉、按等手法,并配合邻近关节的被动运动。

【注意事项】

1. 早发现、早干预对防治本病有重要意义,故应熟悉小儿各个时期的生长发育规律,建立儿保制度,发现异常立即治疗,尤其是在囟门未闭合时,囟门下面可是中枢神经系统,适时刺激,康复可期。

2. 推拿时宜配合语言交流,帮助患儿开启心智,特别是调五脏、囟门操作法等。

3. 本病病程长,应长期坚持,疗效取决于病情程度、干预时机和患儿体质,目前该病仍然是儿科难治证候之一,应告知家长。

【小建议】

1. 中成药剂 ①杞菊地黄丸,每服 2~4g,1 日 3 次。用于肝肾阴亏证。②金匮肾气丸,每服 2~4g,1 日 3 次。用于肾气不足证。③十全大补丸每服 2~4g,1 日 3 次。用于心脾两虚、气血不足者。

2. 针灸疗法

(1)灸法:灸足踝各 3 壮,每日 1 次,用于肝肾亏损证;灸心俞、脾俞各 3 壮,每日 1 次,用于心脾两虚证。

(2)耳针:取心、肾、肝、脾、皮质下、脑干,隔日 1 次。用于五迟、五软。

耳鸣、耳聋

耳鸣为自觉耳内持续声响,可惜小儿不能表述,耳鸣强调主观感觉。耳聋指听力下降或丧失,耳聋又分"重听"和"无闻"。

本病有虚实之分,常以肾精亏虚、中气不足、外邪闭阻、气血瘀阻、痰火郁结和肝火上炎等病机出现。

【临床症状】

1. 肾精亏虚　以耳鸣如蝉,入夜尤甚,听力渐降,或初生即聋,夜啼烦躁,咽干口燥,舌红少苔,脉细数,指纹深红为特征。

2. 中气不足　以耳鸣耳聋,劳则更甚,耳内空豁或冷感,四肢倦怠,食少纳呆,梦呓,面色萎黄,唇淡,苔薄白,脉弱无力,指纹色淡为特征。

3. 外邪闭阻　以耳鸣耳聋发于外感、热病之后,耳内疼痛、胀闷、阻塞,兼鼻塞,咽喉不利,恶心欲吐,或头痛,两腮肿痛,面瘫,舌苔薄黄,脉浮,指纹浮为特征。

4. 气血瘀阻　多有头颅外伤及产伤史。以耳内鸣响,耳痒耳痛,头痛如刺、部位固定,耳窍堵塞,鼓膜内陷、增厚,或颜色黯,舌质紫黯或有瘀斑,苔薄,脉涩,指纹紫滞为特征。

5. 痰火郁结　中耳炎后期多见。以两耳鸣响不已,听音不清,时时闭塞,耳内流脓水,鼻涕腥浊、头昏,咽喉不利,痰多,口苦,舌红苔黄腻,脉滑,指纹紫为特征。

6. 肝火上扰　以暴聋或耳鸣如潮,耳聋时轻时重,每因情志急躁而加剧,耳胀痛,口苦,咽干,心烦易怒,面红目赤,舌红苔黄,脉弦数,指纹绛为特征。

【临床检查】

1. 患儿对声音不敏感。轻者听音不清,辨音不准,重者完全不闻声音,不能寻声音转移注意力。

2. 可突然发生,亦可渐进发生。

3. 可有头部、耳部外伤,或高热、滥用药物史,或外感病史。

4. 耳科检查,可有不同程度的听力障碍,要求确定其听力障碍的类型和程度。

【临床治疗】

治则:通窍复聪为本病的基本治法。实证宜祛邪、化痰、逐瘀、通络以复聪,虚证宜补肾、益气、养血、活血以复聪。

基本治法:调五脏:逐一捻揉五经穴并牵拔之,后逐一掐五指十宣,左右于各10遍;清脾经、清肝经各3~5分钟;补肾经与掐肾纹:补肾经3~5分钟,掐肾纹1~3分钟;掐左右端正:医者两指甲置于患儿中指指甲旁同时掐之,约10次;揉外劳宫与掐揉二扇门各3~5分钟;拿风池3~5分钟;推天柱骨与桥弓,拍天柱骨数遍并下推令热,推桥弓,左右各5遍;头面耳局部操作。

加减:

肾精亏虚者,基本方重点补肾经、掐肾纹、揉外劳宫。温运丹田(摩、揉、振按、横擦小腹),横擦腰骶令热,揉二人上马 1~2 分钟,拿揉太溪、昆仑(拇指与食、中指相对,置于二穴,同时拿揉)2~3 分钟。

中气不足者,基本方重点揉外劳宫、掐揉二扇门、拿风池、清脾经。加补脾经 3~5 分钟,捏脊 3~20 遍,点揉足三里、三阴交各 1~3 分钟。

外邪闭阻者,基本方重点拿风池、揉外劳宫、掐揉二扇门。加清肺经 3~5 分钟,捣小天心、天门入虎口各 1 分钟,推上三关 3~5 分钟,清天河水 1~3 分钟,捏挤板门、大椎各 10 次。

气血瘀阻者,基本方重点调五脏、掐揉二扇门、拿风池、上月球。加点心俞、膈俞各 1 分钟,轻叩头(两手呈爪状,快速叩击头部,咚咚声响)1~2 分钟,拿百虫、点揉太冲各 1 分钟。

痰火郁结者,基本方重点清脾经、清肝经、推天柱骨、推桥弓。加清天河水 1~3 分钟,捣小天心 1 分钟,掐揉掌小横纹 1 分钟,顺运内八卦 2~3 分钟,点揉天突 1~2 分钟,揉膻中并乳旁乳根(三指揉法)1~2 分钟。

肝火上扰者,基本方重点清肝经、推天柱骨、推桥弓。加掐山根青筋 10 次,搓摩胁肋 5~10 遍,掐太冲 10 次,点揉三阴交 1 分钟。

【注意事项】

1. 小儿 4 个月时应具有头和眼睛向声音方向转动和注视的能力,据此可在孩子背后突然击掌、大声说话或吹口哨等判断小儿是否存在听力障碍。

2. 听力保健宜从妊娠期开始,母亲不要轻易接受预防注射,腹部不要接受放性照射,预防各种感染,一旦感染要及时治疗,禁用耳毒性药物,耳聋预防应从产期开始,重视防治小儿中耳炎、鼻炎和鼻窦炎等可能引发耳部疾患的疾病。

3. 保持耳部清洁。如掏耳时注意耳具安全与卫生,洗澡时防止耳内进水。

4. 稍大小儿可嘱每天进行鼓腮锻炼,其法为猛吸一口气、然后闭口,捏鼻(密闭鼻孔),用力鼓气(腮),使内压增高,冲击振动鼻、目、耳、咽。每天早晨做 10 次左右。

【小建议】

1. 针灸疗法

(1) 耳针:取内耳、肾、肝、内分泌、神门,强刺激,不留针,隔日 1 次,10 次为 1 个疗程;也可以用王不留行籽贴压,嘱患儿家长每日定时按揉刺激穴位,隔日更换 1 次。

(2) 体针:取翳风、听宫、听会、中渚、肝俞、肾俞、足三里、太冲等穴,每日 1 次,10 次为 1 个疗程。

（3）头针：取头部晕听区，每日 1 次，10 次为 1 个疗程。

2. 食疗

（1）饮食原则：食物宜营养丰富，清淡易消化；忌食辛辣、油腻等食物。

（2）饮食疗法

1）莲子粥：取莲子肉 30g 煮烂，加糯米 100g，煮粥食用。具有益精气、强智力、聪耳目、健脾胃的作用。

2）菊花粳米粥：取菊花 50g，粳米 100g，先将菊花煎汤，再将菊花汤与粳米同煮成粥。此粥对眩晕耳鸣、风热头痛、肝火目赤等症有良好疗效。

3）天麻菊花汤：取天麻 10g，菊花 10g，鲜芦根 30g，冬瓜皮 30g，加水煎汤。每日服 1~2 次。可清肝聪耳明目，对于肝阳上亢适用。

4）莲肉红枣扁豆粥：取莲子肉 10g，红枣 10 枚，白扁豆 15g，粳米 100g，加水常法煮粥。可益精气，健脾胃，聪耳目。每日早、晚温热服食。

第二节　神经系统病症

一、小儿多动症

小儿多动症以多动、注意力不集中、参与事件的能力差，但智力基本正常等表现为其特点。14 岁以下儿童的患病率为 7%~9%，半数患儿在 7 岁以前发病，男女比例为（4~6）：1。有三成以上患儿伴有学习困难及心理异常。

目前，关于本病的病因尚不清楚，一般认为与早产、难产、脑外伤和某些传染病、中毒等因素有关，并与家族遗传、先天发育及出生史有一定联系。中医认为是肝郁痰滞，痰气交阻，郁久化火，心神被扰所致。本病临床可概括为肝肾阴虚、心脾两虚、痰火内扰等证型。

【临床症状】

1. 肝肾阴虚，相火妄动　神思涣散，烦躁多动，冲动任性，难以自控，睡眠不安，遇事善忘，五心烦热，口干唇红，形休消瘦，颧红盗汗，大便干结，舌红少津，苔少，脉弦细数。

2. 心脾两虚，神失所养　神思涣散，多动不安，动作笨拙，情绪不稳，头晕健忘，思维缓慢，面色萎黄，神疲乏力，多梦少寐，食欲不振，大便溏泻，舌淡苔白，脉细弱。

3. 痰火上犯，扰乱心神　神思涣散，多语哭闹，任性多动，易于激动，胸闷脘痞，喉间痰多，夜寐不安，目赤口苦，小便黄赤，大便秘结，舌质红，苔黄腻，脉滑数。

【临床检查】

1. 病史　本病病史必须由与患儿关系密切的家长提供,且正确、完整。还要注意询问母亲孕期有无有害物质的接触史、有无嗜烟酒史;围生期有无窒息史;家族中有无多动病史;患儿发育史及健康史等。

2. 体格和辅助检查

(1)体格检查:常无特殊阳性体征或病理反射。有时可表现为动作笨拙缓慢,精细动作、眼协调困难,如写字、绘画笨拙,缺乏表象,扣纽扣、系鞋带稍感困难,写字凌乱歪扭,时间方位判断不良,辨别立体困难,不能把握整体等。可有指鼻试验、翻掌试验阳性等神经体征。

(2)实验室检查:部分儿童可有血、尿、多巴胺、去甲肾上腺素、5-羟色胺或代谢产物的异常。

3. 心理测评

(1)智力测验:常用韦氏学龄儿童智力量表。患儿多表现为智力正常或处于边缘水平。

(2)学习成就和语言功能测定:国外常使用广泛成就测验(WRAT)。患儿常有学习成就低下。

(3)注意测定:目前国内常用小儿多动注意测试仪,因注意缺陷多动障碍、智力低下、情绪和行为障碍儿童均可出现注意持续短暂,易分散,故无特异性。

【鉴别诊断】

1. 正常儿童的多动。一般发生在 3~6 岁,以男孩为多,也表现为好动和注意集中时间短暂,但这些小儿的多动常出于外界无关刺激过多、疲劳、学习目的不明确,注意缺陷训练,不善于正当转移,平时未养成规律的生活习惯。

2. 不伴注意缺陷多动障碍的特定学习困难。这类儿童由于某种原因对学习感到厌烦,且因学习上屡屡受挫,而显得坐立不安,注意涣散。这是对不适宜的学校环境的反应。

3. 不伴有注意缺陷多动障碍的品行障碍。这类儿童表现出明显违反与年龄相应的社会规范或道德准则的行为,损害个人或公共利益,但无注意缺陷多动障碍行为特征,神经发育不迟缓,智力正常,未发现注意缺陷,且用兴奋剂治疗无效。

【临床治疗】

治则:补脑安神,健脾益气,促进脏腑功能。

基本方:按揉百会、四神聪各 1 分钟;一指禅偏锋推法自印堂推向神庭,往返 3 次;按揉双侧太阳穴 1~2 分钟;自攒竹穴经眉上方抹至太阳穴,往返移动 5~7 次;按揉气海、关元,每穴 1~2 分钟;摩腹 5 分钟;捏脊 5~7 遍,拿颈项、拿肩井 1~2 分钟。

加减:肝阳偏亢加通天、风池,心脾不足加神门、内关、足三里,肾气不足加太溪、三阴交,以上各穴均用拇指端按揉法,每穴 1~2 分钟。

【注意事项】

小儿之病要早发现,早治疗。在治疗中要注意几个问题:

1. 本病为顽疾,故要坚持治疗。

2. 辅以食疗,多食补心养脑之品,如动物脑、鱼类、核桃等。

3. 对患儿耐心进行教育辅导,诸法兼施,方能提高疗效。本病患病率较高,病因复杂,治疗较为棘手,所以积极预防显得格外重要,同时要加强婚姻指导和计划生育,避免毒害物质的接触,预防孕妇及婴幼儿各种传染病,以避免小儿多动症的发生。

【小建议】

1. 中药内服　远志、石菖蒲、五味子、龟板、龙骨、珍珠母、龙胆草、生甘草。痰火内扰证加半夏、胆南星、全瓜蒌、郁金、枳实;肝肾阴虚证加生地、熟地、知母、山药、百合;心脾两虚证,加酸枣仁、党参、黄芪、当归;肝郁脾虚证加党参、山药、枳壳、白术。

2. 耳穴　取心、肾、肝、脾、脑、内分泌、皮质下,或心、肾、肝、脾、脑、神门、交感、肾上腺。耳部常规消毒后,选用王不留行籽置于 1cm×1cm 的胶布上,并贴压在选取的耳穴上,两组穴位交替使用。耳穴贴敷完毕后要对贴敷处进行按压,力度不宜过大,以感到轻微疼痛、整个耳郭皮肤潮红发热为度,每日 1 次。

3. 针灸　取穴四神聪、率谷、脑户、神庭、内关、足三里、三阴交、太溪。用捻转补法,留针 20 分钟,每日 1 次,12 次为 1 个疗程,疗程中间休息 3 日。

二、小儿脑性瘫痪

脑性瘫痪是指一组持续存在的导致活动受限的运动和姿势发育障碍综合征,是由于发育中的胎儿或婴儿脑部非进行性损伤或发育缺陷引起的。脑性瘫痪的运动障碍常伴有感觉、认知、交流、感知和 / 或行为障碍,以及癫痫和继发性骨骼肌问题。

【临床症状】

1. 肝肾亏损证　发育迟缓,翻身、坐起、爬行、站立、行走、生齿均落后同龄小儿,伴反应迟钝,肢体僵硬,筋脉拘挛,屈伸不利,或伴筋骨痿弱,头颈痿软,头颅方大,囟门迟闭,目无神采,或伴易惊,夜卧不安,盗汗,舌质淡,舌苔少,脉沉细无力,指纹淡红。

2. 心脾两虚证 发育迟缓,四肢痿软,肌肉松弛,咀嚼无力,言语迟滞,智力低下,发稀萎黄,或伴精神迟滞,吐舌,口角流涎,或伴神疲体倦,面色不华,食少纳差,大便秘结,舌质胖,苔少,脉细缓或细弱,指纹淡红。

3. 痰瘀阻滞证 发育迟缓,肢体不遂,筋脉拘挛,屈伸不利,言语不利,耳窍不聪,反应迟钝,或伴吞咽困难,喉间痰鸣,口角流涎,或伴癫痫发作,舌胖有瘀斑瘀点,苔厚腻,脉沉涩或沉滑,指纹黯滞。

4. 脾虚肝亢证 发育迟缓,伴手足震颤,肢体扭转,表情怪异,或四肢抽动,时作时止,或吞咽困难,言语不利,口角流涎,或伴面色萎黄,神疲乏力,不思饮食,大便稀溏,舌淡,苔白,脉沉细或弦细,指纹淡红。

5. 脾肾虚弱证 发育迟缓,运动落后,出牙延迟,囟门迟闭,肢体痿软,肌肉松弛,头颈低垂,头颅方大,甚者鸡胸龟背,肋骨串珠,多卧少动,言语低微,神疲倦怠,面色不华,纳呆食少,便溏,小便清长,舌淡红,苔薄白,脉沉细无力,指纹色淡。

【临床检查】

1. 临床表现 运动发育落后,抬头、翻身、抓物、坐、爬、立、行等动作发育迟于同龄正常小儿;肌肉张力异常,肢体紧张或肌肉痿软,可见手硬、足硬、肌肉硬、头颈硬、关节硬,或颈软、手软、脚软、口软、肌肉软等;姿势异常,可见头颈后仰,甚或呈角弓反张、上肢僵直、手紧握拳、下肢硬直交叉、尖足等,或肢体不对称、头颈躯干扭转,或表现为软弱无力的姿势;常有体格发育迟缓、发迟、齿迟、言语落后、听力及视力异常、癫痫发作等。

2. 诊断条件 本病病变部位在脑部,症状在婴儿期出现,引起脑性瘫痪的脑损伤为非进行性,或有脑部发育缺陷而引起,主要表现为肌张力和姿势异常、运动发育落后及障碍、神经反射检查异常等,可合并智力障碍、癫痫、感知觉障碍、交流障碍、行为异常及其他异常,需要除外进行性疾病所致的中枢性运动障碍及正常小儿暂时性运动发育迟缓。

3. 实验室及特殊检查

(1)头颅 CT/MRI:能帮助了解是否有脑损伤或脑结构异常,对探讨脑瘫的病因及诊断预后有帮助。

(2)脑电图:可以了解是否合并癫痫,并可辅助脑瘫的临床诊断及指导治疗。

（3）脑干听觉、视觉诱发电位：了解听力、视力是否有损伤。

（4）病原学检查：了解患儿是否有宫内感染，明确脑瘫病因，指导治疗。

（5）染色体、血、尿代谢检查：排除一些染色体疾病及遗传代谢性疾病。

（6）甲状腺功能检查：排除甲状腺功能低下引起的运动发育迟缓。

【鉴别诊断】

1. **急性播散性脊髓炎**　该病多发生于青壮年，绝大多数病前数天或1~2周有上感症状或疫苗接种史，受凉、过劳、外伤等常为发病诱因，起病急，首发症状多为双下肢麻木，无力，病变相应部位疼痛，病变节段有束带感，常在2~3天内达高峰，临床上以病变水平以下肢体瘫痪，感觉缺失和括约肌障碍为主要特征，急性期可表现为脊髓休克，损害平面以下多有自主神经障碍，本病可在3~4周后进入恢复期，多数在发病后3~6个月基本恢复，少数病例留有不同程度的后遗症，但多不伴有痉挛性瘫痪，不自主运动，智能障碍及癫痫发作。

2. **重症肌无力**　该病多于20~60岁间发病，儿童较少见，起病隐匿，首发症状多为眼外肌不同程度的无力，包括上睑下垂，眼球活动受限及复视，其他骨骼肌也可受累，如咀嚼肌、咽喉肌、面肌、胸锁乳突肌、斜方肌及四肢肌等，可影响日常活动，严重者被迫卧床，上述症状通常在活动后加重，休息后可有不同程度的缓解，有朝轻暮重的特征，部分病例合并胸腺肥大或胸腺瘤，有的合并甲亢等其他自身免疫病。

3. **周期性瘫痪**　该病以反复发作的骨骼肌弛缓性瘫痪为特征，多于青少年期发病，中年以后发作渐趋减少，婴幼儿发病极少见，可因过劳、饱餐、寒冷、焦虑等因素诱发，一般多于饱餐后休息或剧烈运动后休息中发病，多从双下肢开始，后延及双上肢，双侧对称，以近端较重，发作一般持续6~24小时，长者可达1周以上，呈不定期反复发作，多数发病时有血钾的改变（增高或降低），部分病例发作时有心律失常，血压上升，发作间歇期肌力正常，依据发作过程、临床征象、实验室检查及家族史，不难与本病鉴别。

【临床治疗】

治疗原则：①因人制宜：根据患儿的不同病情、体质、年龄等选择不同的按摩手法。②平衡阴阳：通过手法调整患儿的阴阳平衡，促进患儿整体的正常发育。③调整脏腑：经络内通于脏腑，以整体观念为指导，通过手法循经推按、穴位点压等，改善脏腑功能，促进发育，改善运动。④以柔克刚：对于肢体僵硬、痉挛严重的部位，推拿按摩手法宜柔缓。⑤以刚制柔：对于张力低下、软弱无力的部位，推拿按摩手法宜重着。⑥抑强扶弱：对于张力高的肌群采用柔缓手法缓解痉挛的同时，在其拮抗肌群运用重着手法以提高肌力。

基本治法:根据瘫痪肢体局部的痉挛程度,采用传统手法进行局部治疗。患儿取仰卧位,用轻柔的擦法作用于患肢,同时配合相应关节的被动运动,每侧8~10分钟;依次按揉瘫痪肢体,上肢以肩井、肩髃、肩髎、臂臑、极泉、曲池、手三里、外关、合谷等穴为主,下肢以环跳、阳陵泉、足三里、血海、丰隆、委中、承山、三阴交、昆仑、绝骨、涌泉等穴为主;自上而下用轻柔的拿法作用于瘫痪肢体3~5遍;用适度的摇法、拔伸法或扳法作用于瘫痪肢体的相应关节以延展挛缩的肌肉和肌腱,提高关节活动度,矫正畸形。

加减:

1. 肝肾亏损证

穴位点按取穴:肝俞、肾俞、阳陵泉、悬钟、太溪、太冲。

配穴:下肢运动障碍者,加环跳、委中、承山;上肢运动障碍者,加曲池、手三里、外关、合谷、后溪;膝关节伸展无力者,加内外膝眼、阴市、梁丘;足内翻者,加昆仑、丘墟;足外翻者,加三阴交、商丘;尖足者,加足三里、解溪;智力落后者,加百会、四神聪;斜视者加睛明、四白、鱼腰。

循经推按:足太阳膀胱经(承扶至昆仑),足少阳胆经(环跳至悬钟)。

2. 心脾两虚证

穴位点按取穴:心俞、脾俞、神门、三阴交、足三里、百会、四神聪。

配穴:言语落后者,加哑门、通里、廉泉;流涎者,加地仓、颊车。

循经推按:督脉(大椎至长强),足阳明胃经(髀关至解溪)。

3. 痰瘀阻滞证

穴位点按取穴:足三里、阴陵泉、丰隆、血海、膈俞、肺俞。

配穴:听力障碍者,加听宫、听会;言语障碍者,加廉泉;口角流涎者,加地仓、颊车;关节僵硬者,加委中、尺泽;智力落后者,加百会、四神聪。

循经推按:足阳明胃经(髀关至解溪),手太阴肺经(云门至鱼际)。

4. 脾虚肝亢证

穴位点按取穴:脾俞、肝俞、足三里、曲池、太冲。

配穴:颈软者,加大椎、风池;腰软者,加华佗夹脊穴;膝关节伸展无力者,加内外膝眼、血海、梁丘。

循经推按:足阳明胃经(髀关至解溪),足厥阴肝经(阴廉至太冲)。

5. 脾肾虚弱证

穴位点按取穴:华佗夹脊穴、肾俞、脾俞、关元、气海、足三里、曲池。

配穴:腰肌无力者,加腰阳关;智力落后者,加百会、四神聪。

循经推按:足阳明胃经(髀关至解溪),手阳明大肠经(肩髃穴至合谷)。

【注意事项】

脑瘫患儿主要表现为智力低下，运动发育迟缓，肌张力改变及异常姿势，推拿手法根据患儿的以下情况灵活应用。

1. 智力低下者可多用开天门、推坎宫、揉太阳、风池、百会、四神聪等，以醒脑开窍。

2. 运动发育迟缓、不会抬头者，可拿、捏颈肩部；不会翻身可用扳法以促进翻身；不会坐者，配合捏脊、按揉腰阳关等，加强腰部力量。

3. 肌张力高（痉挛型）的患儿，由于某些肌群的张力明显增高，而拮抗肌的张力相对不足，应反复多次牵拉活动关节，从而使痉挛肌肉放松。牵拉时动作宜柔和，以防损伤肌腱。

4. 下肢痉挛的治疗　让患儿仰卧位，术者两手分别握住病儿双膝关节下端，使髋、膝关节充分屈曲后再拉直，髋屈曲同时伴外旋，两腿交互屈伸，反复牵张与放松。然后将两腿缓慢向外牵张，达最大限度外展位后再松手，重复数次。

5. 肌张力低下患儿的操作手法　若腰背肌无力，先用捏脊法操作，再用擦法使之产生温热感。

6. 语言训练　用于患儿语言障碍者。

【小建议】

1. 头皮针　采用焦氏头针、靳氏头针及国际标准方案分区定位及治疗方法。主穴：运动区、感觉区、双侧足运感区、运动前区、附加运动区。配穴：智力低下者，加智三针、四神针；语言障碍者，加语言Ⅰ、Ⅱ、Ⅲ区、颞前线；听力障碍者，加晕听区、耳前三穴、颞后线；视觉障碍者，加视区、眼周穴位；精神行为障碍者，加情感控制区；平衡协调功能差者，加平衡区或脑三针；精细动作差者，加手指加强区；伴癫痫者，加额中线、制癫区；肌张力不全、舞蹈样动作、震颤明显者，加舞蹈震颤控制区；表情淡漠、注意力不集中者，加额五线、定神针。

选用直径 0.35mm，长 25mm 毫针，针体与头皮成 15°~30° 角快速进针，刺入帽状腱膜下，快速捻转 3~5 次，留针 30~60 分钟，15~20 分钟行针一次，每日一次，30 次为一疗程。

2. 体针　选用直径 0.35mm，长 25mm 毫针，快速进针，留针 30~60 分钟，15~20 分钟行针一次，每日一次，30 次为一疗程。

（1）肝肾亏虚证

主穴：肝俞、肾俞、足三里、三阴交、悬钟。

配穴：上肢瘫痪者，加曲池、手三里、外关、合谷、后溪；下肢瘫患者，加环跳、阳陵泉、委中、太冲;易惊、夜卧不安者,加神庭、印堂、内关、神门。

针刺手法:平补平泻法。

（2）心脾两虚证

主穴:心俞、脾俞、神门、血海、通里、梁丘。

配穴:四肢无力者,加曲池、足三里;吞咽无力,口角流涎者,加地仓、颊车;食欲不振者,加中脘、足三里;语言迟滞者,加哑门、廉泉。

针刺手法:以补法为主。

（3）痰瘀阻滞证

主穴:膈俞、脾俞、血海、丰隆、足三里。

配穴:口角流涎者,加地仓、颊车;吞咽困难者,加廉泉、天突;言语不利者,加劳宫、通里、廉泉。

针刺手法:补泻兼施。

（4）脾虚肝亢证

主穴:足三里、脾俞、胃俞、肝俞、太冲。

配穴:握拳不展,腕指屈曲者,加阳谷、阳溪、阳池、八邪;尖足者,加解溪、申脉、照海;关节僵硬拘急者,加尺泽、委中。

针刺手法:补泻兼施。

（5）脾肾虚弱证

主穴:足三里、三阴交、脾俞、肾俞、气海。

配穴:腰软无力者,加腰部夹脊穴;肢体痿软、肌肉松弛者,加曲池、外关、合谷、伏兔、足三里;纳呆食少、腹胀便溏者,加中脘、天枢;囟门迟闭者,加悬钟。

针刺手法:以补法为主。

3. 中药药浴及熏蒸

（1）中药药浴

药物:伸筋草、鸡血藤、当归、杜仲、白芍、透骨草、川牛膝、木瓜、桃仁、红花等。

功效:疏通经络,活血化瘀。

方法:将药物用纱布包好,置于水中,加热煎熬至一定浓度,滤过药渣,先用所得药液之热气熏蒸,待水温降至 37~40℃时,施行药浴,每次 20~30 分钟,每日 1~2 次,15 日为一个疗程。

适应证:利用洗浴时的温度和药物双重效应,起到疏通经络、活血化瘀,双向调节肌力。适用于各种障碍型脑瘫儿童。

（2）中药熏蒸

药物：伸筋草、鸡血藤、当归、杜仲、白芍、透骨草、川牛膝、木瓜、桃仁、红花、葛根、桂枝等。

功效：疏通经络，活血化瘀。

方法：将药物和水放入熏蒸仪器药仓里煎煮，加热至40℃，令患儿躺在熏蒸仓，每次20~30分钟，每日1~2次，15日为一个疗程。

药物加减：肌力偏低、肌肉松软者，加黄芪、白术、党参；不随意运动型脑瘫患儿，加钩藤、僵蚕、地龙。

适应证：利用熏蒸时的温热和药物双重效应，舒筋活血，疏通经络，适用于各种类型脑瘫患儿。

三、面神经炎

面神经炎是临床常见的周围神经病变，是以口眼向一侧歪斜为主要特点的病症，可发于任何年龄，无明显的季节性，多发病急速，以侧面部发病多见。临床表现为睡眠醒来时发现一侧面部肌肉板滞、麻木、瘫痪、额纹消失、眼裂变大、露睛流泪、鼻唇沟变浅、口角下垂歪向健侧，病侧不能皱眉、闭目、露齿、鼓腮，部分患者初起时耳后疼痛，还可出现患侧舌前2/3味觉减退或消失等。

中医认为本病多由机体正气不足，脉络空虚，卫外不固，风寒或风热乘虚侵袭，以致经气阻滞，经筋失养，经筋功能失调，筋肉纵缓不收而发病。

【临床症状】

1. 风寒袭络　见于发病初期，突然口眼歪斜，眼睑闭合不全，兼见面部有受寒史，舌淡，苔薄白，脉浮紧。

2. 风热袭络　见于发病初期，突然口眼歪斜，眼睑闭合不全，继发于感冒风热，或咽部感染史，舌红，苔黄腻，脉浮数。

3. 风痰阻络　突然口眼歪斜，眼睑闭合不全，或面部抽搐，颜面麻木作胀，伴头重如蒙、胸闷或呕吐痰涎，舌胖大，苔白腻，脉弦滑。

4. 气虚血瘀　多见于恢复期或病程较长的患者，口眼歪斜，眼睑闭合不全日久不愈，兼见肢体困倦无力，面色淡白，头晕等，舌淡紫，苔薄白，脉细涩或细弱。

【临床检查】

1. 起病突然，以口眼歪斜为主要特点。常有受寒史或在睡眠醒来时发现一侧面颊、耳内、耳后完骨处的疼痛或发热。一侧面肌板滞、麻木、瘫痪，额纹消失，眼裂变大，露睛流泪，鼻唇沟变浅，口角下垂歪向健侧。病侧不能皱眉、闭眼、露齿、鼓颊等。病程迁延日久,可因瘫痪肌肉出现挛缩,口角反牵向患侧,甚则出现面肌痉挛,形成"倒错"现象。

2. 肌电图检查　多表现为单向波或无动作电位,多相波减少,甚至出现正锐波和纤颤波。

3. 病理学检查　面神经麻痹的早期病变为面神经水肿和脱髓鞘。

【鉴别诊断】

1. 中医鉴别诊断

(1) 中风病:可有口舌歪斜,同时伴突然昏仆,半身不遂,言语謇涩,偏身麻木。

(2) 口僻:可有口舌歪斜,多伴有耳后疼痛。

2. 西医鉴别诊断　周围性面瘫与中枢性面瘫相鉴别:中枢性面瘫颜面上部的肌肉并不出现瘫痪,故患者闭眼、蹙额、皱眉均正常;静止位时患侧鼻唇沟变浅,口角下垂,示齿时口角歪向健侧;多伴有舌肌瘫痪,同侧肢体瘫痪等。周围性面瘫上、下面部表情肌瘫痪,患侧额纹消失,不能皱眉,眼裂闭合不全,鼻唇沟变浅、口角下垂,示齿时口角歪向健侧。

【临床治疗】

治则:调整阴阳,补虚泻实,祛风散寒,疏通经络,调和气血。

1. 两手拇指依次分别放在印堂穴、下关穴、颊车穴和风池穴,用指端着力,做一指禅屈指推法,操作时要沉肩、垂肘、悬腕,每个穴位连续刺激2~5分钟。接着两手拇指指腹再分别依次按揉上面几个穴位,每个穴位顺时针和逆时针方向各揉2分钟。

2. 示指按放在下垂侧口角上,在按压的同时向上做提拉动作,拉动面部肌肉,连续做2分钟。

3. 采用指抹法,即用拇指指腹在额颞部做上下或左右及弧形曲线的抹动,亦可以两手示指、中指及无名指指腹分别置于前额部近正中线两侧,以腕关节为支点,掌指部主动施力,自前额部向两侧分抹,自太阳穴至耳上角,反复操作5~10分钟,此步骤需两人配合完成。

【注意事项】

1. 面部应避免风寒,必要时应戴口罩、眼罩;因眼睑闭合不全,灰尘容易侵入,每日点眼药水2~3次,以预防感染。

2. 在治疗期间,嘱患者做皱眉、闭眼、鼓颊、口唇成O形等动作,每天数次不等,以协助患侧面肌恢复。

3. 周围性面瘫的预后与面神经的损伤程度密切相关。一般而言,由无菌性炎症导致的面瘫预后较好,而由病毒导致的面瘫(如亨特病)预后较差。

4. 本病应与中枢性面瘫相鉴别。

【小建议】

1. 中药内服　蜈蚣、防风、白附子、全蝎、僵蚕、白芷、赤芍、川芎。风寒加羌活、桂枝,风热加钩藤,肝郁加胆南星、竹茹、天麻。

2. 针灸

取穴:面部主穴取患侧阳白、鱼腰、地仓、颊车、迎香、上睛明、颧髎、四白;配合四肢远端健侧合谷穴。

操作:面部腧穴均采用透刺法,即四针八穴透刺法,如阳白透鱼腰,地仓透颊车,迎香透上睛明,颧髎透四白。急性期面部穴位手法宜轻快稳准,针刺不宜过深,肢体远端的腧穴用泻法且手法宜重;在恢复期,肢体远端合谷行平补平泻法,余穴均用泻法,加大刺激。每日 1 次,留针 20 分钟,留针期间行针 2 次。

3. 中药贴敷

(1)中药散剂(麝香、马钱子、冰片)贴敷局部穴位(头维、听宫、下关、翳风、颊车)。操作:醋调和诸药,每穴一贴,一日 1 次,10 日一疗程。

(2)取 0.5g 制川乌、制草乌配伍研末,纱布包裹成球形,塞入患者患侧鼻孔内,每 6~8 小时更换 1 次。

4. 艾灸　取牵正、合谷、足三里、太冲。用点燃的纯艾条对准施灸穴位,在距离皮肤 3cm 左右实行温和灸法,艾灸时间每穴 10~15 分钟,直至局部皮色红晕为止,每日 1 次。

5. 拔罐　选取面部瘫痪肌肉群。采用闪罐法,即将火罐拔上后立即取下,如此反复吸拔多次,至皮肤潮红为度,每日 1 次。

四、小儿自闭症

小儿自闭症一般指儿童孤独症。儿童孤独症是广泛性发育障碍的一种亚型,以男性多见,起病于婴幼儿期,主要表现为不同程度的言语发育障碍、人际交往障碍、兴趣狭窄和行为方式刻板。约有 3/4 的患者伴有明显的精神发育迟滞,部分患儿在一般性智力落后的背景下某方面具有较好的能力。

儿童孤独症中医学上虽没有相应的病证,但根据儿童孤独症的临床三大核心症状:社会交往存在质的损害,交流沟通障碍;行为刻板重复;兴趣狭窄等,与中医的"癫证""五迟证"相近似。中医辨证为沉默呆滞,精神抑郁,表情淡漠,喃喃自语,语无伦次,时悲时喜,哭笑无常,不知秽洁,行为刻板,不知温饱,患儿立、行、齿、语、发(五迟)均发育迟后。

【临床症状】

1. 心肝火旺　患儿急躁易怒,任性固执,听而不闻,不易管教,情绪不宁,高声叫喊,跑跳无常,面赤口渴,狂躁谵语,夜不成寐,时有便秘溲黄,口干,舌尖红,苔黄,脉弦数。治疗宜清心平肝,安神定志。可使心火得清,肝阳得平而阴平阳秘。

2. 痰迷心窍　患儿神志痴呆,口角流涎,言语不清或喃喃自语,表情淡漠,对医生及父母的指令充耳不闻,舌体胖大,苔白腻。

3. 肾精亏虚　患儿面色苍白,消瘦,营养发育欠佳,语言发育差,发育迟缓,身材矮小,囟门迟闭,骨骼痿软,智力低下,精神呆钝,动作迟缓,舌淡。

【临床检查】

1. 儿童期孤独症评定量表(CARS)　由专业人员对患儿进行评估时使用。

2. 脑电图或脑地形图　脑电图检查异常率在10%~83%,由于一般脑电图的解释标准和选取的样本不同,故存在较大差别。一般来说,导联越多,异常率越高。脑电图异常者一般为智商较低者,智商受损越明显的孤独症,出现脑电图异常和癫痫的概率也越高。但有20%~40%的患儿在青春期前出现癫痫,脑电图可能未见异常。

3. 其他检查　根据需要选择做染色体分析、智力测验、CT或MRI等检查。

【鉴别诊断】

1. Asperger综合征　又称儿童分裂样精神病,有类似儿童孤独症的某些特征,男孩多见。一般到学龄期7岁左右症状才明显,主要表现为人际交往障碍、局限、刻板、重复的兴趣和行为方式。无明显的言语和智能障碍。

2. 儿童精神分裂症　该症主要起病于青春前期和青春期,病前发育多正常,起病后逐渐出现幻觉、思维障碍、情感淡漠或不协调、意志活动缺乏、行为怪异等精神分裂症症状,从而有助于鉴别。

【临床治疗】

治则:推拿疗法主要作用为调整五脏六腑之经气,疏通经络,协调机体阴阳平衡。

基本方:补脾经、清肝经、补肾经各300次,揉二马2分钟,揉足三里、太冲、心俞、肝俞、脾俞、肾俞各2分钟,横擦腰骶部(透热为度),点按百会、四神聪各2分钟,摩囟门、点按风府各2分钟,捏脊扣督3~5遍,猿猴摘果20次。

【注意事项】

1. 要求家长配合,松解患儿衣裤,露出孩子的脊背。

2. 室温适宜,手法不宜过重。

3. 术者手上或患儿脊部擦些滑石粉以便操作。

【小建议】

1. 别把孩子过分封闭于一味学习的小圈子内。现代化的生活使许多人搬进了高楼,而一户一门的楼房容易给孩子造成封闭的环境,因此,应允许或鼓励孩子从高楼走下来到庭院中,与邻居或附近小朋友玩耍、交往,建立友谊。

2. 注重情商培育,情商即社会适应的综合能力。孩子仅仅学习成绩优良是不够的,还须懂得接受别人并让人接受自己。

3. 尽量让孩子参加集体活动,包括邻居小朋友相邀的游戏、做作业;学校、班级统一组织的文体活动;祝贺同学生日、欢送老师,等等。从集体活动中培育孩子的性格,使他们体验友谊与温暖。

4. 培育孩子的自立能力,切忌父母事事包办。

五、语言不清

语言不清又称语言障碍,是临床上较为常见的小儿疾病。言语障碍与语言障碍有别,前者属于视听途径,基本言语不能完整交际;后者指造句、表意或理解他人言语过程障碍。两者表现形式不同,却最终影响小儿语言交流与沟通,影响学习、发育和日常工作。

引起小儿语言障碍的原因很多,如言语运动障碍、听力障碍、视觉障碍、智能障碍、行为与心理异常、神经系统病变、精神活动异常和环境剥脱等。

本病归属于中医"语迟""聋哑"等范畴。

【临床症状】

1. 心虚胆怯 以智力低下,神情呆滞,静而少动,语迟、口吃、自闭,或语言不清,易惊恐、身战栗、喜投母怀,夜啼,不喜与人交流,面色无华,头发稀疏,流涎,舌淡,脉迟无力,指纹淡为特征。

2. 肺肾阴虚 即所谓"金破不鸣"。以语言、智力与形体发育迟缓,明显低于同龄小儿,无声或声音嘶哑,或口吃,清嗓频频,咽干口燥,久咳,气急难续,潮热盗汗,面颊红赤,舌红少苔,脉沉细而数,指纹绛为特征。

3. 痰气交阻 "金实不鸣"之一,以药物所致失聪失语,语言错乱,反应迟钝,意识不清,动作不自主,或吞咽困难,口流涎液,喉间痰鸣,关节强硬,肌肉瘫痪,或癫痫发作,舌胖,苔腻,脉濡,指纹黯滞为特征。

4. 瘀血阻络 一般由产伤和颅脑外伤引发,语言迟缓、不清,口吃,头痛,头晕,健忘,肌肤赤丝缕纹,眼眶黑色,肢萎强硬,舌质黯,有瘀斑,脉涩,指纹紫滞。

【临床检查】

1. 儿童个案史的资料收集 收集儿童的成长过程、家族史、健康史、学业成就、社会能力、情绪稳定性、语言环境等有关资料,以便充分掌握导致儿童语言障碍的原因,为未来进行矫治提供有用的依据。

2. 生理检查 检查儿童的听力、发音器官、呼吸器官等的发育情况。必要时还可以做脑神经生理检查,以确定语言障碍的生理原因。

3. 智力评定 语言和智力发育有相当密切的关系,心理学界认为语言能力是智力的反映,语言障碍的程度与智力轻、中、重度呈正相关。所以,智力评定对语言障碍的诊断是很重要的工作。但需注意,许多智力量表的语言部分对真正有语言障碍的儿童如失语症、口吃等无法施测。

4. 情绪适应的评价 情绪障碍或行为异常的儿童容易造成功能性说话异常,应该采用心理测验、访谈、咨询或行为观察分析的方法来诊断语言障碍是否和情绪障碍有关。

【临床治疗】

治则:养阴益气,开窍醒神,利咽。

基本治法:补脾经、补肾经、清肝经、清心经,各经操作 1~3 分钟。摩、揉、推百会,如为囟门改为掌心暖囟门,操作 8 分钟。点揉哑门 1 分钟。拿揉颈肩部,小鱼际敲打后枕部,每次击打 5~6 次。鸣天鼓及双凤灌耳各操作 1 分钟。揉二马 1~2 分钟,捣小天心令掌侧前臂麻木。按揉四神聪、天突各 3 分钟。掐人中 1 分钟,揉承浆 1 分钟。

【注意事项】

1. 家长应有良好心态,了解语言的发育是有一定规律的,出现错误的音节或为尚未习得的辅音,不应急于去纠正,而是应该帮助其学习。建议家长对患儿说话要慢而清晰;认真倾听,当患儿所说的话不清楚时,不要为了纠正其发音而打断他 / 她讲话;可在患儿说完后,重复他 / 她的错误发音,然后将正确的发音示范给他 / 她听。

2. 对语言障碍的分类和程度最好由专科医生进行评价,小儿推拿应根据评价结果确定和调整治疗方案。

3. 对口吃或发音不清的患儿,应鼓励其说话,并认真倾听,不轻易打断其正在进行的表述,鼓励其高声朗读课文,鼓励其跟随老师或家长学习标准语言。大力宣传优生优育知识,婚前进行健康体检,减少遗传性疾病发生。妊娠期间应注意养胎、护胎、不乱服药。婴幼儿应合理喂养,注意防治各种急慢性疾病。对心智障碍患儿应多关心,多与其交流,鼓励引导患儿走出心理阴影。

【小建议】

1. 针灸醒脑开窍法　先刺双侧内关,采用提插捻转结合的泻法,施手法 1 分钟,再刺印堂穴,轻雀啄手法,以流泪或眼球湿润为度,继之刺上星穴,沿皮透刺至百会穴后,针柄旋转 90°,转速为 100~120 转 /min,约 1 分钟,再刺三阴交,进针 0.5~1 寸,采用提插补法。认知障碍配用四神聪;构音障碍配用廉泉、风池、翳风、哑门;若语言发育迟缓配用哑门、神门、通里。

2. 耳穴疗法　常选脑干、神门、心、肝、肾、脾、皮质下、脑点等穴。

3. 口周按摩　选择廉泉、地仓、颊车等穴位点按。

第三节　运动系统病症

一、寰枢关节半脱位

寰枢关节半脱位又称寰枢关节失稳,是指颈椎第一节(寰椎)、第二节(枢椎)之间的关节失去正常的对合关系,向前、向后脱位,或寰齿两侧间隙不对称,引起关节不稳,刺激或压迫周围的血管、神经而引起头痛、头晕、耳鸣、恶心、视物模糊以及头部活动功能障碍等临床症状。若颈脊髓受压,严重者可致四肢瘫痪、呼吸肌麻痹,甚至危及生命。本病好发于青少年,以男性多见,属于中医学"骨错缝"范畴。

本病病因很多,如外伤造成的陈旧齿状突骨折、齿状突的先天畸形、感染或炎症破坏了横韧带或侧块关节,甚至结核或肿瘤侵犯寰枢关节,都可以造成寰枢关节不稳或脱位。临床最常见的病因为外伤原因和先天畸形。

【临床症状】

多呈慢性起病,症状呈间歇性,反复发作并逐渐加重;部分患者在轻微的外伤后明显加重。典型的临床症状包括以下几部分:

1. 颈神经根受压症状　有颈部疼痛,颈部活动受限、僵直,尤其头颈部的旋转活动受限,头枕部疼痛等。

2. 脊髓受压症状　四肢无力,走路不稳,手不灵活,二便异常等;还包括躯干、四肢的麻木、针刺感甚至烧灼感等。

3. 呼吸功能障碍　一般出现在严重或晚期的病例。延脊髓交界区受压,出现呼吸功能障碍是一个逐渐加重的过程。寰枢关节脱位的早期,呼吸功能是正常的;后来会表现为体力劳作时呼吸费力;严重者静息时即存在呼吸费力、咳嗽无力、咳痰费力;终末期的患者出现呼吸衰竭,直至死亡。

4. 其他症状　若合并颅底凹陷、小脑扁桃体下疝或脊髓空洞,影响延髓、脑干时,还可出现吞咽困难、口齿不清、视物不清、眩晕、耳鸣等低位脑神经症状。

【临床检查】

1. 体格检查　一般体征包括头颈部活动受限、颈枕部压痛等。合并高位脊髓病的患者可出现四肢肌张力升高、腱反射亢进和病理反射阳性。合并颅底凹陷者可能出现共济失调、闭目难立、眼震等。

2. 影像学检查　X线检查:颈椎侧位片上显示寰齿前距增大,正常成人其间隙不超过2mm,儿童为3mm;颈椎张口位片显示两侧间隙相差大于3mm,则应认为有不稳或脱位存在。CT和MRI扫描可帮助诊断脱位的类型和原因,如有无齿状突的畸形缺陷,先天性分隔不全等。

【鉴别诊断】

1. 颈椎病　颈椎病是由颈椎间盘退行性改变、颈椎骨质增生引起的综合征。临床常表现为颈项部、项背部、颈肩部疼痛,上肢麻木等症状。CT、MRI检查可以明确诊断。

2. 落枕　落枕主要以晨起颈项部疼痛、局部肌肉痉挛、颈部活动功能障碍为主要表现,本病无明显外伤病史,X线无寰枢关节改变。

【临床治疗】

治疗原则:舒筋通络,解痉止痛,理筋整复。

操作方法:手法选用一指禅推法、按揉法、拨法、拿法、拔伸法、摇法、整复手法;取穴用风池、风府、肩井、颈夹脊、阿是穴等。

1. 患者取坐位,医者用一指禅推法、按揉法等在颈项两侧操作,手法宜轻柔,一般操作5~8分钟,医者用一指禅推法、拨法在上颈段局部操作,同时在风池、风府、阿是穴、颈夹脊行按揉法。最后拿风池、肩井等,以理筋通络。

2. 整复手法。患者坐于低凳上,颈部微屈,医者站于一侧,以一手拇指抵住偏歪的枢椎棘突,另一手肘部托住患者下颌,手掌绕过患者对侧耳后,托后枕部,逐步用力行颈椎拔伸法,在其基础上小幅度摇动颈椎,以放松颈部肌肉,然后向寰齿间隙变窄的那侧扳动,顶住棘突的拇指同时协调用力,以整复寰枢关节。

【注意事项】

1. 推拿治疗时必须明确诊断,排除骨折等手法复位禁忌证。手法复位时,要因势利导,注意把握"稳、准、巧、快"的基本要求。

2. 手法复位后颈部须固定,以巩固疗效。

3. 注意休息,以减轻颈椎活动加剧疼痛,同时注意局部保暖。

【小建议】

1. 牵引疗法　本病通常应用枕颌带牵引，取正中位，牵引重量根据年龄而定。儿童一般用 1.5~2kg 即可，一般 2~3 天即可复位，维持牵引 2 周。并用颈托固定 2 周左右。

2. 其他辅助疗法　对于炎性反应大、局部疼痛严重的患者，可以采用针灸消炎镇痛，同时配合服用抗炎镇痛药物。

二、脊柱侧弯

脊柱侧弯又称功能性脊柱侧弯、代偿性脊柱侧弯，是指脊柱的一个或数个节段在冠状面上偏离身体中线向侧方弯曲，形成一个带有弧度的脊柱畸形。通常还伴有脊柱的旋转和矢状面上后突或前突的增加或减少，同时还有肋骨左右高低不等平、骨盆的旋转倾斜畸形，以及椎旁的韧带和肌肉的异常等。本病属于中医学"脊僵"范畴。

本病常发生于颈椎、胸椎或胸部与腰部之间的脊椎，也可以单独发生于腰背部。侧弯可出现在脊柱一侧，呈 C 形；或双侧出现，呈 S 形。通常说的青少年脊柱侧弯即是指青少年特发性脊柱侧弯畸形，是所有脊柱侧弯类型中最为常见的一种，占整个脊柱侧弯发病率的 80%。且女性患者较多，男女比例大约为 1：4。

目前本病的发病原因仍不明确，多数研究表明与遗传因素、激素影响、结缔组织发育异常、神经平衡系统功能障碍、神经内分泌系统异常以及姿势因素等有关。

中医学认为，先天禀赋不足，肝肾亏虚，骨失充盈，筋失濡养，以致于筋骨柔弱，形成脊僵之证；或后天失调，姿势不良；或外邪侵袭，客于脊柱骨节，导致气血凝滞，筋肌拘挛，脊僵筋弛，发为本病。

【临床症状】

1. 症状　多数患者侧弯的度数较小，日常生活不受影响，也无自觉症状；较严重的侧弯患者常自觉背痛，进行性肺功能下降，或体态畸形；严重者则可以引起气促、心悸、胸闷等内脏功能紊乱症状。

2. 体征　两肩不等高；肩胛骨高低不一致；腰前屈时两侧背部不对称；脊椎骨偏离正中线；骨盆不等高以及双下肢不等长等。

【临床检查】

1. 体格检查　通常会发现脊柱侧弯，呈 C 形或者 S 形；背部的一侧出现局限性隆起等。

2. 影像学检查

（1）X 线片检查：借助 X 线片就可以区别侧凸的原因、分类以及弯度、部位、旋转、骨龄、代偿度等。常规的 X 线片应包括站立位的脊柱全长正侧位摄片，上端包括下颈椎、下端包括双侧腰骶关节和髂骨翼。其他特殊的 X 线片包括仰卧位侧弯位片，牵引位片等，可以评估脊柱侧弯的柔韧性。

（2）CT 扫描：可以很好地显示骨性畸形，尤其是脊柱三维重建 CT 可以很好显示先天椎体畸形，还可以做脊髓造影 CT 扫描，在一些复杂的脊柱畸形中可以很好地显示脊椎与神经关系，有无脊髓畸形，指导手术治疗。

（3）磁共振（MRI）：相比脊髓造影是一种无创性检查，它的软组织分辨率高，可以很好地显示脊髓病变。

3. 神经系统检查　详细全面的神经系统检查，一方面注意有无侧凸导致脊髓压迫，引起截瘫，早期有腱反射亢进和病理反射；另一方面注意有无合并脊髓脊膜膨出、脊髓纵裂、脊髓空洞等脊髓异常。

【鉴别诊断】

1. 先天性脊柱侧弯　大多数由于异常椎体的形成引起，如椎体缺失、半椎体或者椎体间联合等，引起不对称生长导致畸形。可通过 X 线片、CT 检查以鉴别。

2. 神经肌肉性脊柱侧弯　由神经系统疾病引起，常见于包括脑瘫、脊柱裂、神经肌肉营养失调以及脊髓损伤等。一般通过神经系统检查可以鉴别。

【临床治疗】

治疗原则：舒筋通络，理筋整复。

操作方法：手法选用揉法、拿法、按法、拨法、扳法、擦法等。取穴如风池、肺俞、心俞、膈俞、肝俞、肾俞、大肠俞、华佗夹脊穴等。

1. 患者取俯卧位，医者用㨰法沿着脊柱两侧的竖脊肌、膀胱经操作，重点在脊柱侧弯节段，以舒筋解痉。

2. 拿风池及颈项部，继而以掌根按揉竖脊肌，以脊柱侧弯节段为主，以舒筋通络。

3. 按揉背部的华佗夹脊穴，在侧弯部位重点治疗，然后按揉肺俞、心俞、膈俞、肝俞、肾俞、大肠俞，并使用拨法在脊柱侧弯节段操作，以舒筋解痉。

4. 施行俯卧位侧扳法，医者立于脊柱侧凸一侧，以一手掌根按压侧凸处，另一手提起对侧肩部或者髋部，做相对发力的推扳动作。两手同时发力，动作要干脆利落，不可用蛮力。可以重复操作数次，以纠正脊柱侧弯。

5. 在脊柱两侧涂抹介质，医者沿着竖脊肌、膀胱经施行擦法，以透热为度,从而达到温通经络,舒筋解痉之功。

【注意事项】

1. 本病要做到早发现、早确诊、早治疗。推拿治疗对于青少年特发性脊柱侧弯 Cobb 角小于 25° 效果比较好,小于 45° 有一定疗效。

2. 让孩子学习时保持正确姿势,适当的书包重量和背包方式。

3. 每天让孩子适度进行户外运动,晒晒太阳,有利于促进骨骼健康。

4. 饮食方面应常吃蛋白质和钙含量丰富的食物,如牛奶、蛋类、禽肉、鱼类、大豆及豆制品等,以保证钙摄入量充足。

5. 让孩子坚持有规律的健身锻炼,尤其是颈项肌和腹背肌的锻炼,例如经常游泳(尤其是蛙泳)有益于脊椎健康,尽量多参加诸如单双杠、跳箱、平衡木等活动项目,对预防脊柱弯曲有良好作用。

【其他疗法】

1. 牵引治疗 可以用牵引床牵引,重量以患者体重的 60% 计算,每日一次,每次 20~30 分钟。

2. 支具矫正法 用量身定做的矫形支具进行矫正治疗。

三、小儿臂丛神经损伤

小儿臂丛神经损伤是指出生时由于胎位不正、胎儿体重过重或产伤等,造成臂丛神经损伤的病症。临床上以上肢部分或完全麻痹、功能障碍等为特征,属于周围神经损伤性病症。

本病属于中医学痹症与痿证范畴。中医认为该病为产伤等导致经脉受损,气血瘀滞,筋骨失养而成。

【临床症状】

患儿患肢下垂,肌力较弱,皮肤感觉异常或活动障碍。根据损伤神经根部位不同,临床症状具体如下:

1. 颈 5~7 神经根受损,肩关节不能外展与上举,肘关节不能屈曲,前臂旋转障碍,腕关节肌力减弱。三角肌、冈上肌、冈下肌、肩胛提肌、大小菱形肌、桡侧腕屈肌、旋后肌、部分胸大肌等不同程度受累,出现瘫痪或者部分瘫痪。

2. 颈 7 胸 1 神经根受损,手指不能屈伸,拇指不能外展,前臂及手部尺侧皮肤感觉缺失。尺侧腕屈肌、指深浅屈肌、大小鱼际肌群、骨间肌等不同程度受累,可见大小鱼际萎缩,屈肌肌力减弱,常有臂部感觉障碍。

3. 颈 5~7 和胸 1 全臂丛受损,上肢各关节不能主动运动,腱反射消失,肢体可见远端肿胀;一般上肢内收、内旋,肩部下垂,并可出现前臂桡神经部位部分感觉缺失。

【临床检查】

临床需做神经系统相关检查,来进行判定。

【鉴别诊断】

需与脑瘫等中枢神经系统损伤性疾病相鉴别。脑瘫是以出生前或者脑神经损伤为主的综合征,常伴有认知障碍,发育迟缓等。

【临床治疗】

基本原则:疏经通络,活血化瘀。

操作方法:手法选用一指禅推法、按揉法、拨法、拿法、屈伸法、摇法、搓法、捻法等。取穴如肩中俞、肩外俞、肩髃、肩髎、臂臑、曲池、手三里、外关、合谷等。

1. 一指禅推法作用于颈项部及上肢部,以颈部夹脊穴及肩中俞、肩外俞、肩髃、肩髎、臂臑、曲池、手三里等穴位为主。

2. 弹拨缺盆,以拇指置于患儿锁骨上窝,以缺盆穴为中心,弹拨局部的肌肉组织。

3. 按揉颈部及上肢部的穴位,以肩中俞、肩外俞、巨骨、肩髃、肩髎、臂臑、曲池、手三里、外关、合谷等穴位为重点。

4. 拿揉颈部及上肢部。用按揉法作用于患儿的颈项部、肩部及上肢部。

5. 拨极泉,用中指置于患儿腋窝中央的极泉穴,稍用力向外拨动1~3次。

6. 搓上肢,两手掌面夹住患儿上肢,并相对用力搓动,自肩至肘,往返操作3~5遍。

7. 捻手指,捻患儿的指节,拔伸掌指、指间关节,并劈扣指缝。

8. 运动关节,对患儿上肢的肩关节、肘关节、腕关节施行摇法、屈伸法。

【注意事项】

1. 手法宜轻柔;被动运动动作缓和。

2. 防止肌肉萎缩、粘连和关节僵硬。

3. 注意保暖,避免患肢受凉。

4. 加强患侧肢体的主动活动。

【其他疗法】

针灸疗法:取用颈部相对应的夹脊穴、肩中俞、肩外俞、巨骨、肩髃、肩髎、臂臑、曲池、手三里、外关、合谷,以针刺为主,可舒筋通络。

四、小儿桡骨头半脱位

小儿桡骨头半脱位多见于6岁以下儿童,临床又称"牵拉肘",多在小儿手拉手游戏、家长给小儿穿衣或领小儿走路时过度牵拉前臂而发生。本病与一般关节脱位不同,仅是桡骨小头离开了正常位置,并无关节囊破裂。

由于小儿桡骨头与环状韧带发育不良,肘关节囊松弛等特征,当小儿前臂过度牵拉时,桡骨头向外滑移,环状韧带向下活动,肱桡关节间隙增大,关节囊及环状韧带上部分由于关节腔的负压作用,部分嵌顿于肱桡关节间隙内,或者环状韧带撕脱,从而阻碍桡骨小头回位而致半脱位。

【临床症状】

有牵拉前臂史。半脱位后,肘部疼痛,小儿哭闹,拒绝拾物、持物;肘部半屈曲,患肢不敢活动,前臂呈旋前位;患侧桡骨小头局部疼痛和压痛明显,但无明显肿胀。

【临床检查】

1. 桡骨头部位压痛明显。

2. X线片　骨关节结构无异常改变。部分小儿可见桡骨头旋转或桡骨小头偏离轴位。

【鉴别诊断】

肘关节部位骨折:如肱骨髁上骨折、桡骨头骨折、尺骨鹰嘴骨折等。上述损伤一般局部肿胀明显,功能丧失,X线片可以确诊。

【临床治疗】

治法:理筋复位。

常用推拿法:医者一手握住患儿的患侧肘部,以拇指压在桡骨头处;另一手握住患侧腕部,将前臂微微过伸和旋后,然后将患侧肘关节屈曲即可复位。一般不须固定。

【注意事项】

1. 平时注意不要过于用力牵拉小儿上肢。

2. 桡骨头复位后,可用三角巾悬吊。

五、髋关节滑囊炎

髋部肌肉众多,股骨粗隆是众多肌腱的抵止点,为防止磨损,其抵止处常有滑囊保护,髋关节滑囊很多,有髂耻囊、髂腱下囊、梨状肌囊、闭孔内肌囊、臀大肌转子囊、臀中肌浅深转子囊、臀小肌转子囊、股直肌囊、耻骨肌囊等。而本处所指的是臀大肌腱膜与大转子外侧之间的臀大肌转子囊,和髂腰肌与髂耻隆起及髋关节囊之间的髂耻囊而言。

髂耻囊常与髋关节囊相通,急性滑囊炎时,可出现股三角区肿胀、疼痛。因炎症刺激闭孔神经,可出现大腿前侧放射至膝部的疼痛。本病以小儿多见。

【临床症状】

1. 臀大肌转子囊炎 患儿跛行,髋关节疼痛,患肢常处于屈曲外展、外旋位,患儿不愿伸直其腿,活动时大转子处疼痛加剧。

2. 髂耻囊炎 跛行,髋部疼痛,患肢常处于屈曲位,股三角区肿胀,可出现疼痛沿大腿前内侧放射至膝部。

【临床检查】

1. 臀大肌转子囊炎 大转子处压痛明显,髋关节处于强迫屈曲外展外旋位,屈髋及伸直下肢,旋转大腿时疼痛加剧,臀大肌紧张试验(+),并可有 ober 试验(+)。

2. 髂耻囊炎 股三角处肿胀,压痛,下肢处于强迫屈曲位,被动伸直,外展,或内旋大腿时疼痛加剧。

3. 臀大肌紧张试验 让患者俯卧并屈曲膝关节以松弛腘绳肌,使其不参与臀大肌的伸髋活动,医者将一手前臂放在患者髂嵴上,以固定骨盆,让患者从诊察床上抬起大腿,检查者用另一手在该大腿膝关节上部的后面下压对抗,若大转子处疼痛则为阳性。

X 线检查多无异常发现,偶可见关节囊肿胀阴影。

【鉴别诊断】

本病当注意与股骨头骨骺炎相鉴别。股骨头骨骺炎一般无强迫体位,有跛行,压痛点常位于腹股沟韧带下方,局部无肿胀,皮肤温度不高等,X 线检查可以帮助鉴别诊断。

【临床治疗】

治疗原则:疏经活血,消瘀止痛。

操作方法:手法选用按法、揉法、摇法、擦法、牵引等;取穴用阳陵泉、申脉及局部等。

1. 臀大肌转子囊炎 患者俯卧,患肢置于略外展外旋位,使臀大肌张力减低,在转子囊周围用轻柔的擦法,点揉阳陵泉、申脉,再轻轻弹拨、摇髋关节,最后在局部用擦法。治疗后可做牵引。

2. 髂耻囊炎 患者仰卧,髋膝略屈曲,使髂腰肌松弛,在患侧腹股沟韧带中点外下方,用轻柔的按揉法,同时配合轻柔的髋关节屈伸活动,再做轻柔的弹拨,最后用擦法,摇髋关节,下肢抖法。治疗后可做牵引。

【注意事项】

1. 注意保暖。

2. 牵引可防止关节长期固定而粘连,当予重视。

【其他疗法】

1. 可加用布洛芬消炎镇痛或中药散寒通络剂外敷、内服。

2. 可配合针灸或理疗。

3. 症状严重者可短时间口服地塞米松等激素以抑制炎症反应,减轻症状。

六、踝关节扭伤

踝关节扭伤是指间接暴力作用于踝关节周围的软组织所造成的损伤,如在不平的路面行走、奔跑、跳跃或下楼梯等情况下,踝关节跖屈位突然过度内翻或外翻,使踝关节外侧或内侧副韧带受到强大张力所致。一般多为韧带的部分撕裂伤,严重者可完全断裂或伴有外踝或内踝的撕脱性骨折,甚至三踝骨折。

本病可发生于任何年龄,但由于青壮年运动量大,活动较为剧烈,占发病的大多数。踝关节的扭伤一般以内翻损伤最为常见。其原因有:①外踝细长靠后,且低于内踝;内踝宽扁而靠前;②外侧韧带较内侧韧带薄弱;③胫腓横韧带纤维斜向下外,且外踝内面的关节面比较倾斜,使踝关节外侧活动度较大。在踝关节的内翻损伤中,以距腓前韧带最易受伤,严重者亦可发生腓跟韧带的损伤,但腓距后韧带很少发生损伤。若外翻损伤多伴外踝骨折。

【临床症状】

有急性损伤史,踝部明显肿胀、疼痛,不能着地,局部可有皮下瘀血。

【临床检查】

1. 局部明显压痛。

2. 外踝损伤时将踝关节内翻则疼痛加剧,肿胀压痛多位于外踝的前下方及外侧。若无骨折时,纵轴叩击痛阴性。

3. 内外踝损伤多伴外踝骨折,此时内外踝均肿胀、压痛,纵轴叩击痛阳性。

4. 严重的外踝损伤,虽无骨折,但可能造成韧带的完全断裂,当摄强力内翻位踝关节正位片时,若距骨的上关节面与胫骨的下关节面的倾斜角度 >5°~10°,则有韧带的断裂。

【鉴别诊断】

本病当注意鉴别有无踝关节的骨折、脱位(表 9-1)。

317

表 9-1 踝关节扭伤、骨折和脱位的鉴别

	扭伤	骨折	脱位
外伤史	有	有	有
疼痛肿胀功能障碍	较轻	重	较重
畸形	无	骨折畸形	脱位畸形
纵轴叩击痛	无	有	无或有
骨擦音	无	有	无
X 线检查	无异常	骨折征象	脱位

【临床治疗】

治疗原则:活血化瘀、消肿止痛。

操作方法:手法选用按揉、一指禅、拔伸、摇、擦等。取穴如阳陵泉、绝骨、足三里、解溪、昆仑等。

1. 患者仰卧,医者用擦法沿小腿外侧至外踝,往返数遍。

2. 按揉足三里、阳陵泉、绝骨、昆仑等穴,以舒筋通络。

3. 局部用轻柔的一指禅或揉法稍做治疗,以促进血液循环,消肿止痛。

4. 拔伸踝关节,并在拔伸状态下做踝关节摇法。

5. 外翻损伤者可在拔伸状态下,将患足逐渐内翻牵拉,再外翻以理顺筋络。

6. 局部用擦法。

7. 内翻或外翻固定(内侧副韧带损伤则内翻,外侧副韧带损伤应外翻固定)1~2 周,制动休息以促进韧带恢复。

【注意事项】

1. 急性损伤早期,手法当轻柔,且不宜在伤处过长时间进行手法治疗,以免加剧局部的出血、水肿。

2. 24~72 小时禁止热敷,可冷敷以减少出血。

3. 制动休息,抬高患肢以利于消肿。

4. 韧带损伤伴骨折、脱位者,按骨折、脱位处理。推拿治疗单纯韧带撕裂伤为好。

5. 损伤恢复期,手法以弹拨为主,以松解粘连,再加上拔伸、摇法等运动关节类手法。

6. 恢复期加强功能锻炼。

7. 治疗失当,迁延而成慢性陈旧性损伤,易致韧带与周围组织粘连而使

症状难愈,并易在原损伤部位重复扭伤。

【其他疗法】

1. 局部可敷消肿化瘀止痛药膏,如三色敷药等。

2. 可配合内服活血化瘀止痛剂。

七、落枕

落枕是以颈项疼痛、活动不利为主症的一种颈部疾病,又称"失枕"。可见于任何年龄,但小儿极少见,中年以上逐渐增多。轻者休息 1~2 天可自愈,重者可有严重疼痛,生活不能自理,可数周不愈。该病的治疗方法虽有针灸、推拿、理疗、消炎止痛药口服、活血通络药外治,但以推拿治疗效果较好且易被接受。

中医学认为:卧姿不良,枕头不适致使经气运行不畅,经脉失于濡养;或颈肩当风感寒,气血凝滞,经络瘀阻;或颈部扭转、经脉拘急,致疼痛、功能障碍;或因动作失调致经脉受损,气滞血瘀,不通则痛。

【临床症状】

多数患者以一侧胸锁乳突肌或斜方肌局限性疼痛、肌痉挛、颈部活动不利为主要症状。重者呈现头向患侧倾斜、下颌转向健侧的强迫体位。甚者不能躺下或躺下不能起床,走路小心翼翼,不敢震动,甚至以手托头等。

【临床检查】

一侧颈部肌肉局限性或广泛性肌紧张、压痛明显,颈部活动有不同程度限制。X 线检查无异常发现。

有明显外伤史或经推拿误扳后症状严重者,除一般的颈椎正、侧位片外,还要加拍张口位片,以观察齿状突与两侧块之间的间隙,排除颈椎的骨折、脱位与半脱位。

【鉴别诊断】

本病当注意和寰枢关节半脱位相鉴别(第 1、2 颈椎)。寰枢关节半脱位可因严重的落枕,致使两侧颈肌张力平衡失调而发生自发性脱位,或因推拿误治,扳法失当,损伤一侧翼状韧带而产生。因此有以上情况者尤当注意鉴别(表9-2)。

表 9-2　落枕与寰枢关节半脱位的鉴别

	落枕	寰枢关节半脱位
疼痛	轻或重	严重
功能障碍	轻或重	严重
X 线检查	(−)	齿突与两侧侧块间隙不等

【临床治疗】

治疗原则:舒筋活血、温经通络。

操作方法:手法选用一指禅推法、按法、揉法、摇法、扳法、擦法、拔伸法、滚法等。取穴如落枕穴、阳陵泉、天宗、曲池、合谷、风府、风池、肩井等。

1. 患者坐位,点揉对侧阳陵泉、双侧落枕穴、天宗、曲池、合谷。

2. 用一指禅推法推风池、风府。

3. 用滚法放松肩背部肌肉。

4. 坐位或卧位颈部拔伸法。

5. 颈部摇法。

6. 若颈椎有侧凸,可以施行颈部旋转扳法;若不成功可加定位扳或侧扳。

7. 局部擦法。

【注意事项】

1. 一般局部推拿后不宜再做热敷与理疗。

2. 扳法不宜强求弹响。

3. 严重落枕或半脱位者慎用或禁用扳法,但可加大拔伸和牵引的比重,以期在拉开椎间隙的基础上使之自然复位,以防不当扳法加重损伤。

4. 局部注意保暖。

【其他疗法】

1. 可配合针灸、理疗等外治方法。

2. 可配合布洛芬等消炎止痛药口服,或中药活血通络药外敷。

3. 颈椎半脱位者可配合使用牵引。

八、小儿臀肌痉挛

小儿臀肌痉挛是指臀肌部分纤维化,造成髋关节屈曲障碍,由于臀大肌、臀中肌和阔筋膜张肌的筋膜向下延伸,与髂胫束近端相连接,臀肌挛缩时髂胫束张力也增高,故本病又称为"髂胫束挛缩"。临床上除多见于幼儿外,还可见于青壮年。推拿对改善症状效果明显。

【临床症状】

小儿生长发育迅速,臀部急慢性损伤皆可致局部肌肉萎缩,引起相应的功能障碍。

主症:患侧臀肌萎缩,严重者,臀部大转子处出现陷窝;在髋关节屈曲或伸展时,在股骨大粗隆外侧可摸到粗而紧的纤维带滑动;做髋关节屈曲并内收被动活动时,可听到髋部有弹响声,局部压痛明显,活动障碍。

【临床检查】

局部压痛明显,肌电图可出现明显变化。

【鉴别诊断】

1. 髋关节脱位　患者可出现一侧臀肌痉挛状态,臀纹不对称,两下肢长短不等,步行状态高低不等。X线片可鉴别诊断。

2. 急性腰扭伤　患者可出现一侧活动障碍,屈腰保护位,局部肌肉痉挛,压痛明显,通过询问病史可兹鉴别。

【临床治疗】

臀肌的各种急、慢性损伤,致使其局部组织肿胀、粘连、变性、坏死,最终纤维化而致挛缩。

治疗原则:舒筋解挛,活血通络。

操作方法:

1. 按揉下肢　患儿侧卧,患肢在上,从阔筋膜张肌沿髂胫束到膝部筋骨外髁施以按揉法,约2分钟。

2. 擦下肢　在小儿患侧臀部施以擦法,并配合髋关节后伸外展动作,约3分钟。

3. 拨下肢　沿小儿阔筋膜张肌,髂胫束肌肉僵硬处行揉拨法,约3分钟。

4. 点穴　在小儿患侧髀关、居髎、环跳、风市、中渎、膝阳关、阳陵泉、委中处点按,每穴8~10次。

5. 运动关节　小儿仰卧,一手握住小儿下肢下端,另一手推其患肢膝部做髋关节屈曲内收、内旋被动活动,3~5次。

【注意事项】

1. 避寒保暖,注意休息。

2. 避免急慢性损伤。

3. 加强身体锻炼,以鼓舞正气,促进恢复。

【其他疗法】

1. 针灸治疗

(1)取穴髀关、居髎、环跳、风市、中渎、膝阳关、阳陵泉、委中。留针30分钟,轻刺激。针后休息,多饮温水以发汗。

(2)中频治疗仪等电刺激局部肌肉。治疗方法:髂胫束两端可选一组,断续波,每次30分钟。

2. 功能锻炼　经常练习盘膝动作,有意识地牵拉挛缩肌肉。

第四节　五官科病症

一、斜视

斜视是指两眼不能同时注视目标,属眼外肌疾病,可分为共同性斜视和麻痹性斜视两大类。共同性斜视以眼球无运动障碍、第一眼位和第二眼位斜视度相等为主要临床特征;麻痹性斜视则有眼球运动受限,复视,可为先天性,也可因外伤或全身性疾病导致。

中医认为,本病主要由风中经络所致。其机制正如《金匮要略》所云:"邪气反缓,正气即急,正气引邪,喎僻不遂。"

【临床症状】

1. 风热上攻　黑睛偏斜,转动不灵,视一为二,可伴发热恶寒、咳嗽欠爽,痰黄质稠,咽喉疼痛,舌质红,脉浮数,指纹鲜红或紫红。

2. 热盛生风　黑睛偏斜,转动不灵,可伴面红唇赤,气急鼻煽,烦躁不安,舌质红,苔白腻,指纹红。

【临床检查】

以下是斜视的常规检查方法:

1. 双眼视功能的检查

(1)国内普遍使用同视机检查双眼视功能的三级情况。

(2)立体视功能的定量测定,用同视机立体定量画片或颜氏随机点立体图测定立体视锐度。

2. 屈光检查　阿托品麻痹睫状肌验光,了解有无弱视和斜视与屈光的关系。

3. 眼位和斜视角的测定　确定是哪一类斜视。为了手术设计必须检查斜视角的大小。

4. 眼球运动检查　判断眼外肌的功能,看眼球运动是否正常到位。

5. 有没有代偿头位　帮助诊断是哪一条眼外肌麻痹。

6. 确定麻痹肌的检查　检查眼球的运动功能、双眼分别注视、单眼各方向注视的斜视角度,用红镜片试验或 Hess 屏方法等检查可以帮助确定。

【鉴别诊断】

眼性斜颈:多数是由于先天性眼部肌肉麻痹所造成的。最常见的是单眼或双眼的上斜肌麻痹。由于眼球肌肉在某些方向运动障碍,造成双眼视物成双(复视),孩子为避免复视而歪头视物。孩子采取这种头位时,可以减轻由于斜视带来的不适,维持双眼视觉,对视觉功能起保护作用。

【临床治疗】

治则:疏风通络,清利头目。风热上攻者,以疏风清热,清利头目为主;热盛生风者,则以清热导痰,清利头目为主。

1. 风热上攻

基本治法:开天门、推坎宫、揉太阳、运耳后高骨、推攒竹各 200 次,清肺经、清肝经各 200 次,清天河水 200 次,揉光明 200 次,捏脊 3~5 遍。

加减:眼部不适者,加推印堂、睛明、鱼腰、四白穴;发热者,加按揉大椎穴 200 次,推擦涌泉穴 200 次;若伴有前额痛者,加揉风池 200 次。

2. 热盛生风

基本治法:开天门、推坎宫、揉太阳、运耳后高骨、推攒竹各 200 次,清肝经 200 次,退六腑 200 次,揉光明 200 次,捏脊 3~5 遍。

加减:同风热上攻证。

【注意事项】

1. 预防斜视要从婴幼儿时期抓起,家长日常生活中要密切观察孩子的眼睛发育和变化。

2. 婴幼儿在发热、出疹、断奶时,家长应加强护理,并经常注意双眼的协调功能,观察眼位有无异常情况。

3. 要经常注意孩子的眼部卫生或用眼卫生情况。如灯光照明要适当,不要躺着看书,不可长时间看电视及打游戏机与电脑,不看三维图等。

4. 对有斜视家族史的孩子,尽管外观上没有斜视,也要在 2 周岁时请眼科医生检查一下,看看有无远视或散光。

5. 在看电视时,除注意保持一定距离外,不能让小孩每次都坐在同一位置上,尤其是斜对电视的位置,应时常左中右交换座位。

【小建议】

1. 针刺疗法

(1)取穴:内斜视:①瞳子髎、风池、四白、太冲;②球后、太阳、目窗、外关;③丝竹空、鱼腰、头维、光明。外斜视:①睛明、眉冲、鱼腰、合谷;②攒竹、风池、四白、太冲;③下睛明(睛明穴下 0.2 寸许)、光明(头)、曲差、京骨。

(2)治法:据症而取,每次取 1 组穴,3 组穴轮用。双眼斜视取双侧,单眼斜视取单侧。眶内穴位宜慢慢刺入,不做大幅度捻转。风池穴进针时,针尖对准对侧眼球,强刺激促使针感达到眼部。小儿速刺入,捻转半分钟左右即出针。

其余进针得气后施平补平泻手法,留针 30 分钟,15 分钟行针 1 次。每日或隔日 1 次,12 次为一疗程。疗程间隔 5~7 日。

2. 耳穴贴压　常取肾、目 1、目 2、肝。一般每次取一侧穴,以王不留行籽或磁珠贴压,由家长每日按压 2~3 次,每次按压 0.5~1 分钟,两侧交替治疗,2~3 日换贴 1 次。家长在按压时,注意手法不可过重,以免引起局部皮肤破损。

二、小儿近视

小儿近视,是眼在调节放松状态下,平行光线经眼屈光系统的折射后焦点落在视网膜之前,而不能形成清晰影像的一种屈光状态。古代医籍对本病早有认识,称为目不能远视,又名能近怯远,较为形象地描述了其临床特征,至《目经大成》始称近视。

本病在儿科中已属常见,以近视力正常,而远视力低常为基本临床表现。多在学龄儿童及青少年时期发生。引起近视的原因很多,可能与遗传、发育、环境、疾病和用眼习惯等有关,其中与用眼不当关系尤为密切。

小儿近视刚发生时,用眼习惯尚未形成,如早发现,及早干预并纠正不良用眼习惯,对于防止近视和度数加深,以及由此导致的视网膜脱离、黄斑出血和青光眼等并发症,有积极意义。

【临床症状】

1. 肝肾亏虚　视物模糊,能近怯远,兼头晕耳鸣,腰膝酸软,潮热盗汗,夜眠不安,口渴喜饮,舌红少苔,脉细数,指纹淡。

2. 气血不足　视物模糊,能近怯远,兼视物易疲劳,面色少华,神疲乏力,舌淡苔薄白,脉细弱。

3. 心胆虚怯　视物模糊,能近怯远,胆小易惊,面色㿠白,语声低微,气短乏力,畏寒肢冷,舌质淡,脉细弱,指纹淡。

【临床检查】

1. 远视力减退,近视力正常。

2. 近视度数较高者,远视力较差,常伴飞蚊症、夜间视力差、漂浮物、闪光感等症状,眼球突出。

3. 眼科验光　小于 $-3.00D$ 为低度近视;$-3.00D~-6.00D$ 为中度近视;$-6.00D$ 以上为高度近视。

4. 眼底检查　视乳头颞侧弧形斑、豹纹状眼底等。

【鉴别诊断】

1. 引起视力低下的疾病　很多眼部疾病都可以引起视力下降,通过仔细的眼部前后节检查,可以排除。

2. 圆锥角膜　可通过角膜地形图排除。

3. 青光眼　通过眼压监测,视野及眼底视神经检查可排除。

【临床治疗】

治则:本病的治疗,以补法为主。肝肾亏虚者,补益肝肾之精血,养血明目;气血不足者,治以补血明目、益气健脾;心胆虚怯者,治以补心温胆、益气定志。

基本治法:开天门、推坎宫、揉太阳、揉睛明、揉攒竹、揉四白各 100 次,揉丝竹空 100 次,按揉养老、光明各 200 次,刮上下眼眶各 100 次。

加减:肝肾亏虚者,加揉二马 300 次,补肾经 300 次,补脾经 300 次,擦肾俞(以透热为度)。气血不足者,加揉脾俞 300 次,补肾经 300 次,揉脐 200 次,按揉足三里 300 次。心胆虚怯者,加补肾经 300 次,补脾经 300 次,摩百会 300 次。

【注意事项】

1. 养成良好的用眼习惯,阅读、书写、看电视时要保持正确姿势和适当距离。养成做眼保健操的习惯。

2. 定期检查视力,依据视力变化评估并改进手法。

3. 注意锻炼身体,加强营养,适当增加动物肝脏的摄入。

4. 热冷敷交替法。先热敷双眼 1 分钟左右,再冷敷,热冷交替敷 5 分钟。

【小建议】

1. 针灸治疗

(1)体针:主要适用于先天性近视及视力下降加快者。取穴以局部为主、全身为辅为原则,施以补法。常用四组穴位,如睛明与光明,承泣与翳明,头维与球后,四白与肩中俞。每天针刺 1 组,轮换取穴,10 次为 1 疗程。

(2)梅花针:适用于各型近视。用梅花针轻打太阳穴,或叩刺背部脊椎两侧(华佗夹脊穴),每天 1 次,10 次为 1 疗程。

2. 饮食疗法

(1)饮食原则:合理膳食,加强营养;少吃油腻、煎炸食物;忌辛辣刺激性食物。

(2)饮食疗法

1)醒目汤:枸杞 10g,陈皮 3g,龙眼肉 10 个,蜂蜜 1 匙。将枸杞子、陈皮放在纱布内扎好,与桂圆肉一起放在锅内,加水适量,煮沸半小时后,取桂圆肉及汤,并加蜂蜜,当点心吃。有补益肝脾、养血明目之功效。

2)龙眼枸杞蒸仔鸡:童子鸡 1 只,去内脏后纳入龙眼、枸杞子、红枣各 30g,上锅蒸熟,调味食用。此品具有养血健脾、益肝明目之功效,可治疗近视、眼疲劳、心昏心悸、失眠神疲等症。

3）核桃枣杞鸡蛋羹：核桃仁（微炒去皮）300g、红枣（去核）250g、枸杞子150g，与鲜猪肝200g一同切碎，放瓷盆中加少许水，隔水炖半小时，备用。每日取2~3汤匙，打入2个鸡蛋，加糖适量蒸为羹。本方有益肾补肝、养血明目的作用。可治疗近视、视力减退，或伴有头昏健忘、腰膝酸软等症。

三、赤眼病

赤眼病是指外感风热，猝然发病，并以白睛明显红赤肿痛、眵多黏稠为主要特征的眼病。中医称为暴风客热，又名暴风客热外障（《秘传眼科龙木论》），俗称暴发火眼。本病全年均可发病，以春夏季节多见，可发于各类人群，其中儿童居多。多双眼发病，起病急骤，具有传染性，但预后较好。西医称之为急性卡他性结膜炎。

【临床症状】

1. 骤感外邪，风热上扰　患眼痛痒兼作，羞明多泪，或伴见头痛鼻塞，恶风发热，舌苔薄白或微黄，脉浮数。检查见胞睑微肿，白睛红赤，眵泪黏稠。

2. 素体内热，复受风邪　患眼胞睑红肿，白睛红赤肿胀，痛痒交作，恶热畏光，流泪多眵；全身症见恶寒发热，头痛鼻塞，可见便秘溲黄，口渴引饮，舌红苔黄，脉浮数。

【临床检查】

1. 骤然起病，有接触传染病史。

2. 患眼灼热痒痛，羞明多泪，或眵泪黏稠。

3. 胞睑红肿，白睛红赤，甚则伴白睛浮肿，严重者见黑睛星翳。

4. 可伴恶寒发热，流涕等症。

【鉴别诊断】

1. 春季卡他性结膜炎　以白睛红赤、奇痒难耐为主要特征。本病多在春、夏季节发病，秋、冬缓解，呈周期性反复发作。多见于儿童及青少年，病程可持续数年甚至数十年，可随年龄的增长而发作减少，症状减轻或逐渐痊愈。

2. 睑缘炎　是以睑缘或眼眦部位红赤溃烂、灼热刺痒疼痛为特征。睑缘红肿是本病的必见症状，无传染性。

【临床治疗】

治则：本病多因骤感风热毒邪，客于肺经，循经上犯白睛，或素体阳热内盛，又复受风热之邪，内外合邪，风热相搏，上攻白睛而发病。本病治疗，宜内外兼治，分清外感风热与素体内热，复受风邪之不同。外感风热者，宜疏风清热,解表散邪;素体内热,复受风邪者,宜祛风清热,表里双解。

基本治法:开天门 200 次,推坎宫 200 次,揉太阳 200 次,掐揉二扇门 100 次,清肝经 300 次,清肺经 300 次,清天河水 300 次,拿风池 100 次,推天柱骨 200 次。

加减:骤感外邪,风热上扰者,加双凤展翅法 5 遍,揉内劳宫 200 次。素体内热,复受风邪者,加清胃经 300 次,清大肠 300 次,揉小天心 200 次。

【注意事项】

1. 本病好发于春末、夏初,一般是通过与赤眼病患者共用毛巾、脸盆、洗脸水和手帕等物品来传播。

2. 除接受医生治疗外,患者要细心护理眼部,保持眼部清洁,避光避热,少用眼。

3. 初期时眼部宜做冷敷,有助于消肿退红。慎用激素类眼药。

【小建议】

1. 中药成药　骤感风热,风热上扰者,可选用银翘解毒丸、黄连上清丸;素体内热,复受风邪者,可选用防风通圣散。

2. 外治法

(1)生姜 1 块,切成薄片,贴于眼周皮肤上,用胶布固定。

(2)可选用妥布霉素滴眼液等滴眼。

3. 食疗

(1)饮食原则:给患儿营养丰富、清淡、易消化食物;少吃油腻、煎炸食物;忌辛辣刺激性食物。

(2)饮食疗法

1)双花粥:菊花末 10g,合欢花 10g,粳米 50g,白糖适量。将菊花末、合欢花同入砂锅中,加水适量用小火煎汁,去渣留汁备用。锅内加水适量,烧热,放入双花药汁,下入粳米,共煮成粥。粥将熟时,放白糖,粥熟后出锅即成。有疏风清热、清肝明目、消肿止痛的作用。

2)明目粥:白菊花 10g,枸杞子 10g,决明子 10~15g,粳米 50g,冰糖适量。将白菊花、枸杞子、决明子共入砂锅中,加清水适量,煎煮 30 分钟,弃渣留汁。药汁中加水适量,下入粳米煮粥。煮至粥将熟时,加入冰糖,再煮片刻即可食用。

3)银耳汤:银耳 30g,绿茶 6g,冰糖 50g。将银耳泡发,洗净,与绿茶、冰糖同入锅内,加适量清水,用小火煎煮 40 分钟,饮汤并吃银耳、绿茶。

四、小儿弱视

弱视,是指小儿眼球无明显器质性病变,而单眼或双眼矫正视力仍达不到0.9者。目前,我国弱视标准为矫正视力≤0.8或两眼视力差≥2行。弱视是一种严重危害儿童视功能的眼病。儿童弱视若不在早期及时治疗,也可能发展成为低视力或盲症。小儿推拿对弱视有较好的治疗调理效果。

【临床症状】

1. 心阳不足　眼部无器质性病变、矫正视力低于0.9,全身无明显不适,或面色㿠白,心悸神疲,舌淡脉细。

2. 肝肾两虚　眼部无器质性病变、矫正视力低于0.9,全身伴有头晕耳鸣,夜眠多梦,腰膝酸软,舌淡苔薄,脉细。

3. 脾肾阳虚　眼部无器质性病变、矫正视力低于0.9,伴有面色㿠白,形寒肢冷,舌淡苔白,脉细弱,指纹色淡。

【临床检查】

1. 对于年满周岁的儿童,无论发现双眼正常与否,都应按常规由专业眼科医生做一次全面检查,看看是否存在小儿弱视的可能。正常情况下,儿童满4周岁时眼球发育成熟,视力应当正常。

2. 幼儿园儿童应每6个月检查一次视力,以便早期排查小儿弱视。

【鉴别诊断】

1. 近视　近视眼是由于眼调节肌肉睫状肌过度紧张或遗传等原因造成眼轴变长引起的看远不清楚、看近清楚的眼病,戴镜后矫正视力多可恢复正常;而弱视是一种视功能发育迟缓、紊乱,常伴有斜视、高度屈光不正,戴镜视力也无法矫正到正常的眼病。

2. 斜视　主要表现为两眼不能同时注视同一目标,一眼注视目标时,另一眼偏离目标,检查可发现眼球向某一方向转动受到限制。

【临床治疗】

治则:补养气血,通经明目。心阳不足者佐以补心益气,安神定志;肝肾两虚者佐以滋补肝肾,益精养血;脾肾阳虚者佐以温补脾肾。

基本治法:揉睛明、攒竹、天应、太阳、四白各200次,拿风池、揉光明、揉丝竹空各300次。

加减:心阳不足者,加补脾经300次,补肾经300次,推三关300次,捏脊9遍,揉足三里300次。肝肾两虚者,加补脾经300次,补肾经300次,揉二马300次,揉脐200次,揉丹田200次。脾肾阳虚者,加补脾经300次,补肾经

300,揉脐200次,擦肾俞(透热为度),捏脊10遍,揉足三里300次。

【注意事项】

1. 注意用眼卫生,尤其将小孩的毛巾、手帕、脸盆等跟大人分开使用,以免染上急性结膜炎、沙眼等传染性眼病。

2. 保持正确用眼姿势,注意劳逸结合,坚持做眼保健操,预防近视眼。

3. 注意预防传染眼病及全身性疾病,若有不适及时到医院治疗,以免延误病情。

【小建议】

1. 尽早治疗 年龄越小,视力重新发育的机会越大,效果越好。

2. 戴镜治疗 治疗弱视,及时矫正孩子的眼睛屈光度也很重要,建议去专业医院验配。

3. 使用弱视治疗仪 弱视是一种视力发育障碍(即视力萎缩),通过弱视仪中的精细图标能够使患儿萎缩的视力得到训练,从而达到改善的目的。

4. 食疗

(1)饮食原则:多吃新鲜水果和蔬菜;适当增加蛋白质的摄入,以促进视网膜和视神经的发育,有助于改善弱视视力;限制过多糖类的摄入。

(2)饮食疗法

1)蛋白质摄入:如瘦肉、禽类动物的内脏、鱼虾、奶类、蛋类、豆类等。

2)维生素A:各种动物的肝脏、鱼肝油、奶类和蛋类;植物性的食物,比如胡萝卜、苋菜、菠菜、韭菜、青椒、红心白薯,以及水果中的橘子、杏儿、柿子等。维生素A可以预防、治疗眼干燥症,缓解眼睛疲劳。

3)维生素C:各种新鲜蔬菜和水果,其中尤其以青椒、黄瓜、菜花、小白菜、鲜枣、生梨、橘子等含量最高。

五、挤眼症

挤眼症首见于《审视瑶函》,又称目札,多因风邪侵目,或精血不足,目失濡养所致,临床以胞睑频频眨动,不能自主控制为主要表现。类似于西医学的维生素A缺乏引起的结角膜上皮干燥及角膜上皮点状脱失。

【临床症状】

1. 脾虚肝旺 胞睑频频眨动,眼轻度痒涩不舒、畏光,常喜揉眼,可见黑睛生星翳;多饮食偏嗜,纳差形瘦,烦躁不宁;舌淡苔薄,脉细数。

2. 燥邪犯肺 胞睑频频眨动,眼干涩不适,白睛微红,或见黑睛细小星翳;可伴见咽鼻干燥,便秘;舌红少津,脉细数。

3. 阴虚火旺　胞睑频频眨动,眼干涩痒,白睛微红,黑睛生星翳;全身症可见口咽干燥,耳鸣健忘,失眠多梦,五心烦热;舌红少苔或无苔,脉细数。

【临床检查】

眼部检查:胞睑频频眨动,或见白睛微红,或 2% 荧光素液检查可见黑睛生星翳。

【鉴别诊断】

1. 小儿疳积上目　本病继发于小儿疳积,以初起时在暗处不能见物,继而眼珠干燥,黑睛混浊,甚至糜烂破损为特征,又名小儿疳眼、疳毒眼。相当于西医学之角膜软化症。如不能及早诊治,容易导致失明。

2. 赤丝虬脉　指气轮白睛上血络赤丝明显的病症,多因血络瘀滞所致。

3. 椒疮　胞睑内面红色细小颗粒密集丛生,状若椒粒,故名椒疮。分布以大小眦及穹隆部为重,常与粟疮并生,痒涩流泪,若及黑睛可致赤膜下垂,血翳包睛;若及胞睑,或致倒睫,黑睛生翳。西医学称为沙眼,是由沙眼衣原体所引起的一种颗粒状慢性传染性结膜炎。

【临床治疗】

治则:健脾润燥,养阴清热,滋阴降火。

基本治法:揉睛明 100 次,揉攒竹 100 次,揉太阳 100 次,揉瞳子髎 100 次,揉四白 100 次,抹眼眶 50 次。

加减:脾虚肝旺者,加补脾经 500 次、清肝经 300 次。燥邪犯肺者,加揉二马 300 次、清肺经 200 次、揉涌泉 300 次。阴虚火旺者,加揉二马 300 次、补肾经 300 次、揉涌泉 300 次、清天河水 300 次。

【注意事项】

1. 积极治疗各种眼病,如倒睫、慢性结膜炎、沙眼、角膜炎、屈光不正、干眼症等。

2. 泪膜稳定性降低是患儿频繁瞬目的主要诱因。造成泪膜稳定性降低的内因有维生素、微量元素缺乏;外因则为不良用眼习惯,如专注看电视或电脑过久,使睑裂暴露面积过大、过久,泪膜蒸发。宜针对病因采取相应措施,如积极纠正厌食、偏食、异食,及时补充微量元素及维生素;纠正不良的用眼习惯等。

3. 有研究认为儿童瞬目症是儿童发育过程中的心理性疾病,如过度关心、要求较高,或较为冷漠、关心不够,均易患病。一些儿童则因模仿他人挤眉弄眼,逐渐形成异常瞬目。故本病还应辅以心理治疗。

【小建议】

1. 外用法

（1）滴眼药水：在医生指导下，可选用人工泪液等滴眼，同时还可应用抗生素眼药水滴眼。

（2）涂眼药膏：在医生指导下，晚上睡觉前可涂抗生素眼药膏。

2. 耳穴贴压疗法 用王不留行籽按压双侧耳穴：目1、目2、肝、肾、脾、胃，两耳同时进行，隔日换一次。

3. 药膳食疗方 薏苡仁100g、天麻30g、猪瘦肉250g、鸭肝2个，以上诸药用文火炖2~3小时，去渣，饮汤，每日2~3次，每次20~30ml。

4. 茶泡剂内服 山楂、银花、蝉衣各30g，白蔻、菊花各10g。用开水泡15~20ml，当茶饮用，每剂服5天。

六、小儿鼻炎

小儿鼻炎以鼻塞、脓涕多为主要临床表现，可有发热咳嗽、精神萎靡、烦躁不安，也可伴发中耳炎、鼻出血和关节痛，较大儿童会有头痛现象。形成慢性鼻炎后，小儿会出现闭塞性鼻音、张口呼吸及黏液性鼻涕等。本病可发生于任何季节，以天气寒冷或气候突变时更为多见。常可诱发鼻窦炎、咽炎、扁桃体炎等，同时还易影响小儿记忆力、智力、性情等。

本病根据特点，分为实证、虚证两类，实证起病急、病程短，虚证多数由急性期诊断与治疗不当而逐渐转化而来，病程较长，缠绵难愈。小儿推拿是防治慢性鼻炎的有效手段。

【临床症状】

1. 实证

（1）肺经风热：涕黄或黏白而量多，间歇或持续鼻塞，嗅觉减退，鼻内肌膜红肿，眉间及额部有叩击痛或压痛。全身症状可见发热恶寒，头痛，胸闷，咳嗽，痰多，舌质红，苔微黄，脉浮数，指纹红。

（2）胆腑郁热：涕黄浊黏稠如脓样，量多有臭味，嗅觉差，头痛剧烈。全身症状兼有发热，口苦，咽干，目眩，耳鸣耳聋，寐少梦多，急躁易怒，舌质红，苔黄，脉弦数，指纹红紫。

（3）脾胃湿热：涕黄浊而量多，鼻塞重而持续，嗅觉消失。全身症状可见有头晕，头痛剧烈，体倦，脘腹胀闷，食欲不振，小便黄，舌质红，苔黄腻，脉濡或滑数，指纹红。

2. 虚证

（1）肺气虚寒：鼻涕白黏,鼻塞或轻或重,遇风、冷天气,以上症状加重。全身症状可见头昏脑涨,形寒肢冷,气短乏力,咳嗽痰多,舌质淡白,苔薄白,脉缓弱,指纹淡。

（2）脾气虚弱:涕白黏稠,量较多而无臭味,鼻塞较重,嗅觉减退。全身症状可见有肢困乏力,食少腹胀,便溏,面色萎黄,舌质淡,苔薄白,脉微弱,指纹淡。

【临床检查】

1. 可有伤风鼻塞反复发作史。

2. 以鼻塞为主,呈间歇性或交替性。病变较重者,可呈持续性,鼻涕不多,不易擤出,久病者可有嗅觉减退。

3. 鼻黏膜充血色红,早期见鼻甲肿大,光滑,病久可呈桑椹状或结节状,部分可见鼻中隔偏曲。

【鉴别诊断】

1. 鼻窦炎　可有鼻塞,但以鼻涕量多,质黏稠,或脓性为特征,伴有头昏、头痛,检查见鼻道内脓性分泌物多。

2. 鼻息肉　鼻塞多见单侧,涕多,检查可见鼻腔内赘生物。

【临床治疗】

治则:本病特点是以鼻塞为主,其病机有虚有实,但都与邪壅鼻窍有关,因此无论辨证为何型,均以宣肺通窍为基本治法。

1. 实证

（1）肺经风热

基本治法:开天门 100 次,推坎宫 100 次,运太阳穴 100 次,推迎香 200 次,擦鼻旁 100 次,揉鼻通穴 100 次,揉合谷、曲池各 100 次,提拿风池 3~5 次。

（2）胆腑郁热

基本治法:推迎香 200 次,掐揉下关 150 次,揉太阳 200 次,捏揉眉弓部 100 次,提拿风池 3~5 次,按揉肝俞、胆俞各 150 次;揉阳陵泉 100 次。

（3）脾胃湿热

基本治法:推迎香 200 次,掐揉承泣 200 次,揉太阳 200 次,按揉胃俞、脾俞各 150 次,揉足三里穴 100 次。

2. 虚证

（1）肺气虚寒

基本治法:推迎香 200 次,捏揉印堂 100 次,揉太阳 200 次,揉上星 150 次,揉中府 9 次,揉足三里 100 次,揉肺俞穴 200 次。

（2）脾气虚弱

基本治法:推迎香 200 次,捏揉印堂 100 次,揉太阳 200 次,揉上星 150 次,点按中脘、关元穴各 6~9 次,揉足三里穴 200 次,按揉脾俞、胃俞穴各 200 次。

【注意事项】

1. 保持鼻腔清洁,戒除挖鼻等不良习惯。

2. 忌香燥炙煿之品,多饮水,多食蔬菜、水果、豆类食品。

3. 加强身体锻炼,尤其是加强抗寒能力的训练,是防止鼻炎的有效方法,如冷水洗脸。鼻局部的日常按摩也是有效的防治之法,对于大一点儿的孩子,可让其自己常点揉迎香穴、鼻通穴等。

4. 改善生活居住环境,加强个人防护,减少粉尘吸入,保持室内空气新鲜湿润等。

5. 鼻炎发作时,应避免长时间地使用血管收缩类滴鼻剂。鼻涕多时,不可强行擤鼻,以避免邪毒入耳。正确的擤鼻涕方法:采用上身向前倾的姿势擤鼻涕,先擤一侧的鼻涕,一侧擤完,再擤另一侧。如果同时擤两侧的鼻涕,容易增加鼻腔的气压,加重耳朵的负担。

【小建议】

1. 单方验方

（1）丝瓜藤 15 g、荷蒂 5 个、金莲花 6 g、龙井茶叶 2 g。共煎,每日 1 剂,每日 3 次。

（2）葱须 20g、薄荷 6g、蔓荆子 15g。上述药物加水煎,取汁。代茶饮用,每日 1 剂。

（3）玉兰花蕾 3g、苍耳子 6g。水煎服,每日 1 剂。

（4）野菊花 10g、苍耳子 9g。上药加水适量,煎至 200ml。口服,每日 2 次,每次 100ml。

2. 中成药

（1）千柏鼻炎片:清热解毒,活血祛风,宣通鼻窍。口服,每次 1~3 片,每日 3 次。用于急性和慢性鼻炎。

（2）参苓白术散:补脾胃,益肺气。口服,每次 1~1.5 袋,每日 3 次。用于肺脾气虚型慢性鼻炎。

（3）香菊片:辛散祛风,清热通窍。口服,每次 2~4 片,每日 3 次。用于急性和慢性鼻窦炎、鼻炎。

（4）苍鹅鼻炎片:清热解毒,疏风通窍。口服,每次 3~4 片,每日 3 次,饭后服。用于风热蕴肺所致的鼻炎及鼻窦炎。

3. 外治法

（1）滴鼻法：鹅不食草 50g。将鹅不食草放入砂锅，加水 1 000ml，浸泡 1 小时，然后用武火煎 5~10 分钟，滤渣取汁，贮瓶备用。治疗鼻炎，每取少许滴鼻，每日 3 次。急性及慢性鼻炎与过敏性鼻炎皆可应用。

（2）塞鼻法：辛夷 10g，鹅不食草 15g，白芷 10g。上药共研细末，贮瓶备用。用时取适量，用棉花包裹，塞鼻中。用于各型慢性鼻炎。

4. 食疗

（1）饮食原则：给患儿营养丰富、清淡、易消化食物；少吃油腻、煎炸食物；忌辛辣刺激性食物。

（2）饮食疗法

1）枣泥豆包：大枣（去核）250g，白扁豆 1 000g，面粉 1 000g。扁豆水煮，至软时加入去核之大枣再煮，至水将尽豆能捣碎时离火，趁热将扁豆、大枣做成泥状，做馅；面粉和好发酵，发好后加适量苏打或碱揉匀，擀皮，包进扁豆枣泥，做成豆包（大小不拘）蒸熟，作主食。用于肺脾气虚之慢性鼻炎。

2）川芎猪脑汤：猪脑 2 副，川芎 15g，辛夷花 10g。猪脑洗净，剔去筋膜，将川芎、辛夷花煎水取汁，入猪脑和盐、胡椒，炖熟，分两次吃。用于气滞血瘀之慢性鼻炎。

附：变应性鼻炎

变应性鼻炎又称过敏性鼻炎，是发生在鼻腔黏膜的变态反应性疾病，可引起哮喘等多种并发症。本病是小儿上呼吸道常见的变态反应性疾病，临床上以反复发作，突然发生的鼻痒，连续打喷嚏，多量清水样鼻涕，鼻塞为特征，也见鼻涕倒流，夜间突然咳嗽等。常年发作者清晨起床时症状明显，季节性发作者多在花开季节。又称花粉症。属中医的"鼻鼽""鼽嚏"等范畴。

本病以气虚、阳虚为本，因此治疗宜补气温阳，以扶正为主、祛邪为辅，兼顾通窍，增强小儿适应能力。

推拿方法：开天门、推坎宫、揉太阳各 100 次，补肺经 300 次，补脾经 300 次，补肾经 300 次，推三关 300 次，捏脊 8 遍，拿肩井 18 次，揉风府穴 100 次，揉迎香穴 100 次，揉鼻通穴 100 次。

七、扁桃体炎

小儿扁桃体炎以发热、两侧扁桃体红肿疼痛，甚则化脓，吞咽不利为主要特征，常伴见发热、咳嗽等症状，临床上分为急性和慢性两种。本病一年四季皆可发生,尤以冬春气候骤变之时发病率高。常两侧发病,往往伴有高热。部分小儿扁桃体长期肿大,无红赤,一遇外感,即发本病;反复发作日久不愈者,常致阴虚热瘀,气虚血瘀,相当于慢性扁桃体炎。

咽喉为肺之门户,少阴经脉所过,邪毒壅盛,可循经达肺,传为肺炎喘嗽;也可致肺失宣肃,水道不利,或达于肾经,泌泄失常,发为水肿。因此本病早期治疗干预十分重要,小儿推拿对急、慢性扁桃体炎的治疗效果颇佳,具有独特优势。

【临床症状】

1. 风热外侵 疾病初起。咽痛,轻度吞咽困难,伴发热、恶寒、咳嗽、咳痰等症,咽黏膜充血,扁桃体红肿,未成脓,舌苔薄白,脉浮数,指纹红紫。

2. 肺胃热盛 咽部疼痛剧烈,连及耳根,吞咽困难,痰涎较多。全身症见高热,口渴引饮,咳嗽痰黄稠,口臭,腹胀,便秘溲黄。检查见喉核红肿,有黄白色脓点,甚者喉核表面腐脓成片,咽峡红肿,舌质红,苔黄,脉洪大而数,指纹红紫。

3. 肺肾阴虚 咽部干燥、灼热,微痛不适,干咳少痰,手足心热,精神疲乏,或午后低热,颧赤,扁桃体黯红、肿大。或有少许脓液附在表面,舌红苔薄,脉细数,指纹红。

【临床检查】

咽部检查:扁桃体充血呈鲜红或深红色肿大。表面有脓点,严重者有小脓肿,或扁桃体肿大。充血呈暗红色,或不充血,表面有脓点,或挤压后有少许脓液溢出。

实验室检查可出现白细胞总数及中性粒细胞增高。

【鉴别诊断】

1. 猩红热 为 A 组溶血性链球菌感染引起的急性呼吸道传染病。中医称之为"烂喉痧"。其临床特征为发热、咽峡炎、全身弥漫性鲜红色皮疹和疹退后明显的脱屑。本病一年四季都有发生,尤以冬春之季发病为多。患者和带菌者是主要传染源,经由空气飞沫传播,也可经由皮肤伤口或产道感染。人群普遍易感,但发病多见于小儿,尤以 5~15 岁居多。

2. 疱疹性咽峡炎 是由肠道病毒引起的以急性发热和咽峡部疱疹溃疡为特征的急性传染性咽峡炎。以粪-口或呼吸道为主要传播途径,传染性很强,传播快,呈散发或流行,夏秋季为高发季节。

【临床治疗】

治则:本病治疗以"清、消、补"为原则:发病急者,多为实证,宜疏风清热,利咽消肿;病程较长或反复发作者,多为虚证或虚实夹杂证,宜滋养肺肾,清利咽喉。

1. 风热外侵

基本治法:开天门、推坎宫、揉太阳、运耳后高骨、清肺经、清天河水各200次。推脊、揉大椎、揉曲池、揉外关、揉合谷各200次。

加减:食欲不振伴口臭者加推四横纹200次,运内八卦200次,运推腹阴阳150次,揉天枢100次;头痛胸闷者加清肝经150次,点按三阴交2分钟;便秘者加推下七节骨300次,推下六腑300次。

2. 肺胃热盛

基本治法:清肺经、清胃经、清大肠、揉板门、运内八卦各200次,清天河水、退六腑、水底捞明月、揉天枢、分阴阳各200次。

加减:食欲不振伴口臭者加推四横纹200次,运内八卦200次,运推腹阴阳150次,揉天枢100次;头痛胸闷者加清肝经150次,点按三阴交2分钟;便秘者加推下七节骨300次,推下六腑300次。

3. 阴虚火热

基本治法:揉二马、补脾经、补肺经、清天河水、按揉足三里、推擦涌泉、运内劳宫各200次。

加减:食欲不振伴口臭者加推四横纹200次,运内八卦200次,运推腹阴阳150次,揉天枢100次;头痛胸闷者加清肝经150次,点按三阴交2分钟;便秘者加推下七节骨300次,推下六腑300次。

【注意事项】

1. 要保持大便通畅,大便秘结时可配合小儿推拿通便的穴位和手法。

2. 患者应卧床休息,多饮水。

3. 使用淡盐水含漱,保持口腔清洁无味。

4. 应积极治疗急性扁桃体炎,防止迁延成慢性或变生他病。

【小建议】

1. 中成药

(1) 小儿咽扁颗粒:功能清热利咽,解毒止痛。适用于乳蛾风热蕴结、肺胃热盛证。口服,1~2岁每次4g,1日2次;3~5岁每次4g,一日3次;6~14岁每次8g,1日2~3次。

(2) 芩翘口服液:功能疏风清热,解毒利咽,消肿止痛,用于乳蛾风热外袭证。口服每次10~20ml,每日2~3次。

(3) 六神丸:功能清凉解毒,消炎止痛,用于乳蛾咽喉肿痛严重者。口服,

1 岁每次 1 粒,2 岁每次 2 粒,3 岁每次 3~4 粒,4~8 岁每次 5~6 粒,9~10 岁每次 8~9 粒,每日 3 次。

（4）金果饮口服液:功能养阴生津,清热利咽,用于阴虚热瘵证。口服,1 次 10~20ml,每日 3 次。

2. 针灸疗法　取合谷、内庭、曲池、天突、少泽、鱼际穴。每次选 3~4 穴,强刺激泻法,每日 1 次。留针 30 分钟,中强刺激,针后休息。咽喉疼痛剧烈者,点刺少商、大椎穴。

3. 刮痧疗法　取穴大椎、大杼、肩中、肺俞、身柱、手三里、曲池、孔最、尺泽、膻中、丰隆穴。在上述穴位的皮肤区依次刮至出现痧痕为止,其中膻中穴用按揉法 200 次。每日 1 次。

4. 食疗

（1）饮食原则:给患儿营养丰富、清淡、易消化食物;少吃油腻、煎炸食物;忌辛辣刺激性食物。

（2）饮食疗法

1）西瓜皮 60g,加水煎服。

2）丝瓜研汁频服。

3）鲜杨桃适量。每日 2~3 次,每次吃 1~2 个。

4）罗汉果适量,将罗汉果切薄片,开水冲泡,代茶饮。

5）鲜石榴 1~2 个,将鲜石榴取其肉捣烂,以开水浸泡,待凉后过滤,1 日含嗽数次。

6）鲜苋菜（汗菜）30~60g,白糖或蜂蜜适量。将鲜苋菜洗净绞汁,或水煎,酌加白糖或蜂蜜调服。

八、眼睑下垂

眼睑下垂又称上胞下垂、胞睑下垂,是指上胞不能自行提起,掩盖部分或全部瞳神而影响视物者。眼睑下垂有先天与后天之分,可单眼或双眼发病。本病相当于西医学之上睑下垂。

中医学认为本病属"睑废"范畴。多由于先天不足,脾肾两亏,或后天失调,脾气虚弱,肝气不舒,气血不和,经脉不通,致使机关不利。

【临床症状】

1. 命门火衰,脾阳不足　自幼双眼上胞下垂,无力抬举,视物时仰首举额张口,或以手提睑。

2. 脾虚失运,中气不足　上胞下垂,晨起病轻,午后加重。重症者,眼珠转动不灵,视一为二,并有周身乏力,甚至吞咽困难等。

【临床检查】

1. 部分患者肌电图可出现明显变化。

2. 继发性疾病引起者,可有相关检查支撑。

【鉴别诊断】

1. 眼睑松弛　眼睑松弛综合征又称眼睑松解症、萎缩性眼睑下垂,是一种少见的眼睑疾病,以青少年反复发作性眼睑水肿为特征,有眼睑皮肤变薄,弹性消失,皱纹增多,色泽改变,可并发泪腺脱垂、上睑下垂或睑裂横径缩短等临床表现。因眼睑松弛综合征影响眼睑部容貌,是患者要求治疗的主要原因。对其临床表现、发病机制的了解有助于采用合适的方法进行治疗。

2. 眼睑外翻　是睑缘离开眼球、向外翻转的反常状态。轻者睑缘与眼球离开,重者暴露睑结膜,甚至眼睑全部外翻。

【临床治疗】

对本病的治疗,先天者属命门火衰,脾阳不足,以温补脾肾为主;后天者属脾虚中气不足,以升阳益气为主。

基本治法:开天门48次,推坎宫48次,揉攒竹、睛明、太阳、四白各1分钟,轻抹上、下眼睑20次。

加减:命门火衰,脾阳不足者,加补脾经500次、补肾经500次、推上三关200次、摩丹田300次、按揉足三里200次、擦腰骶部(以透热为度)、捏脊8次。脾虚失运,中气不足者,加摩百会500次、补脾经500次、顺运内八卦100次、推三关200次、揉中脘200次、按揉足三里500次、捏脊8次。

【注意事项】

1. 预防眼部疾患,避免加重病情。

2. 注意休息,不可过于疲劳。

3. 眼睑下垂,目前尚缺乏理想的治疗方法,如经推拿3个月而无效者,可采取其他疗法。假性睑下垂应对因治疗。

【小建议】

1. 针刺疗法　攒竹透睛明,鱼腰透丝竹空,太阳透瞳子髎,并配用足三里、三阴交等,每日或隔日1次,10次为一疗程。

2. 其他疗法

(1) 神经干电刺激疗法:取眶上神经与面神经刺激点(位于耳上迹与眼外角连线中点,即面神经的分布点),眶上神经接负极,面神经接正极。每次20分钟左右,隔日1次,10次为一疗程,间隔5天,再行第二疗程。

（2）手术疗法：先天性眼睑下垂，可考虑手术治疗。

第五节　其他病症

一、腮腺炎

腮腺炎全称流行性腮腺炎，是由风温邪毒引起的急性传染病，以发热、耳下腮部漫肿、边缘不清、局部不红、压之局部酸痛不舒及弹性感、一侧发病或两侧同时发病为其特点，中医称之为"痄腮"。本病一年四季均可发生，冬春季易于流行；学龄儿发病率较高，一般预后良好，年长儿可并发睾丸肿痛（睾丸炎），女性并发卵巢炎等，可能引起继发不育不孕。重者可有高热，甚者可有昏迷、抽搐。

【临床症状】

1. 温毒在表　轻度发热恶寒，一侧或两侧耳后腮部漫肿疼痛，局部热而不红，张口疼痛，咀嚼不便或咽红，口渴、舌质红，舌苔薄白或淡黄。

2. 热毒蕴结　高热烦躁，头痛，口渴欲饮，食欲不振或伴有呕吐，咽干，腮部弥漫性肿胀、边缘不清、疼痛、较硬拒按，咀嚼困难，咽红肿痛，舌红苔黄。

3. 毒陷心肝　局部肿胀疼痛拒按，高热不退，烦躁不安，神昏谵语，重则惊厥或抽搐，颈项强直，唇赤咽红，舌红绛，少苔或苔黄。

4. 邪窜睾腹　高热不退，腮肿见消，邪传厥阴，循经下行致一侧或双侧睾丸肿胀疼痛或伴有小腹痛，烦躁口渴，舌红、苔黄。

【临床检查】

1. 体温升高，最高可达40℃。

2. 血白细胞总数正常或偏低，淋巴细胞相对增高，继发细菌感染者血白细胞总数及中性粒细胞均增高；血清和尿淀粉酶测定，90%患者发病早期有血清和尿淀粉酶轻至中度增高；病原学检查，从患儿唾液、脑脊液、尿或血中可分离出腮腺炎病毒。

【鉴别诊断】

1. 发颐　相当于西医的化脓性腮腺炎，多发于单侧，局部可见红肿热痛的急性化脓性炎症症状，腮部肿胀、边缘清楚、压痛明显，后期可有波动感，按压局部可有脓液从腮腺口流出。临床多见于成人，且无传染性。末梢血象白细胞计数增加，以中性粒细胞升高明显。

2. 痰毒　相当于急性淋巴结炎。本病常继发于急性扁桃体炎、急性咽炎等疾病过程中,一般无以耳垂为中心肿的特点。肿物多局限于颈部或耳前区,局部边缘清楚、质地坚硬、压痛明显,有红肿热痛感,表浅者活动良好,可有化脓现象,如急性化脓性中耳炎或乳突炎,可有耳后或沿耳根部周围弥漫性肿胀,耳部疼痛,乳突部皮肤发红,压痛明显,牵拉耳郭有酸痛反应。耳内有脓性分泌物等炎性改变,可予以鉴别。

【临床治疗】

治则:重在清热解毒,佐以软坚散结。腮腺炎轻证,为病早期,温毒在表,治以疏风清热为主;若热毒壅盛,是属腮腺炎重症,治以清热解毒。腮部漫肿,硬结不散者,治宜软坚散结,清热化痰。若临床产生变证,如内陷心肝或引睾窜腹,则宜结合平肝息风或疏肝通络等方法。

基本治法:揉小天心 300 次、清肝经 300 次、清天河水 200 次、清肺经 300 次、补肾经 500 次。

加减:温毒在表者,加清补脾经 300 次、掐合谷 30 次。热毒蕴结者,加揉二马 300 次、清小肠 300 次、清大肠 300 次、退六腑 300 次。毒陷心肝者,加分阴阳 200 次、揉二马 300 次、打马过天河 200 次,掐人中、十宣。邪窜睾腹者,加揉二马 300 次、清大肠 500 次、揉小天心 500 次、退六腑 300 次。

必要时请专科医师会诊,采用中西医结合方法治疗。

【注意事项】

1. 保持良好的个人卫生,勤洗手,不用污浊的毛巾擦手。双手接触呼吸道分泌物后(如打喷嚏后)应立即洗手。

2. 打喷嚏或咳嗽时应用手帕或纸巾掩住口鼻,避免飞沫污染他人。患者在家或外出时佩戴口罩,以免传染他人。

3. 均衡饮食、适量运动、充足休息,避免过度疲劳。

4. 每天开窗通风,保持室内空气新鲜。

5. 尽量不到人多拥挤、空气污浊的场所;不得已必须去时,最好戴口罩。

6. 发热期间要卧床休息,饮食要流质或半流质,禁食辛辣、肥甘等不消化之物及酸性食物。

7. 邪窜睾腹,局部疼痛,部分患者可影响生育;若并发脑膜炎、脑炎、急性胰腺炎、卵巢炎等,应以中西医结合治疗为佳。

【小建议】

1. 中药贴敷疗法

(1)洪宝膏外敷:取适量洪宝膏均匀涂在患处,用纱布覆盖,贴胶布固定,每日 1 次,每次 6~8 小时。适用于腮部肿痛者。

（2）青黛膏贴敷：青黛、板蓝根、僵蚕、三棱、莪术各等份，共研细末，以凡士林膏调，外敷患处，每日 1 次。适用于腮部肿痛者。

（3）如意金黄散外敷：取适量如意金黄散，以醋或茶水调，外敷患处，每日 1~2 次。用于腮部肿痛者。

注意：腮肿局部已破溃者禁止外用中药贴敷疗法。

2. 中药内服　腮腺解毒汤：银花、黄芩、葛根、桔梗、板蓝根、升麻、天花粉、柴胡、甘草、蒲公英各 10g，石膏 15g，用水煎服，每日 1 剂，早、中、晚各服一次。

3. 针灸疗法　翳风、颊车、合谷、外关、内庭、足临泣。加减：热毒袭表加中渚、关冲，火毒蕴结加大椎、曲池，热毒攻心加百会、水沟，毒邪下注加太冲、大敦、归来。各腧穴均按常规针刺，大椎、关冲、百会等穴可点刺出血。

4. 食疗

（1）饮食原则：给患儿营养丰富、清淡、易消化食物；少吃油腻、煎炸食物；忌辛辣刺激性食物。

（2）饮食疗法

1）豆腐冰糖饮：豆腐 30g，绿豆 60g，冰糖 50g，加水适量煮汤，待绿豆煮烂后服用，每日 1 次，连服 3 天。

2）绿豆菜心汤：绿豆 60g，白菜心 3 个。先将绿豆洗净，加水适量煎煮，待绿豆快煮烂时，再放入白菜心煮熟，用盐或冰糖调味，1 日分 2 次食用，连吃 4 天。

二、佝偻病

佝偻病，即维生素 D 缺乏性佝偻病，又称骨软化症，是以维生素 D 缺乏导致钙、磷代谢紊乱和临床以骨骼的钙化障碍为主要特征的疾病。本病是一种慢性营养缺乏病，发病缓慢，影响小儿的生长发育，多发生于 3 个月至 2 岁的小儿。

本病属于中医"五迟""五软""鸡胸""龟背""漏斗胸"等病的范畴，主要由于先天禀赋不足，或后天养护失宜，饮食不调；或疾病缠绵，调养不当，以致肝肾亏虚，气血不足而发病，因脾胃为后天之本，所以治疗重在培补脾肾，益气养血，填精壮骨。本病如能早期发现并及时调理，预后多属良好。

【临床症状】

1. 肺脾气虚　形体虚胖，神疲乏力，面色苍白，多汗，发稀易落，肌肉松弛，大便不实，纳食减少，囟门增大，易患感冒，舌质淡，苔薄白，脉细无力，指纹淡。

2. 脾虚肝旺 头部多汗,面色少华,发稀枕秃,纳呆食少,坐立、行走无力,夜啼不宁,时有惊惕,甚至抽搐,囟门迟闭,齿生较晚,舌淡,苔薄,脉细弦,指纹淡青。

3. 肾精亏损 面白虚烦,多汗肢软,精神淡漠,智识不聪,出牙、坐立、行走迟缓,头颅方大,鸡胸龟背,肋骨串珠,肋缘外翻,下肢弯曲,或见漏斗胸等,舌淡,苔少,脉细无力,指纹淡。

【临床检查】

1. 实验室检查 前期血生化改变轻微,血钙、血磷正常或稍低,碱性磷酸酶正常或稍高。活动期和静止期则变化明显。

2. X线检查 前期可无异常或见临时钙化带模糊变薄、干骺端稍增宽。活动期和静止期则以骨骼发育较快的长骨为明显,尤以尺桡骨远端及胫腓骨近端更为明显。

【鉴别诊断】

1. 解颅 西医称之为"脑积水"。以颅骨颅缝解开、头颅增大、叩之呈破壶音、目珠下垂如落日状为主要特征,多有神志呆钝,或烦躁不安乃至惊厥等症。

2. 先天性甲状腺功能低下 生后2~3个月,开始出现甲状腺功能不全的表现,并随年龄增大,症状日趋明显,如生长发育迟缓等与佝偻病相似的临床表现,但少儿智力低下,有特殊面容,血清 TSH、T_4 测定可资鉴别。

3. 其他 还应排除肾性佝偻病、肾小管性酸中毒、软骨营养不良、维生素 D 依赖性佝偻病、低血磷抗维生素 D 佝偻病等。

【临床治疗】

治则:以健脾益气,补肾填精为总则。病之早期,证属脾肺气虚者,治以健脾补肺;证属脾虚肝旺者,治以健脾平肝。证情较重者,多为肾精亏损,治以补肾填精为主。

基本治法:补肾经 500 次,补脾经 500 次,推三关 300 次,按揉足三里 200次,捏脊 3~5 遍(在脾俞、肝俞、肾俞处重提)。

加减:肺脾气虚者,加补肺经 500 次,揉板门 300 次,揉肺俞 300 次。脾虚肝旺者,加清肝经 500 次,清心经 300 次,掐揉五指节 5~10 遍,揉足三里 500次。肾精亏损者,加揉脐 300 次,揉肾俞 300 次,擦腰骶部(以透热为度)。

【注意事项】

1. 加强宣传工作,包括对孕妇、围生期、乳儿期的合理预防佝偻病知识,具体落实在妇幼保健管理系统工作中。

2. 口服维生素 D 或鱼肝油预防。维生素 D 缺乏病的预防应从围生期开始,孕妇应有户外活动,多晒太阳,供应丰富的维生素 D、钙、磷和蛋白质等营养物质。

3. 加强乳幼儿合理管理和喂养,母乳喂养至 6 个月,按时加辅食。

4. 加强小儿户外活动,加强三浴锻炼(空气浴、日光浴、水浴)。

5. 预防和早期治疗乳幼儿常见病。

【小建议】

1. 针灸疗法　取肾俞、脾俞、足三里、大椎、关元、气海;直刺进针 0.2~0.6 寸,不留针。针后加灸。

2. 食疗

(1) 饮食原则:给患儿补充富有钙、磷、维生素 D 等物质,如:牛奶、蛋、瘦肉、新鲜水果、蔬菜、豆制品等;少吃油腻、煎炸食物;忌辛辣刺激性食物。

(2) 饮食疗法

1) 排骨面条

组成:猪排 250g,胡萝卜 25g,卷心菜 50g,精盐、味精适量,面条 50g,猪肝 25g。

方法:将排骨洗净切块下锅。加清水适量,沸后撇去浮沫,置小火上煮约 1 小时,然后取出排骨。猪肝洗净剁成泥,胡萝卜、卷心菜洗净切成米粒小丁。将胡萝卜、卷心菜丁和猪肝泥入油锅炒至微黄,加入排骨汤适量烧开,放入面条煮熟,加精盐、味精调味。每日 2 次,温服。

功效:补肾养血。适用于小儿佝偻病,形体瘦弱无力,夜惊多汗,午后身热者。

2) 盐核桃

组成:核桃 500g,粗盐 50g。

方法:核桃敲开剥去外壳。粗盐放入锅内用武火炒热,然后倒入核桃肉,不断翻炒至熟,起锅后筛去盐粒,装瓶备用。每次取 10~20g 食用,每日 1~2 次。

功效:补肺肾,强筋骨,润肠通便。适用于小儿佝偻病,驼背,鸡胸,发育迟缓,大便秘结者。

3) 枸杞杜仲鸽子汤

组成:鸽子 1 只,枸杞子 30g,杜仲 15g。

方法:鸽子去毛及内脏,洗净,与枸杞子、杜仲共入锅内,加水 1 500ml,煎煮至鸽子肉熟,饮汤食肉。每次食肉 30g,饮汤 50ml,每日两次,食前加温,连食 1 周。

功效:益肝肾,强筋骨,补气血。适用于小儿佝偻病,多汗夜惊,骨骼畸形,形体消瘦者。

三、瘾疹

瘾疹是一种以皮肤出现鲜红色或苍白色风团,时隐时现,伴皮肤瘙痒感为特征的过敏性皮肤病,称"风疹块"或"游风"。中医常分为风热袭表证、风寒束表证、邪热内蕴证和血虚风燥证。本病可发于任何年龄、季节,男女皆可发病,西医荨麻疹与本病类似。

【临床症状】

1. 风热袭表　风团鲜红,灼热剧痒,遇热则皮损加重;可伴发热、咽喉肿痛;舌质红,苔薄白或薄黄,脉浮数。

2. 风寒束表　风团色白,遇风寒加重,得暖则减,口不渴;舌质淡,苔白,脉浮紧。

3. 血虚风燥　风团反复发作,迁延日久,午后或夜间加剧;伴心烦易怒,口干咽燥,手足心热;舌红少津,脉沉细。

4. 邪热内蕴　风团成片,色红,瘙痒剧烈,伴脘腹疼痛,恶心呕吐,大便秘结或泄泻,舌质红,苔黄腻,脉滑,指纹紫。

【临床检查】

1. 皮疹为大小不等、形状不一的淡红色或瓷白色的风团,自觉瘙痒。

2. 风团骤然发生并迅速消退,消退后不留痕迹,一日之内可发作数次。

3. 皮疹发生的部位不定。

4. 黏膜也可受累。发生于胃肠道黏膜者,可伴有恶心、呕吐、腹痛、腹泻等;发生于喉头黏膜者,可有气闷、呼吸困难,甚至引起窒息。

5. 慢性者反复发作,可迁延数周、数月,甚至数年。

【鉴别诊断】

1. 水疥　水疥好发于儿童,多见于春夏秋季,好发部位为四肢、腰腹部、臀部,典型皮损为纺锤形丘疹,色红,长轴与皮纹平行,中央常有针尖大小的红斑或水疱,瘙痒剧烈。

2. 猫眼疮　可发生于任何年龄,春秋季多见。好发于手足背、掌底、四肢伸侧等处,皮损呈多形性,有红斑、丘疹、风团、水疱等,常两种以上皮损同时存在,典型皮损为猫眼,即虹彩状,色黯红或紫红。

【临床治疗】

治则:瘾疹的治疗以祛风为主,针对不同的病因辨证施治,风热袭表者疏风清热;风寒束表者祛风散寒;血虚风燥者养血祛风;邪热内蕴者宜透达清利。

1. 风热袭表　揉肺经、掐揉二扇门、捣小天心、清天河水、揉曲池、揉合谷、揉血海、揉三阴交、拿揉风池、揉风府、揉大椎、揉风门、揉肺俞、横擦膈俞各200次。

2. 风寒束表　揉肺经、掐揉二扇门、捣小天心、揉外劳宫、拿列缺、推三关、揉曲池、揉合谷、揉血海、揉足三里、揉三阴交、揉风池、揉风府、揉大椎、揉风门、揉肺俞、横擦膈俞各200次。

3. 血虚风燥　清补肺经、运八卦、揉二人上马、掐揉二扇门、分阴阳、推三关、揉曲池、揉合谷、揉血海、揉三阴交、揉风池、揉风府、揉大椎、揉风门、揉肺俞、横擦膈俞交各200次。

4. 邪热内蕴　清脾经、清胃经、清肺经、清大肠、清小肠、掐揉二扇门、退六腑、揉曲池、揉合谷、揉血海、揉三阴交、揉风池、揉风府、揉大椎、揉风门、揉肺俞、横擦膈俞、下推七节骨各200次。

【注意事项】

1. 保持整洁、安静,温湿度适宜,空气清新的生活环境。

2. 饮食宜清淡、富有营养;多饮水,促进致敏物质排泄。

3. 避免用力搔抓致使皮肤破损,防止感染;患儿应戴棉质手套,夜间加以约束。

4. 避免用肥皂、热水洗澡;内衣宜选宽松柔软棉织品,以防止摩擦。

5. 避免冷热环境刺激、情绪激动、剧烈运动。

【小建议】

1. 针刺疗法

（1）针刺:皮损发于上半身者,取曲池、内关;发于下半身者,配风市、风池、大肠俞等。

（2）放血:分别在双耳尖、双中指尖、双足趾尖经常规消毒后,用三棱针刺之,挤出少许血液。

2. 外治法　炉甘石洗剂外搽。

3. 单验方

（1）选取新鲜的丝瓜叶用水洗净备用,连续涂擦患处。

（2）香菇泡好后切成丝,加瘦肉末,与粳米一起煮饭。对小儿荨麻疹有缓解症状的作用。

（3）选取蝉衣5个,浮萍250g,水煎服,日服两次(早晚各一次)。

4. 食疗

（1）饮食原则：给患儿营养丰富、清淡、易消化食物；少吃油腻、煎炸食物；忌辛辣刺激性食物。

（2）饮食疗法

1）荸荠清凉散：荸荠 200g，鲜薄荷叶 10g，白糖 10g。先将荸荠用水清洗干净后去皮，切碎再搅拌成糊状，之后向其中放入鲜薄荷叶和白糖进行捣烂。最后再向其中加入 200ml 的水后饮用即可。荸荠清凉祛风止痒，主要治疗荨麻疹的血热型，皮疹红色，灼热瘙痒，口干心烦，发热，舌红少苔者。

2）牛肉南瓜条：牛肉 300g，南瓜 500g。牛肉炖七成熟，捞出切条，南瓜去皮、瓤，洗净切条，与牛肉同炒即可。牛肉、南瓜可固卫御风，主治属风寒型荨麻疹，皮疹色淡呈丘疹状，遇寒尤剧者。

四、湿疹

小儿湿疹是以皮肤反复出现细小的红色丘疹或有液体渗出，或皮肤结痂脱屑，伴有瘙痒的皮肤病，经常出现在小儿的面颊部、四肢皮肤皱褶处。本病常以脾虚湿盛、湿热浸渍最为常见。

【临床症状】

1. 脾虚湿盛　皮肤湿疹，皮疹色黯不鲜，表面有水疱及渗液，或有结痂，面色不华，厌食，大便细软或稀溏，舌淡苔白腻，脉濡，指纹淡。

2. 湿热浸渍　皮肤湿疹颜色鲜红，瘙痒，伴有液体渗出，大便秘结，烦躁不安，舌质红，舌苔黄腻，脉滑、指纹紫。

3. 血虚风燥　湿疹反复发作，皮疹干燥、粗糙，甚至苔藓化，色素沉着，瘙痒，抓破有少量渗液，舌淡苔薄，指纹淡紫。

【临床检查】

1. 主要根据病史、皮疹形态及病程。一般湿疹的皮损为多形性，以红斑、丘疹、丘疱疹为主，皮疹中央明显，逐渐向周围散开，境界不清，弥漫性，有渗出倾向，慢性者则有浸润肥厚。病程不规则，呈反复发作，瘙痒剧烈。

2. 实验室检查无特异性，血液中嗜酸性粒细胞可能增加。

【鉴别诊断】

1. 接触性皮炎　常有致敏物或刺激物接触史，疹形较单一，境界清楚，常限于接触部位，自觉瘙痒、灼痛，若去除病因，经适当处理较快痊愈。

2. 神经性皮炎　由大脑皮质兴奋与抑制功能失调引起，以瘙痒在先，发疹在后，一般无渗出史，颈项、骶尾及四肢伸侧等处多见，皮损部位淡红或皮色苔藓化斑片,周围可见多角形扁平丘疹。

【临床治疗】

治则:以健脾利湿为总则。

基本治法:补脾经 200 次,清小肠经 200 次,揉足三里 100 次,揉阴陵泉 100 次,按揉脾俞 100 次。

加减:脾虚湿盛者,加运内八卦 100 次,揉板门 100 次,推四横纹 50 次,揉中脘 100 次,揉丰隆穴 100 次。湿热浸渍者,加清大肠经 100 次,清肺经 100 次,清天河水 200 次,推下七节骨 100 次。血虚风燥者,加揉二马穴 200 次,揉涌泉 100 次,揉血海穴 100 次。

【注意事项】

1. 清淡饮食,禁食辛辣刺激性食物,如葱、姜、蒜、浓茶、咖啡、酒类及其他容易引起湿疹的食物,如鱼、虾等海味。

2. 合理喂养,循序渐进添加辅食。

3. 注意纠正孩子偏食,鼓励孩子多吃蔬菜、水果。

4. 注意勤沐浴,勤换衣物,保持局部清洁干燥。

【小建议】

1. 针刺法　取大椎、曲池、三阴交、神门为主穴,配血海、足三里等穴,中强度刺激,留针 20 分钟,2 天 1 次。用于慢性湿疹。

2. 艾灸法　将艾炷放置皮疹四周,每隔 1.5cm 放 1 壮,顺次点燃,2 天 1 次,有良好的止痒作用。适用于慢性湿疹。

3. 中药外洗

(1)苦参、白鲜皮、蛇床子、露蜂房各 30g,大黄、白芷、紫草各 15g,五倍子 12g,花椒 10g,冰片(另包)、芒硝(另包)各 6g。将上述中药除另包外,先用冷水浸泡 20 分钟,煎煮取汁约 1 000ml,倒入盆内,加入冰片、芒硝各少许拌均匀,待水温后坐浴浸泡 20 分钟左右,早晚各 1 次。

(2)生大黄、川连、黄柏、苦参、苍耳子各 10g。渗出液多者加枯矾 10g。将上药水煎后滤液熏洗患处,每日 3 次。

4. 食疗

(1)饮食原则:给患儿营养丰富、清淡、易消化食物;少吃油腻、煎炸食物;忌辛辣刺激性食物。

(2)饮食疗法

1)苡仁绿豆粥:绿豆 50g,薏苡仁 50g,加水煮粥服食。可清热利湿。主治急性湿疹,症见红斑、丘疹、水疱伴渗出较多者。

2）绿豆百合苡仁汤：绿豆 30g，百合 30g，薏苡仁 15g，芡实 15g，淮山药 15g，一起下锅，加水煮烂熟后，加冰糖即成。每日分 2 次服完，连服数日。可清热解毒，健脾除湿。主治脾虚湿盛型湿疹，症见皮损不红，渗出较多，瘙痒不剧。

五、小儿肌性斜颈

小儿肌性斜颈是指以头向患侧、前倾，颜面旋向健侧为其特点的一种病症。临床上，斜颈除极个别为脊柱畸形引起的骨性斜颈、视力障碍的代偿姿势性斜颈和颈部肌麻痹导致的神经性斜颈外，一般系指一侧胸锁乳突肌挛缩造成的肌性斜颈。推拿对小儿肌性斜颈疗效明显。

【临床症状】

1. 斜颈畸形　婴儿出生后，其母亲可发现患儿头部向患侧倾斜，面部向健侧旋转，下颌指向健侧肩部。2~3 周后斜颈畸形更加明显。将头转向健侧明显受限，症状较轻者应仔细观察才能发现。此症状随着患儿的生长发育日益加重。

2. 颈部肿块　一般在出生时或出生后 2 周内可触及颈部肿块，位于胸锁乳突肌中下段，以发生于右侧者多见。肿块呈梭形，无压痛，一般在 1~2 个月后达到最大，之后逐渐缩小至完全消失，此类患儿中有一部分可发生肿块不消失并产生肌肉纤维化和挛缩引起斜颈畸形。

3. 颜面部畸形　先天性肌性斜颈早期未得到有效治疗，2 岁后即会出现颜面部畸形。主要表现为面部不对称，双侧眼外角至口角的距离不对称，患侧距离缩短，健侧增长。患侧眼睛位置平面降低，因双眼不在同一水平线上，易产生视力疲劳而出现视力减退。健侧颜面部圆而饱满，患侧则窄而平。颈椎可发生代偿性侧凸畸形。此外，患儿整个面部，包括鼻、耳等也可出现不对称性改变。

除上述主要表现外，本症尚可合并先天性髋臼脱位及颈椎其他畸形。

【临床检查】

1. 超声检查　对于小儿的先天性肌性斜颈，超声显像是最好的检查方法。超声检查可详细观察双侧胸锁乳突肌的连续性及肿块的部位、大小内部回声情况，以及与胸锁乳突肌及其周围组织的关系。此外，超声检查能够准确地与颈部其他疾病鉴别，如颈部囊性淋巴管瘤、颈部淋巴结肿大等。尤其对就诊时肿块已消失者，超声检查更为重要。

2. X 线检查　有利于鉴别不同原因造成的斜颈，如枕颈部畸形所致的骨性斜颈和自发性寰椎旋转性半脱位引起的斜颈,必要时可进行 CT 检查,以排除器质性病变。

【鉴别诊断】

1. 先天性骨性斜颈　本症多系先天性枕颈部畸形所致,包括短颈畸形、颅底凹陷、半椎体畸形、寰枕融合及齿状突发育畸形。上述疾病可造成斜颈及面部不对称,但一般不会产生胸锁乳突肌的典型条索状挛缩带及肿块,X 线检查可明确诊断。

2. 寰枢椎半脱位　多为 3~5 岁儿童,咽部炎症后引起颈椎周围软组织充血,突然出现头颈部偏斜,活动受限,项肌紧张。主要表现为颈部旋转运动受限及颈部疼痛症状明显,胸锁乳突肌内无紧张条索带。X 线检查可鉴别,颈椎开口正侧位片可见颈 1~2 半脱位。

3. 眼科疾病　患儿由于一侧近视,另一侧远视,可出现头颈部向一侧倾斜。但胸锁乳突肌无挛缩,头颈部旋转无受限。

4. 颈部淋巴结炎　婴儿期患有颈部淋巴结炎,可迅速发生斜颈并可出现颈部肿块,但此肿块往往压痛明显,并不位于胸乳头肌之内。

【临床治疗】

治则:舒筋活血,软坚散结。推揉拿捏患侧胸锁乳突肌,能舒筋活血,改善局部血运供给,缓解肌肉痉挛,促进肿物消散;伸展扳拉患侧胸锁乳突肌,能改善和恢复颈部活动功能。

治疗方法:

1. 推揉法　患儿仰卧位,用低枕或不用枕,自患侧乳突至胸锁端,沿乳突肌做轻快推揉法 10 分钟。

2. 指揉法　用拇指在患侧肿块周围轻快揉动 5 分钟;再揉肿块 8 分钟。

3. 拿揉法　用三指拿胸锁乳突肌,自上而下施术 5 分钟。

4. 拉揉法　一手扶患儿肩,一手扶患儿头,使患儿头渐渐向健侧肩部倾斜,逐渐拉长患侧胸锁乳突肌,在牵拉至极点处,维持不动 1~3 秒后放松,继用掌揉胸锁乳突肌 10 次。反复操作 3~5 次。

5. 摩法　施术者双手掌对搓发热后在患儿面部做摩法,先健侧 10 次,后患侧 10 次。

【注意事项】

1. 不可经常做被动牵拉运动。

2. 需随时纠正姿势,以助矫正。如眠时垫枕,醒时以玩具或喂奶吸引注意力,使患儿头经常向患侧旋转,以助纠正。

3. 病程在 3 个月以内者治疗为佳,治疗越早,效果越好。

4. 此病以中医保守疗法,特别是小儿推拿为主。

【小建议】

1. **针灸疗法**　常用穴位有悬钟、天柱、大椎、中渚、阴陵泉,另加点刺"七星台"(肩贞、臑俞、天宗、秉风、曲垣、肩外俞、肩中俞)。

2. **贴敷**　贴膏药可有效改善局部血液供应,阻止斜颈发展,加快治愈斜颈。

3. **手术治疗**

(1)如治半年无效者,应考虑手术治疗。

(2)经保守治疗无效或未经治疗的 1 岁以上患儿,由于肌肉已纤维化,面部出现畸形,只有通过手术才能矫正其畸形。手术最佳年龄为 1~5 岁。5 岁以上者,因继发畸形较重,面部变形较难恢复。

六、汗证

小儿汗证是指小儿汗出异常为主的一种病证,即小儿在安静状态下,日常环境中,全身或局部出汗过多,甚则大汗淋漓。多发生于 5 岁以下少儿。本病有自汗、盗汗之分。睡时汗出,醒时汗止者,称为"盗汗";不分寤寐,无故汗出者,称为"自汗"。本病病因为禀赋不足,调护失宜。

【临床症状】

1. **虚证**

(1)肺卫不固:以自汗为主,或伴盗汗,以头部、肩背部汗出明显,动则尤甚,神疲乏力,面色少华,平时易患感冒,舌淡,苔薄白,脉细弱,指纹色淡。

(2)营卫失调:以自汗为主,或伴盗汗,汗出遍身而不温,畏寒怕风,不发热,或伴有低热,精神疲倦,胃纳不佳,舌质淡红,苔薄白,脉缓,指纹淡紫。

(3)气阴亏虚:以盗汗为主,也常伴自汗,形体消瘦,汗出较多,萎靡不振,心烦少寐,寐后汗多,或伴低热,口干,手足心灼热,哭声无力,口唇淡红,舌质淡,苔少或见剥苔,脉细弱或细数,指纹淡紫。

2. **实证**　心脾积热:自汗或盗汗,以头部或四肢为多,汗出肤热,汗渍色黄,口臭,口渴不欲饮,小便色黄,舌质红,苔黄腻,脉滑数,指纹紫滞。

【临床检查】

1. 小儿在安静状态下,正常环境中,全身或局部出汗过多,甚则大汗淋漓。

2. 寐则汗出,醒时汗止者称盗汗;不分寤寐而出汗者称自汗;小儿出汗还应排除护理不当、衣着不适、气候等因素。

3. 排除维生素 D 缺乏性佝偻病、结核感染、风湿热、传染病等引起的出汗。

【鉴别诊断】

1. 战汗　战汗主要出现于急性热病过程中,表现为突然恶寒战栗、全身汗出、发热、口渴、烦躁不安,为邪正交争的征象。若汗出之后,热退脉静,气息调畅,为正气拒邪,病趋好转。与阴阳失调、营卫不和之自汗、盗汗迥然有别。

2. 脱汗　脱汗表现为大汗淋漓,汗出如珠,常同时出现声低息微,精神疲惫,四肢厥冷,脉微欲绝或散大无力,多在疾病危重时出现,为病势危急的征象,故脱汗又称为绝汗。其汗出的情况及临床表现病情的程度均较自汗、盗汗为重。

【临床治疗】

治则:汗证以虚为主,补虚是其基本治疗原则。肺卫不固者益气固卫;营卫失调者调和营卫;气阴亏虚者益气养阴;湿热迫蒸者清化湿热。除推拿调理外,尚可配合脐疗等外治疗法。

1. 虚证

基本治法:补脾经 300 次,补肺经 300 次,补肾经 300 次,揉肾顶 300 次,推三关 200 次,按揉足三里 200 次,捏脊 7~20 遍。

加减:肺卫不固者,基本治法加开天门 48 次,推坎宫 48 次,揉太阳 300 次,揉肺俞 200 次。营卫失调者,基本治法加开天门 48 次,推坎宫 48 次,揉太阳 300 次,摩丹田 300 次。气阴亏虚者,基本治法加揉二马 300 次,清天河水 300 次。

2. 实证　清胃经 300 次,揉板门 300 次,清大肠 200 次,清小肠 200 次,清天河水 300 次,揉中脘 300 次,按揉足三里 200 次,推下七节骨 48 次。

【注意事项】

1. 进行适当的户外活动和体育锻炼,增强儿童体质。

2. 加强预防接种工作,积极治疗各种急、慢性疾病。

3. 注意避风寒,以防感冒。汗出之后,应及时用干毛巾将汗擦干。出汗多者,需经常更换内衣,并注意保持衣服、卧具干燥清洁。

4. 汗出过多致津伤气耗者,应补充水分及容易消化而营养丰富的食物。勿食辛辣、煎炒、炙烤、肥甘厚味。

【小建议】

1. 中成药剂　①玉屏风口服液:每服 3~5ml,日 2 次,主要用于肺卫不固证。②生脉饮口服液:每服 3~5ml,日 2 次,主要用于气阴亏虚证。③黄芪生脉口服液:每服 3~5ml,日 2 次,主要用于气阴不足之汗证。

2. 单方验方

（1）黄芪散：黄芪、牡蛎粉、生地各 30g。共为细末，每服 3~6g。用于盗汗。

（2）糯稻根 30g，浮小麦 10g。水煎服。用于自汗。

（3）浮小麦 30g，麻黄根 10g。水煎代茶饮。用于自汗。

3. 针灸疗法　主穴：大椎、曲池、合谷；配穴：三阴交、肺俞、肾俞。

4. 外治疗法

（1）五倍子粉适量，温水或醋调成糊状，每晚临睡前敷脐中，用橡皮膏固定，有固表敛汗的功效。用于盗汗。

（2）龙骨、牡蛎粉适量，每晚睡前外扑体表。主要用于自汗、盗汗，汗出不止者。

5. 食疗

（1）饮食原则：给患儿营养丰富、清淡、易消化食物；少吃油腻、煎炸食物；忌辛辣刺激性食物。

（2）饮食疗法

1）鸭血、糯米适量，煮烂食之。有补血和营之功。

2）黄芪红枣汤　黄芪 30g，红枣 20 枚，猪瘦肉 100g，水煎服。适用于气虚不固之自汗。

3）乌豆圆肉大枣汤　五指毛桃 30g，乌豆（黑豆）50g，龙眼肉 15~20g，大枣 30g，猪瘦肉 100g，水煎服。适用于气阴亏虚之汗证。

4）粳米 50g，白木耳 15g，百合 15g，冰糖 10g。共同熬粥吃，每日 1 次。适用于盗汗。

5）红枣 50g（去核），浮小麦 30g，煎汤，吃枣喝汤，每日 1 剂。适用于盗汗。

七、肥胖症

肥胖症是指体内脂肪积聚过多，体重超过平均标准体重 20% 者，是常见的营养性疾病之一，其发病率由于诊断标准不一而变异较大，国内报告为 2.4%~3.92%。

肥胖症分两大类，无明显病因者称单纯性肥胖症，儿童大多数属此类；有明显病因者称继发性肥胖症，常由内分泌代谢紊乱、脑部疾病等引起。研究表明，小儿肥胖症与冠心病、高血压和糖尿病等有密切关系。因此，有必要对小儿单纯性肥胖症早期进行干预。

本节主要叙述单纯性肥胖症以推拿为主的综合干预调理。本病临床表现多为本虚标实，本虚以气虚为主，标实以痰浊、膏脂为主，常兼水湿，亦兼有气滞、血瘀。

【临床症状】

1. 脾虚湿阻　体胖肌松,面色少华,自汗气短,倦怠乏力,懒言少动,稍动即喘,反复感冒,纳呆腹胀,大便稀溏,舌胖大,边有齿痕,舌淡红,苔薄白,脉细弱。

2. 胃热湿阻　形体肥胖,面色红润,多食善饥,烦渴喜饮,齿龈肿痛,口舌生疮,口气热臭,大便秘结或不畅,小便量少,舌红,苔黄腻,脉滑数有力。

3. 脾肾阳虚　形体肥胖,面色㿠白虚浮,神疲乏力,形寒肢冷,肢体困重,大便溏薄,甚则完谷不化。夜间多尿,舌质淡胖,苔白,脉沉细无力。

【临床检查】

1. 患者体态肥胖,皮下脂肪丰厚,分布均匀,面颊、肩部、腹壁脂肪积聚明显,腹部偶可见白色或紫色纹。男孩因会阴部脂肪堆积,阴茎被掩盖,易被误认为外生殖器发育不良。严重肥胖者可因胸壁肥厚、横膈抬高、换气困难,造成 CO_2 潴留、缺氧,以致气促、发绀、继发性红细胞增多、心脏扩大及充血性心力衰竭,称为肥胖性肺心综合征。

2. 实验室检查　单纯性肥胖者血中胰岛素水平升高,糖耐量试验和空腹血糖无明显异常。血脂、胆固醇、甘油三酯及游离脂肪酸均增高。超声检查可见不同程度的脂肪肝。

【鉴别诊断】

1. 内分泌疾病　甲状腺功能低下、垂体及丘脑下部病变、肾上腺皮质功能亢进、男性生殖腺功能低下以及糖尿病患儿均有肥胖表现,但不同的内分泌疾病各有特点,易于鉴别。在肥胖儿童中还可见血浆免疫球蛋白、补体 C3 和 C4 及淋巴细胞 T 和 B 的数目均低于非肥胖儿童,同时可见血浆铜、锌水平处于亚临床水平缺乏,经用补充锌和铜的制剂后有所改善。月经初潮在肥胖女孩明显早于同龄非肥胖女孩。

2. 伴有肥胖的综合征　如 Prader-Willi 综合征,以肥胖、肌张力低下、矮小、手足均小、智能低下、生殖腺发育不全、斜视等为其主要症状;Laurence-Moon-Biedl 综合征有肥胖、智能低下、视觉障碍、指趾畸形等症状。

3. 其他　当生长障碍或身体活动量少、能量需要减少时亦可发生肥胖,如患骨骼或神经系统疾病时,长期卧床等。

【临床治疗】

治则:以健脾化痰,利湿通腑为总则。

基本治法:揉板门 300 次,清小肠 200 次,逆运内八卦 200 次,揉中脘 300 次,分腹阴阳 300 次,揉天枢穴 300 次。

加减:脾虚湿阻者,加补脾经 500 次、按揉足三里 500 次、推上三关 200 次、捏脊 3~8 遍。胃热湿阻者,加清补脾经 500 次、清大肠 500 次、按揉膊阳池 200 次、推下七节骨 500 次。脾肾阳虚者,加补脾经 500 次、补肾经 500 次、按揉足三里 200 次、摩擦腰骶部 300 次、捏脊 3~8 遍。

【注意事项】

1. 儿童肥胖症减肥效果的关键是家长,其次是儿童本身。经与肥胖儿童的家长和肥胖儿童充分协商后,共同确定健康教育目标。

2. 造成儿童肥胖症的主要原因是饮食结构不合理,进食量大,吃饭快,运动量小,根据肥胖原因制订减肥计划。减肥前测体重并进行记录,每 7 天测体重 1 次。调整饮食结构,制订减肥食谱。

3. 要加强体育锻炼,多运动。运动锻炼不但可使能量消耗增多,还可促进甲状腺素的生理反应,减低胰岛素的分泌,使脂肪合成减少,有利减肥,并可促进肌肉发育,保持体力。

【小建议】

1. 针灸疗法 主穴取中脘、水分、气海、石门、大横(双)、天枢(双)、足三里(双)、丰隆(双)。胃热湿阻型配内庭、曲池、上巨虚;脾虚湿困型配三阴交、阴陵泉。脾肾阳虚型配关元、太溪、脾俞、肾俞。毫针针刺,平补平泻法,每次留针 30 分钟,留针期间每 10 分钟行针 1 次。每周 4 次,10 次为 1 疗程。

2. 火罐疗法 取穴中脘、关元、天枢、水道、外陵、大横、水分穴,用闪火法反复闪罐上述穴位,至皮肤潮红为度;腰背部采用走罐法,沿两侧膀胱经推动至皮肤潮红。

3. 耳穴疗法 耳穴贴压取内分泌、皮质下、交感、三焦、神门、肺、胃、脾、贲门等穴,每次取 3~4 个耳穴,两耳交替用。每日三餐饭前 15 分钟各按压耳穴 1 次,每次每穴约按 50 次左右。2~3 天更换耳穴 1 次,10 次为一疗程。

4. 食疗

(1)饮食原则:饮食宜清淡、易消化;少吃油腻、煎炸食物,少吃甜食。

(2)饮食疗法

1)冬瓜汤:连皮带籽冬瓜 500g,陈皮 3g,葱、姜、食盐、味精各适量。制作:洗净冬瓜,切成块,放锅内,加陈皮、葱、姜片、食盐,并加适量水,用文火煮至冬瓜熟烂,加味精即成。

2)清蒸凤尾菇:鲜凤尾菇 500g,精盐 3g,味精 2g,鸡汤适量。制作:将凤尾菇洗净,下入沸水中烫一下,以起到杀菌消毒作用;然后用手沿菌褶撕开,使菌褶向上,平入在汤盘内;加入精盐、味精、香油、鸡汤,置笼内清蒸,蒸熟后取出即成。

3）豌豆黄：老豌豆 500g，琼脂 1g，冰糖 200g。制作：豌豆洗净，用凉水浸泡 10 小时，与冰糖同入高压锅，加水适量煮 30 分钟。琼脂洗净用小锅加热煮化，过箩倒入豌豆泥中，拌匀，凉后放入冰箱即成。

八、脱肛

脱肛是指肛管、直肠各层或直肠黏膜向外翻出，脱垂于肛门外的一种症状。以肛门外可见脱出的圆锥形或长形肿块，即脱垂出的直肠为其临床特征。多见于 3 岁以下的小儿，轻者在大便时脱出，便后可自行还纳；重者因啼哭或咳嗽即能脱出，必须帮助才可以回纳。

本病与脾胃、肺、肾密切相关。其病机不外虚实两端。虚者多因先天不足，气血未充，或久痢、久泻、久咳，导致真元不足，关门不固，而致脱肛。实者多因便秘等病，湿热郁于直肠，局部肿胀，里急后重，排便过度努责，约束受损，而致脱肛。但总体上是虚多实少。小儿推拿对脱肛有很好的治疗调理作用。

【临床症状】

1. 脾虚气陷　排便或努挣时肛内有物脱出，轻重程度不一，色淡红；伴有肛门坠胀，大便带血，神疲乏力，食欲不振，舌淡，苔薄白，脉细弱，指纹色淡。

2. 湿热下注　排便或努挣时肛内有物脱出，色紫黯或深红，甚则表面糜烂、破溃，肛门坠痛，肛内指检有灼热感，舌红，苔黄腻，脉弦数，指纹滞、紫红。

【临床检查】

直肠脱垂常分为三度：

Ⅰ度脱垂：为直肠黏膜脱出，脱出物为淡红色，长 3~5cm，触之柔软，无弹性，不易出血，便后可自然回复。

Ⅱ度脱垂：为直肠全层脱出，长 5~10cm，呈圆锥形，淡红色，表面为环状而有层次的黏膜皱襞，触之较厚，有弹性，肛门松弛，便后有时需用手回复。

Ⅲ度脱垂：直肠及部分乙状结肠脱出，长达 10cm 以上，呈圆柱形，触之较厚，肛门松弛无力。

【鉴别诊断】

环状内痔：两者病史不同，环状内痔脱出可见梅花状痔块，充血呈暗红色，易出血，痔块间是凹陷的正常黏膜。直肠指诊，括约肌收缩有力，而直肠黏膜脱垂有括约肌松弛。

【临床治疗】

治则：脾虚气陷者补中益气，升阳固脱；湿热下注者泻腑清热，通便润肠。

1. 脾虚气陷 补脾经300次,补大肠150次,揉外劳宫100次,揉脐100次,揉丹田100次,推上七节骨100次,揉百会100次,捏脊8次。

2. 湿热下注 清胃经300次,清大肠300次,清小肠150次,推六腑300次,揉天枢100次,揉龟尾100次,推下七节骨100次。

【注意事项】

1. 及时治疗可能引起脱肛的原发疾病,如慢性腹泻、便秘及百日咳等。

2. 养成良好的定时排便习惯,要求尽快排出,切忌坐便盆时间过长。

3. 有便秘的小儿平时应多喝水,多吃蔬菜、水果,少食辛辣刺激性食物,尽量保持大便通畅。

4. 注意局部护理,保持肛门部清洁卫生。便后用温水洗净,并将脱出物揉托回纳;睡前也最好用温水清洗肛门部,如此既可保持局部清洁卫生,又可促进血液循环。

【小建议】

1. 保守疗法 如果脱肛继发于便秘、腹泻等疾病,就要积极治疗原发病,原发病治好了,脱肛多能痊愈。当直肠脱出后,家长应及时使其复位,以免脱垂部位充血、水肿给复位带来困难。

让患儿趴在家长的膝上,家长的手指涂上石蜡或麻油,然后缓慢地将脱出的直肠纳入肛门内,然后清洁肛周皮肤,用吊带将纱布垫固定于肛门两侧。若脱出时间长,脱出部位充血水肿,复位有困难,家长应立即带孩子到医院诊治。对多次用保守治疗仍有复发的脱肛小儿,直肠旁酒精注射疗法有效。

2. 手术治疗 不能复位的嵌顿性脱肛,或脱出肠段发黑坏死者,可局部热敷,用抗生素湿敷,插入肛管排气洗肠,待其自行恢复或脱落,否则须切除脱出部,边切边缝,或用电刀切除,出血量均较多,并且术后感染与狭窄的机会很大。肛门括约肌松弛或收缩无力者,脱垂部分切除后仍可复发,如脊膜膨出术后形成的脱肛,须做肛门括约肌成形术。或用银丝箍绕在肛门周围的皮下组织内,称肛门周围箍绕术。对一些严重的直肠脱垂患儿,根据其具体情况可考虑行直肠悬吊术,或经骶肛提肌紧缩等手术。

3. 针灸疗法 选取百会、长强、承山、大肠俞、阴陵泉、飞扬等穴。针灸之法以补气升提为主,利湿清热为辅。

4. 食疗

(1)饮食原则:给患儿营养丰富、清淡、易消化食物;少吃油腻、煎炸食物;多喝水,多吃蔬菜、水果。

（2）饮食疗法

1）黄芪 30g，黑芝麻 10g，与适量猪大肠一起炖汤佐膳，用于因便秘而脱肛者；若大便稀溏而脱肛者，可将上方中的黑芝麻改成芡实 30g，或用猪大肠与黄豆、花生米炖汤，随意服食。2 岁以下小儿，弃肉饮汁即可。

2）槐花 24g，加水 400ml，熬至 200ml，滤去药渣，打入鸡蛋 1 枚（去壳），打散，加油、盐各适量调味，饮汁吃蛋。每日 1 剂，可连服 10~15 剂。

3）大枣 500g，陈醋 1 000ml，共置砂锅内用慢火煮至醋干为止，候凉，瓶装备用。1~3 岁每次服 5 枚，4~7 岁每次服 7 枚，每日 2~3 次。疗程不限，病愈为止。

4）枳壳 300g，黄芪 200g，共放锅内加水适量，用文火煎煮 2~3 小时，去渣得药汁约 400ml，加入红糖 500g，调化，再熬炼成膏状，候凉，瓶装备用。1~3 岁每次服 15g，4~7 岁每次服 20g，放口内含化或温开水送服。每日 2~3 次，连服至愈。

九、衄血

衄血指血液不循常道而经口、鼻诸窍或皮肤（非外伤所致）溢出。临床上以鼻衄、齿衄多见，此节主要介绍鼻衄、齿衄。由鼻腔出血为鼻衄，血由齿龈而出谓之齿衄。有血热证和气虚之分，血热又分为肺热证、胃热证、肝热证和虚火证。

【临床症状】

1. 肺热　鼻燥衄血，血色鲜红，或偶有咳呛，身热口干，舌质红，苔薄黄，脉数，指纹紫。

2. 胃热　口臭鼻燥，鼻衄齿衄，血色鲜红，口渴引饮，心烦胸闷，便干溲黄，舌质红，苔薄黄或黄腻，脉洪数，指纹紫。

3. 肝热　头痛眩晕，烦躁易怒，口干鼻衄、鲜红如涌，溲赤，舌红苔黄，脉弦数，指纹紫。

4. 虚火　手足心发热，夜卧盗汗，烦躁易怒，遗尿，齿摇齿衄，血淡红，舌红，脉细数，指纹淡红。

5. 气虚　面色㿠白，神疲乏力，少气懒言，纳食不香，口唇淡白，舌淡，脉细弱，指纹淡红。

【临床检查】

1. 血常规检查　阴性。

2. 排除其他疾病引起的衄血。

【鉴别诊断】

1. 咳血　为喉、气管、支气管及肺部出血后，血液经口腔或者鼻腔咳出。

常见于肺痨、肺痈、咳嗽等疾病,患者病史、症状及实验室、辅助检查可资鉴别。

2. 呕血 呕血是上消化道出血的主要表现之一,当大量出血时,血液可从口腔、鼻腔涌出,常伴有消化道疾病的其他症状,胃镜检查可有特征性改变,可资鉴别。

【临床治疗】

治则:以止血为主。肺热者,宜泻肺清热,凉血止血;胃热者,宜清热养阴,凉血止血;肝热者,宜平肝清热,凉血止血;虚火上炎者,宜滋阴清火,收敛止血;气虚者,宜补气摄血。

基本治法:

1. 肺热 清大肠、清肺经、清肝经、补肾经、揉小天心、轻拿列缺、清天河水、退六腑、下推天柱骨、揉风门、揉肺俞、推天门、推坎宫、揉迎香各 200 次,掐右端正 20 次。

2. 胃热 清脾经、清胃经、清大肠、清肺经、揉板门、逆运内八卦、掐四横纹、退六腑、揉中脘、揉天枢、摩腹、按揉足三里、下推七节骨、揉承浆各 200 次,掐右端正 20 次。

3. 肝热 清脾经、清大肠经、清肝经、清心经、清肺经、水底捞月、推天河水、退六腑、按弦走搓摩、按揉太冲、揉迎香各 200 次,掐右端正 20 次。

4. 虚火 补脾经、补胃经、揉肾经、运内八卦、揉二人上马、推三关、摩腹、揉足三里、揉肝俞、揉肾俞各 200 次,捏脊 3 次。

5. 气虚 补脾经、补胃经、补肺经、揉肾经、推三关、揉中脘、揉天枢、揉气海、摩腹、揉足三里、揉脾俞、揉胃俞各 200 次,捏脊 3 次。

加减:鼻衄急性期掐右端正,止血为主,后期调理则要加上迎香、攒竹、颧髎等局部穴位,及黄蜂入洞手法;齿衄则需加上人中、地仓、承浆等局部穴位;有时则虚实夹杂,则加上辨证治疗。

【注意事项】

1. 养成良好的生活习惯,少挖鼻孔,少用牙签之类尖锐之物,牙刷软硬适中。

2. 控制好情绪,消除紧张情绪。

3. 加强锻炼,以增加自身正气。

【小建议】

1. 鼻出血临时处理

(1)指压止血法:如出血量小,可让患者坐下,用拇指和示指紧紧地压住患者的两侧鼻翼,压向鼻中隔部,暂让患者用嘴呼吸。同时在患者前额部敷以冷毛巾,一般压迫 5~10 分钟,出血即可止住。

（2）压迫填塞法:如果出血量大,可采用压迫填塞的方法止血。具体做法是:用脱脂棉卷成如鼻孔粗细的条状,向鼻腔充填。不要松松填塞,因为填塞太松,达不到止血目的。再继续捏住双侧鼻翼 10 分钟左右,即能止血。

2. 针灸治疗　取穴孔最、迎香、血海。肺热证配大椎、风门、肺俞;胃热证配内庭、阴陵泉;肝热证配肝俞、太冲;虚火证配太溪、涌泉、太冲;气虚证配足三里、中脘、天枢、关元。留针 30 分钟,中强刺激。针后休息,多饮温水以发汗。

3. 食疗

（1）饮食原则:给患儿营养丰富、清淡、易消化食物;少吃油腻、煎炸食物;多喝水,多吃蔬菜、水果。

（2）饮食疗法

1）鲫鱼石膏煲豆腐:鲫鱼 1 条（约 150g）,豆腐 200g,生石膏 30g;将鱼宰好洗净后,与豆腐、石膏同放入锅内,加水适量煲 1 小时,以盐调味即可食用;幼儿只饮汤,以防鱼骨鲠喉。有清肺热、降胃火、止鼻血的功效。

2）鲜藕汁饮:鲜藕 300g 洗净,磨烂挤汁 50~100ml;每次 50ml,用少量白糖调匀、炖滚后服。可清热解暑,凉血止血。

3）黄花菜瘦肉汤:黄花菜 30g（干品,浸泡洗净）,瘦猪肉 100g,蜜枣 2 枚,同入锅内,加水适量慢火 1 小时,以盐调味后食用。有清热平肝、润燥、止鼻血之效。

十、气脐

气脐,又称脐突、脐疝,是指腹腔内容物由脐部薄弱区突出的腹外疝,以小儿哭闹时,或便秘努挣,或咳嗽时脐部外突,平静时消失为特征。多见于新生儿及婴幼儿,少数在幼儿期仍然存在。脐位于腹壁正中部,在胚胎发育过程中,这是腹壁最晚闭合的部位。同时,脐部缺少脂肪组织,使腹壁最外层的皮肤、筋膜与腹膜直接连在一起,成为全部腹壁最薄弱的部位,腹腔内容物容易于此部位突出形成脐疝。疝多为直径 1cm 大小的圆形,如用手将疝送回时,可摸到患儿肚脐处皮下的疝环。脐疝可随小儿长大、腹壁肌肉加强而自然痊愈,一般无不良影响,如果发生了疝嵌顿（肠卡在脐部无法回复到腹腔内）,由于肠壁受压,血运不畅,就有肠缺血坏死的危险。小儿推拿可增强脏腑功能,加强腹部肌肉,有利于疝孔闭合,降低手术几率。

【临床症状】

1. 脾肾不足　肿物频因小儿哭闹、咳嗽、运动等而突出,也易回纳。患儿体质虚弱,伴有面色少华,食欲不振,腹胀便溏,四肢欠温等,舌淡边有齿印,指纹色淡。

2. 肝气郁结 肿物频因小儿哭闹、咳嗽、运动等而突出,不易回纳,伴有脘腹胀痛,烦躁嗳气,情绪易怒,舌红,指纹紫滞。

【临床检查】

1. 婴儿出生后脐部呈半圆形的肿物隆起,大多如拇指头大小,质软,在肿物的下半可见到脐痕。

2. 肿物在小儿哭闹或用力时增大,安静休息或用手挤压时缩小或消失。

3. 用手还纳疝内容物后可触及疝环,疝环直径多小于2.0cm。

【鉴别诊断】

新生儿脐炎:新生儿脐炎是指脐部组织因细菌侵入所引起的炎症,是新生儿期特有的疾病。轻症可见局部有浆液脓性分泌物,常有臭味,且脐部与周围皮肤发红和肿胀。

【临床治疗】

治则:以保守治疗复位为主,脾肾不足者佐以健脾助运,培肾固本;肝气郁结者佐以疏肝解郁。

1. 脾肾不足 补脾经300次,补肾经300次,补大肠200次,按揉百会200次,揉丹田300次,揉肾俞300次,揉足三里300次。

2. 肝气郁结 清肝经300次,清心经300次,顺运内八卦200次,揉膻中200次,搓摩两肋30次,揉丹田300次,揉足三里300次。

【注意事项】

1. 要注意胎儿断脐消毒。

2. 应注意减少小儿啼哭,有便秘、咳嗽时应积极治疗。

3. 新生儿在脐带脱落前后要注意局部干燥。

4. 操作时手法要轻柔,注意防止损伤脐部。

【小建议】

1. 压脐法 用拇指端压迫脐部突出部,使脐疝回归入腹腔,然后拇指按压脐疝中央,使疝内陷,用无菌棉球填塞脐窝,再把经过严格消毒的硬物外用无菌棉包裹,压迫在脐孔上,用透明贴平整粘贴在脐上,一周更换一次敷贴。采用透明敷料贴固定,具有固定可靠、舒适感强、便于观察、安全及方便等优点。

2. 药物贴敷 肉桂4g,丁香4g,五倍子8g,朴硝40g。上药共研细末,每次3~9g,加适量醋调和,根据脐疝大小做成饼状贴于脐部,用胶布固定,24小时更换一次。

3. 手术治疗　脐疝是否需要手术治疗应根据以下几点决定：

（1）年龄：虽然绝大多数的脐疝可以随年龄长大好转，但小儿到4岁以后仍有脐疝者，可以考虑手术治疗。

（2）大小：疝直径达到2~3cm，或者有逐渐加大的趋势，自然痊愈的可能性就比较小了，应请医生决定及时手术处理。

（3）发生紧急情况：当脐疝被卡在脐部较长时间无法用手送回，患儿出现哭闹不适时，应考虑发生了嵌顿，此时需紧急处理。

第十章　小儿保健推拿

第一节　婴儿期保健推拿

生后 28 天至 1 周岁前为婴儿期,有以下四个主要年龄特点:①生长发育迅速:如 1 周岁时体重为出生时的 3 倍,身长增加 50%,头围由平均 34cm 增至 46cm,胸围由平均 32cm 增至 46cm。神经、精神和感知觉发育也很迅速。②营养需求高:因为生长发育特别迅速,单位体重所需热量和蛋白质比生后任何年龄阶段都多。一旦营养素供给不足,易出现营养不良、生长迟滞、贫血、佝偻病等。③消化吸收能力弱:膳食营养要求高,进食量大,但消化吸收不完善。稍有不慎即引起婴儿腹泻和消化不良。④易患感染性疾病:自母体来的免疫力逐渐消失,而后天获得性免疫力还较弱,易患各种感染性疾病及传染病。需注意切断可能的疾病传播途径,增强体质,按时进行计划免疫。

婴儿期的常见疾病有:①呼吸道疾患,如肺炎和上呼吸道感染;②消化道感染,如消化不良和腹泻;③营养缺乏性疾病,如佝偻病、营养不良、生长迟滞、贫血等。这些常见病威胁小儿的健康和生长,也是婴儿死亡的重要原因。

应采取综合防治措施:合理喂养,按时添加辅食;结合动作训练,加强体格锻炼;注意个人卫生;定期健康检查和生长发育监测;按时完成基础免疫,避免接触感染性疾病;对疾病要做到早发现、早诊断、早治疗。要通过多种渠道、采取多种方式,向母亲及其家庭其他成员进行健康教育,宣传诸如合理喂养,正确护理,体格锻炼,建立良好生活制度,早期教育及常见疾病防治等科普知识,提高群众科学育儿水平。教育内容要结合实际,有科学性和趣味性,使群众易接受,用得上。

由于上述特点,婴儿期也是减少小儿发病和死亡的重要阶段。推拿对于防治婴儿期各种疾患,有其独特的疗效。以下是针对婴儿期小儿的生理病理特点,常用的保健手法。

一、头面部

1. 取穴　开天门,推坎宫,运太阳,揉耳后高骨。
2. 操作　小儿取坐位。①开天门:医者两手示、中、无名指托扶儿头侧部,两手拇指分别着力于两眉间,交替上推至前发际,推 30~50 次。②推坎宫:医者两手合捧儿头侧,以拇指甲端,掐穴 1 次,复以两拇指指腹桡侧缘自两眉间向外推至眉梢上,推 30~50 次。③运太阳:医者两手示、中、无名指托扶儿头后部,两手拇指指腹按揉该穴,称运太阳,运 20~50 次。④揉耳后高骨:医者两手拇、示、无名指扶持儿头部,中指旋揉该穴处,揉 20~50 次。

二、胸腹部

1. 取穴　推揉膻中,摩腹,分腹阴阳。

2. 操作　小儿取仰卧位。①推揉膻中:医者两手拇指指腹自膻中穴,分别向两侧分推 50~100 次。以示指或中指指腹分别在该穴揉 50~100 次。②摩腹:以全掌或四指指腹摩腹,称"摩腹",逆时针为补,顺时针为泻,摩 1~2 分钟。③分腹阴阳:两手拇指指腹着力于剑突下,沿肋弓下缘顺势八字分推 100~300 次。

三、上肢部

1. 取穴　推五经,揉二马,清天河水,揉一窝风。

2. 操作　小儿取坐位或仰卧位。①推五经:医者拇指置小儿掌背,其余四指在小儿掌面,同时向指端方向直推 50~100 次,称"推五经"。②揉二马:令患儿手心朝下,医者用拇指指腹揉之,称为"揉二人上马",揉 100~300 次。③清天河水:用示、中指指腹从患儿腕横纹直推向肘横纹,称"清天河水",推 100~300 次。④揉一窝风:用拇指或中指指腹揉此穴,揉 100~300 次。

四、下肢部

1. 取穴　按揉足三里,揉擦涌泉。

2. 操作　小儿取坐位或仰卧位。①按揉足三里:拇指或中指端着力按揉 100~300 次。②揉擦涌泉:拇指指腹或中指指腹着穴揉 30~50 次;以拇指自前向足跟反复推擦,有灼热感为止。

五、背腰部

1. 取穴　背部膀胱经、督脉。

2. 操作　小儿取俯卧位。医者双手用捏法自卜向上称捏脊,每捏三下将背脊提一下,称捏三提一法。捏之前先在背部轻轻按摩几遍,使肌肉放松。

第二节 幼儿期保健推拿

1~3周岁为幼儿期。此期特点为生长发育相对减慢,乳牙先后出齐,断母乳改为软食,并逐渐过渡到成人饮食。小儿开始行走,与外界接触增多,活动范围扩大,促进了语言、思维的能力。此期易患各种传染性疾病、营养缺乏病、上呼吸道感染、肺炎及腹泻等,故应注意培养良好的生活习惯。按程序进行各种疫苗的预防接种,以增加自身免疫力。

幼儿的体格发育速度比婴儿慢,但神经、心理和情绪发育十分迅速,具有以下4个鲜明的年龄特点:①言语动作发展快,和社会接触增多,是培养良好生活习惯和行为模式的最佳时机。但由于认知水平低,自制能力弱,养育方式不当或处于不良环境下,容易养成一些不良习惯,为今后的健康成长埋下隐患。②活动范围扩大,又没有安全感,容易发生各种意外事故。③刚经历断乳期,对膳食有逐步适应阶段,如果辅食添加不及时,或膳食制度不合理,容易导致消瘦、生长迟滞、贫血等营养问题。④和外环境接触机会增多,自身的免疫能力较低,是各种传染病的高发阶段。

一、头面部

1. 取穴　开天门,推坎宫,运太阳,揉耳后高骨,推囟门,按揉迎香。

2. 操作　小儿取仰卧位。①开天门:医者两手示、中、无名指托扶儿头侧部,两手拇指分别着力于两眉间,交替上推至前发际,推30~50次。②推坎宫:医者两手合捧儿头侧,以拇指甲端,掐穴1次,复以两拇指指腹桡侧缘自两眉间向外推至眉梢上,推30~50次。③运太阳:医者两手示、中、无名指托扶儿头后部,两手拇指指腹按揉该穴,称运太阳,运30~50次。④揉耳后高骨:医者两手拇、示、无名指扶持儿头部,中指按揉该穴处,揉30~50次。⑤推囟门:医者两手示、中、无名指扶持儿头侧,两拇指指腹自前发际向上交替推至囟门30~50次;再自囟门向两侧分推20~30次。若婴儿囟门未闭,手法宜轻柔,推至其边缘即可,不可用力按压。⑥按揉迎香:医者拇指和示指或示、中指指腹分别揉50~100次。

二、胸腹部

1. 取穴　揉天突,揉膻中,摩腹。

2. 操作　小儿取仰卧位。①揉天突:中指指端按揉此穴,称"揉天突",揉

50~100 次。②揉膻中：以示指或中指指腹分别着该穴揉 50~100 次。③摩腹：以全掌或四指指腹摩腹，称"摩腹"，逆时针为补，顺时针为泻，摩 3 分钟。

三、上肢部

1. 取穴　推五经，揉板门，运内八卦，掐揉四横纹，揉二马，揉一窝风，清天河水。

2. 操作　小儿取坐位或仰卧位。①推五经：医者拇指置小儿掌背，其余四指在小儿掌面，同时向指端方向直推 50~100 次，称"推五经"。②揉板门：医者用拇指指腹按揉患儿手掌大鱼际，称"揉板门"，揉 50~100 次。③运内八卦：一手持患儿四指以固定，掌心向上，另一手以拇指指腹做圆周运动，按乾、坎、艮、震顺序依次顺时针方向推运，称"顺运内八卦"，若自兑、坤、离、巽的顺序依次逆时针方向推运，称"逆运内八卦"，次数均为 100~300 次。④掐揉四横纹：一手持患儿四指以固定，另一手拇指甲从示指横纹依次掐揉至小指横纹，称"掐四横纹"，掐 3~5 次，再分别按揉 3~5 次。⑤揉二马：令患儿手心朝下，医者用拇指指腹揉之，称为"揉二人上马"，揉 100~300 次。⑥揉一窝风：用拇指或中指指腹揉此穴，揉 100~300 次。⑦清天河水：用示、中指指腹从患儿腕横纹直推向肘横纹，称"清天河水"，推 100~300 次。

四、下肢部

1. 取穴　按揉足三里，揉三阴交，揉擦涌泉。

2. 操作　小儿取坐位或仰卧位。①按揉足三里：拇指或中指端着力按揉 50~100 次。②揉三阴交：拇指或中指端着力按揉 50~100 次。③揉擦涌泉：拇指或中指指腹着穴揉 30~50 次；以拇指自前向足跟反复推擦，有灼热感为止。

五、背腰部

1. 取穴　揉大椎，揉肺俞，揉肝俞，揉脾俞，捏脊。

2. 操作　小儿取俯卧位。①用示、中二指分别按揉大椎、肺俞、肝俞、脾俞各 1~2 分钟。②捏脊：双手用捏法自下而上称捏脊，每捏三下将背脊提一下，称捏三提一法。捏之前先在背部轻轻按摩几遍，使肌肉放松。

第三节　学龄前期保健推拿

学龄前期即 3~7 周岁。此期的特点为体格发育减慢，而智力发育增快，能利用语言和简单文字进行学习,所以应加强思想教育、劳动锻炼,培养良好的卫生习惯。由于此期儿童活动范围进一步扩大,接触传染病的机会增多,所以应做好防疫工作。

影响幼童生长发育的因素很多,除体育锻炼外,还有以下几个方面:①营养对整个儿童时期生长发育的影响是众所周知的,其中最主要的是热量、蛋白质、维生素及各种矿物质。如果某些营养物质缺乏,不仅会影响儿童的生长发育,还会导致营养不良,甚至营养缺乏性疾病。这个时期的孩子活动量比婴幼儿时期大大增加,智力发育也非常迅速,因此需要供应优质和足量的膳食,才能保证孩子正常生长发育的需要。另外,还要培养他们良好的饮食习惯,避免挑食、偏食和吃零食等,以致引起营养供应不足而影响其身心健康的发展。②每天要安排合理而有规律的生活制度,对任何时候儿童的生长发育都能起到促进作用。幼童活动量大,如不注意极易发生疲劳,所以家长要给孩子安排一个适合幼童的动静交替的生活制度,避免活动过度,影响生长发育。③任何急慢性疾病都能对儿童的生长发育产生直接的影响。幼童仍是各种传染病的好发年龄,因此家长要及时地带领孩子按计划进行各种预防接种。这个年龄亦是龋齿的高发年龄,因此在 3~4 岁时,父母们就要教会孩子刷牙,注意口腔卫生,防止龋齿发生。其他一些幼童常见的疾病,如扁桃体炎、肾炎、风湿热、贫血等也必须做好预防工作。④周围环境,如空气、水、土壤及食物被长期污染,可直接影响儿童的生长发育。

一、头面部

1. 取穴　按揉迎香,揉百会,揉四神聪,揉风池,拿肩井。

2. 操作　小儿取坐位。①按揉迎香:医者拇指和示指或示、中指指腹分别揉穴位 50~100 次。②揉百会:以拇指指腹按揉该穴,称"揉百会",揉 50~100 次。③揉四神聪:医者两手合捧儿头侧,以拇指指腹分别按揉穴处 50~100 次。④揉风池:以拇指指腹或拇、示两指按揉此穴,揉 30~50 次。⑤拿肩井:用拇指与示、中二指对称用力提拿本穴,称拿肩井,拿 3~5 次。

二、胸腹部

1. 取穴　揉天突,揉膻中,揉中脘,揉天枢,摩腹。

2. 操作　小儿取仰卧位。①揉天突:中指指端按或揉此穴,称"按天突"或"揉天突"。②揉膻中:以示指或中指指腹分别着该穴揉 50~100 次。③揉中脘:以示指或中指指腹按揉此穴 100~300 次。④揉天枢:以示、中指同时按揉左右两穴,称"揉天枢"。⑤以全掌或四指指腹摩腹,称"摩腹",逆时针为补,顺时针为泻,摩 3~5 分钟。

三、上肢部

1. 取穴　揉板门,运内八卦,掐揉四横纹,揉合谷,揉曲池。

2. 操作　小儿取坐位或仰卧位。①揉板门:用拇指指腹按揉患儿手掌大鱼际,称"揉板门",揉 50~100 次。②运内八卦:一手持患儿四指以固定,掌心向上,另一手以拇指指腹做圆周运动,按乾、坎、艮、震顺序依次顺时针方向推运,称"顺运内八卦",若自兑、坤、离、巽的顺序依次逆时针方向推运,称"逆运内八卦",次数均为 100~300 次。③掐揉四横纹:一手持患儿四指以固定,另一手拇指甲从示指横纹依次掐揉至小指横纹,称"掐四横纹",掐 3~5 次,再分别揉 3~5 次。④揉合谷:用拇指指腹按揉该穴处,揉 50~100 次。⑤揉曲池:用拇指或中指指腹揉此穴,揉 50~100 次。

四、下肢部

1. 取穴　揉血海,揉阳陵泉,揉足三里,揉丰隆,揉二阴交。

2. 操作　小儿取坐位或仰卧位。用拇指或示指指腹分别按揉血海、阳陵泉、足三里、丰隆、三阴交各 50~100 次。

五、背腰部

1. 取穴　揉大椎,揉肺俞,揉肝俞,揉脾俞,揉龟尾,捏脊。

2. 操作　小儿取俯卧位。①揉大椎、肺俞、肝俞、脾俞、龟尾。医生坐于一侧,用示、中二指分别按揉大椎、肺俞、肝俞、脾俞、龟尾各 3~5 分钟。②捏脊:双手用捏法自下而上称捏脊,每捏三下将背脊提一下,称捏三提一法。捏之前先在背部轻轻按摩几遍,使肌肉放松。

附一 小儿推拿常用腧穴

一、睛明

【又名】泪孔。

【位置】目内眦,眶内缘睑内侧韧带中。属足太阳膀胱经。

【操作】推:用一指禅推法;揉:用拇指或中指端揉。

【次数】20~50次。

【作用】祛风摄泪。

【临床应用】

1. 治风邪袭眼之恶风流泪,眼干涩,或目赤肿痛。

2. 近视、斜视、复视等疾。

3. 长期流泪,眵多,头昏头痛等。睛明穴是治目疾之要穴,推拿操作既无针刺之苦,又无创伤之嫌,各种目疾多用之。

二、桥弓

【位置】颈部两侧沿胸锁乳突肌成一线。

【操作】用拇指指面或示、中二指从上向下推或抹称推桥弓,用拇指和示指指端提拿称拿桥弓,亦可揉之。

【次数】揉50~100次,推抹10~30次,提拿3~5次。

【作用】降逆潜阳,舒筋活血。

【临床应用】

1. 用于肝阳上亢或肝火化风之面赤身热,惊风抽搐,头痛颈强等,是降血压之要穴。

2. 治小儿肌性斜颈、头面疼痛等。

3. 可调和气血,改善睡眠,治小儿夜啼等,具安神养心之功。

三、风府

【位置】后发际正中直上1寸,项后正中凹陷中。

【操作】可点、可揉,亦可用小鱼际擦。若用掌根先轻叩,后稍重击、震之,称震脑门。

【次数】点 10~30 次,揉 1~3 分钟,擦 50~100 次,振 1~3 次。

【作用】发汗解表,醒脑安神,镇惊祛痰。

【临床应用】

1. 表证同风池。长于摄涕、摄泪。

2. 能开关通窍,治头昏、神少、健忘、耳鸣、耳聋、脑瘫失语等。

3. 高热惊风、抽搐、癫痫及痰鸣喘嗽亦用之。

4. 擦风府能强身醒脑、益智、抗感冒等,常用于保健。

四、缺盆

【又名】天盖。

【位置】锁骨上缘中点凹陷处,下对乳头,属足阳明胃经。

【操作】或揉,或弹拨。

【次数】揉 20~30 次,弹拨 3~5 次。

【功效】镇咳平喘,通络止痛。

【临床应用】

1. 善治痰涎壅盛,气逆之证,如哮喘、咳痰、胸闷等治标之力较强。

2. 能活血化瘀,消瘰疬瘿瘤。

3. 治上肢麻木,疼痛有效。

五、神阙

【又名】脐中、脐、气舍。

【位置】肚脐正中,属任脉;又指脐周腹部。

【操作】用中指端或大鱼际揉之,亦可摩之,振之。逆时针为补,顺时针为泻,逆顺交替为平补平泻。临床常有用拇、示指捏挤脐四周,至轻度瘀血为止,称捏挤肚脐。

【次数】摩 100~200 遍,振 10~30 次,捏挤至皮肤轻度瘀血。

【功效】温阳散寒,补中益气,消食导滞。

【临床应用】

1. 该穴为温补中焦要穴,治脾胃虚寒,中气下陷之久泻、久痢、食少、肢冷、脱肛、完谷不化之症有良效。

2. 既能补脾,又能补肾;治脾肾阳虚之水肿、泻痢、久喘、小便失禁,或遗尿缩阴等症有一定效果。

3. 其消食导滞之功多用于脘腹胀满、便秘肠鸣、疳积、腹痛等。常用于小儿保健。

4. 为腹泻四大手法之一,既可治标,又可治本,疗效显著。

六、阴囊

【位置】阴囊、睾丸。

【操作】轻捻、轻揉,或擦之。

【次数】30~50 次。

【功效】温肾固本,温中散寒止痛。

【临床应用】

1. 下元虚冷之遗尿、疝气、阴缩、阴冷。

2. 阴阳格拒,虚火上炎之口腔溃疡。

3. 小腹冷痛、胃痛、肢冷等,可取其温中散寒、回阳救逆之功。该部位操作一定要轻柔;且安静状态下进行,若小儿哭闹、躁动,最好慎用。

七、膈俞

【位置】第七胸椎棘突旁开 1.5 寸,属足太阳膀胱经。

【操作】可按、可揉、可点。

【次数】10~30 次。

【功效】宽胸利膈。

【临床应用】

膈肌痉挛呃逆、呕吐、胃痛、气上冲。该穴为血之会,故能调气散血,治各种血瘀证。

八、列缺

【又名】仙手。

【位置】①桡骨茎突上方,两虎口交叉,示指指端下取穴。②手腕两侧凹陷中。

【操作】可掐、可拿。

【次数】掐 3~5 次,拿 10~30 次。

【功效】发汗解表,镇痛开窍。

【临床应用】

感冒无汗,昏不知人,牙痛头痛,咽喉肿痛,以及咳嗽痰多。

九、百虫（血海）

【位置】髌骨内上缘 2.5 寸处，属足太阴脾经。

【操作】可按、可揉。若用拇指与示、中二指对称在膝上两侧（内为百虫）捏拿，称拿百虫。

【次数】拿 5~10 次，按揉 10~30 次。

【功效】通经活络，通关调血。

【临床应用】

1. 能通经活络，治下肢痿软，足膝无力，或抽搐、角弓反张。

2. 通关要穴。《推拿广意》谓："百虫通关"。善治痰鸣气喘，口噤不开，二便不利之症。

3. 亦能调血养血。

十、阴陵泉

【位置】胫骨内侧髁下缘凹陷处，属足太阴脾经。

【操作】可揉、可按、可掐。若拇指端垂直于该筋横推，称扣拨阴陵泉。

【次数】按揉 10~30 次，扣拨 3~5 次。

【功效】温阳化气，舒筋通络。

【临床应用】

1. 能温化水气，治腹胀、水肿、小便不利，或失禁、阴缩、阴痛、阴黄等。为阴中之阳穴。

2. 治下肢痿软无力，膝关节屈伸困难。

十一、阳陵泉

【位置】小腿外侧，腓骨头前下方凹陷处。属足少阳胆经。

【操作】可揉、可按，亦可扣拨。

【次数】揉按 10~30 次，扣拨 3~5 次。

【功效】疏肝利胆，调筋和络。

【临床应用】

1. 治肝郁气滞、胆气不舒之呕吐、胁痛、口苦、咽干、黄疸、脚气等。

2. 治一切筋软、筋强、筋疼等，其调筋和络之力较强。

3. 阴陵泉与阳陵泉一在内，一在外；一为阴，一属阳，为阴筋与阳筋之总汇。临床常配合治疗各种筋病，有平调阴阳，匡正筋脉之功。

十二、解溪

【位置】踝关节前横纹中点,两筋之间凹陷处,属足阳明胃经。

【操作】掐之、揉之。

【次数】掐 3~5 次,揉 20 次。

【功效】定惊,调和肠胃。

【临床应用】

《小儿推拿方脉活婴秘旨全书》将其归纳为三大作用:"解溪穴:又惊、又吐、又泻,掐此即止。"可见主要用于惊风吐泻。

十三、太溪

【位置】内踝与跟腱中间的凹陷中,属足少阴肾经。

【操作】按揉之、拿之。

【次数】100~300 次。

【功效】补肾强筋,滋阴降火。

【临床应用】

1. 肾虚脚痛、耳鸣、眩晕、腰痛、足跟痛等。

2. 太溪属水,善能滋阴降火,用于潮热,盗汗咽干,咳血,衄血,该穴为肾经原穴,补肾之功较强。

十四、新设

【位置】第三、四足趾缝间,趾蹼缘上方。

【操作】掐法。

【次数】5~10 次。

【功效】引气下行。

【临床应用】

一切腹胀,乃治胀之要穴。

附二 小儿艾灸疗法

一、小儿艾灸疗法的作用

1. 温通经络,祛散寒邪 灸法以温热性刺激为主,灸火的热力能透达组织深部,温能助阳通经,又能散寒逐痹。因此,凡阳虚导致的虚寒证或寒邪侵袭导致的实寒证,都是灸法的适用范围,这也是灸法作用的重要特点之一。"温"是灸法的主要刺激因素,通过"温"的作用而达到"通畅""通达""通调"的治疗效应。

2. 补虚培本,回阳固脱 灸法能增强脏腑的功能,补益气血,填精益髓。因此大凡先天不足、后天失养及大病、久病导致的脏腑功能低下、气血虚弱、中气下陷,皆为灸法的适宜病证。许多慢性疾病适宜于灸法治疗,正是基于灸法的这种补虚培本作用,通过扶正以祛邪而起到治疗与保健作用。另外,灸法对阳气虚脱而出现的大汗淋漓、四肢厥冷、脉微欲绝的脱证有显著的回阳固脱的作用,是古代中医急救术之一。

3. 行气活血,消肿散结 气为血之帅,血随气行,气得温则行,气行则血行。灸之温热刺激,可使气血调和,营卫通畅,起到行气活血、消肿散结的作用。因此,大凡气血凝滞及形成肿块者均是灸法的适宜病证,如瘰疬、瘿瘤等。特别是疮疡阴证之日久不溃、久溃不敛者,使用灸法治疗,更有独特的治疗效果。

4. 预防保健,促进生长发育 灸法不仅能治病,还可以激发人体正气,增强抗病能力,起到预防保健的作用。在日常生活中,尤其是季节交替之时,根据气候特点及小儿体质情况,适时选取大椎、身柱、肺俞、神阙、足三里等穴位进行施灸,对提高小儿的抵抗力、促进小儿发育、强身健脑均有一定作用。

二、小儿常见病的艾灸疗法

(一)脾胃病症

脾胃是人体的重要脏器,属于消化系统,二者互为表里。胃主受纳,脾主运化,脾为胃行其津液,共同完成消化吸收及精微的输布,所以说脾胃为气血生化之源,后天之本。人体五脏六腑,四肢百骸的营养均靠脾胃所受纳和运化的水谷之精微供给。另外,脾胃在中焦,脾主升,胃主降,是人体气机升降的枢纽,脾胃功能正常则清升浊降,气化正常,气血条达,可保持机体阴阳气血相对平衡。

小儿具有"脾常不足"的生理特点,脾胃功能尚不健全,对营养精微的需求较成人相对为多,与其快速生长发育的需求形成矛盾状态,加之乳食不能自节,或嗜食肥甘厚味,或恣食寒凉瓜果等,损伤脾阳,使其运化功能紊乱,故临床上易出现消化系统疾病,如食欲不振、吐泻、积滞以及疳证等脾胃病。脾为阴土,以阳气温煦推动用事,脾阳健则能运化升清,正如《临证指南医案》所说:"太阴湿土,得阳始运……"灸法以温热性刺激为主,灸火的热力能透达组织深部,能助阳通经、散寒逐痹,且灸法又能增强脏腑的功能,补益气血,填精益髓。因此,灸法对小儿脾胃病有很好的治疗效果。具体适应证如下:

1. 厌食症 指儿童较长时期食欲不振,食量减少,甚至拒食的一种病症。发病原因主要是由于喂养不当,导致脾胃不和,受纳运化失职。厌食患儿一般精神状态较为正常,病程长者,可出现面色少华、形体消瘦等症,影响小儿生长发育。

艾灸选穴:身柱、脾俞、胃俞、中脘、神阙、天枢、足三里等。

灸量:具体施灸时间根据小儿年龄及病情灵活应用,一般为5~10分钟,以局部微红有温热感为度。

按语:小儿生长发育迅速,如果长期食欲不振,则使气血生化不足,抗病能力减退,诱发各种疾病,从而影响小儿生长发育。艾灸治疗厌食症,方法简单,疗效良好。同时还应配合良好的教育方法及心理矫正,让孩子养成良好的饮食习惯。

2. 便秘 指患儿大便干燥、坚硬,便量不多,呈栗子状,排便艰难,或排便时间间隔过长,或虽有便意而排出困难。

艾灸选穴:中脘、天枢、水道、归来、支沟、丰隆、上巨虚等。

灸量:具体施灸时间根据小儿年龄及病情灵活应用,一般为5~10分钟,以局部微红有温热感为度。

按语:对于以奶粉喂养为主的婴幼儿,奶粉调配不宜过浓,可加适量果汁或蔬菜汁。对于断奶后的小儿,主食不宜过于精细,鼓励宝宝多吃富含维生素的蔬菜和水果,并养成按时排便的习惯。对于其他疾病引起的便秘,需及时治疗原发病变。

3. 泄泻 是小儿最常见的消化系统疾病之一,大便次数明显增多,粪质稀薄或如水样为主要特征。本病一年四季均可发生,尤以夏秋两季为多。如治疗不及时,迁延日久可影响小儿的生长和发育。重症患儿还可产生脱水、酸中毒等严重症状。

　　艾灸选穴：中脘、神阙、天枢、大肠俞、足三里、脾俞、胃俞等。

　　灸量：具体施灸时间根据小儿年龄及病情灵活应用，一般为 5~10 分钟，以局部微红有温热感为度。

　　按语：对无明显脱水、酸中毒的泄泻患儿，可用艾灸疗法进行治疗，每日 1 次，较重时可每日 2 次。

　　4. 流涎　指小儿唾液过多而引起口涎外流的一种常见症。多由于饮食不当，而致脾胃湿热，熏蒸于口，或脾胃虚弱、固摄失职等引起唾液从口内外流而发病。多见于 1 岁左右的婴儿，常发生在断奶前后。

　　艾灸选穴：百会、身柱、脾俞、胃俞、神阙、内关等。

　　灸量：具体施灸时间根据小儿年龄及病情灵活应用，一般为 5~10 分钟，以局部微红有温热感为度。

　　按语：艾灸对本症效果好，能显著改善症状。由于婴儿的口腔浅，不会节制口腔唾液，在新生儿期，唾液腺不发达，到第 5 个月以后，唾液分泌量增加，6 个月时，牙齿萌出，对牙龈三叉神经产生机械性刺激而致唾液分泌增加，均属生理现象，不应视作病态。

　　5. 腹痛　指胃脘以下、脐周和耻骨以上部位发生的疼痛，为小儿常见病症，可见于任何年龄和季节，婴幼儿不能言语，多表现为无故啼哭。

　　艾灸选穴：中脘、神阙、天枢、关元、足三里等。

　　灸量：具体施灸时间根据小儿年龄及病情灵活应用，一般为 5~10 分钟，以局部微红有温热感为度。

　　按语：艾灸对于一般功能性腹痛疗效很好。对于虫积引起的腹痛，艾灸只能暂时止痛，必须采用驱虫药治疗。对于由于器质性病变所引起的腹痛，应注意鉴别诊断，及时采用必要的药物或外科治疗。

　　6. 呕吐　是小儿脾胃系疾患的常见症候，是机体的一种本能反应，多由于胃失和降、胃气上逆所致。中医学对呕吐的认识，大多认为寒、热、积滞是本病的主要因素。

　　艾灸选穴：中脘、内关、足三里等。

　　灸量：具体施灸时间根据小儿年龄及病情灵活应用，一般为 5~10 分钟，以局部微红有温热感为度。

　　按语：艾灸对于小儿呕吐疗效较好，在排除其他器质性病变后，可作为主要治疗方法。小儿患病期间重视饮食调护，尤其是呕吐剧烈者，要适当控制食量。另外，小儿胃脏娇嫩，贲门松弛，如果喂养不当，吸入过多空气，或喂乳过多，出现乳后有少量乳汁倒流口腔，从口角溢出，此为溢乳，不属病态。

（二）肺、大肠病症

肺为娇脏，难调而易伤。肺主宣发与肃降，外合皮毛，主一身之表。小儿具有"肺常不足"的生理特点，肺脏宣发功能尚不健全，腠理不密，卫外功能不固，对外界的适应能力较差，"治节"一身之气的功能尚未健全，六淫疫疠之邪不论从皮毛或从口鼻而入，均先及肺，影响肺之宣肃功能，临床上易于出现呼吸系统疾病，如感冒、咳嗽、哮喘、喉痹等证。此外，肺与大肠相表里，肺气清肃下降，气机调畅，并布散津液，能促进大肠的传导，有利于糟粕的排出；大肠传导正常，糟粕下行，亦有利于肺气的肃降。两者配合协调，从而使肺主呼吸及大肠传导的功能均归正常，故临床治疗中要注意表里兼治。

灸法以温热性刺激为主，灸火的热力能透达组织深部，能助阳通经、散寒逐痹，且灸法又能增强脏腑的功能，补益气血，填精益髓。因此，灸法对小儿肺、大肠病症亦有很好的治疗效果。具体适应证如下：

1. 咳嗽　是小儿常见的肺系疾患，无论外感、内伤所导致的肺失宣降者，都可以发生咳嗽。本病相当于现代医学的急、慢性支气管炎等疾病。

艾灸选穴：大椎、风门、肺俞、天突、中府、云门、膻中等。

灸量：具体施灸时间根据小儿年龄及病情灵活应用，一般为 5~10 分钟，以局部微红有温热感为度。

按语：艾灸对于外感、内伤咳嗽的疗效较好，对于服药困难的患儿，可作为主要治疗方法；对肺炎咳嗽可作为重要的辅助治疗方法。咳嗽是许多疾病的一个症状，如果咳嗽不是突出的主要症状，则不属于本病范畴。

2. 发热　指人体口腔温度 >37.5℃，或肛温 >38℃，或一天中体温波动超过 1.0℃。小儿基础体温是指直肠温度，正常体温范围：肛温≤37.5℃，口温≤37.2℃，腋温≤37.0℃。以肛温为标准，发热可分为：低热（37.5~38.5℃），中度发热（38.6~39.5℃），高热（39.6~40.5℃），超高热（>40.5℃）。

艾灸选穴：大椎、风门、曲池、山根、涌泉等。

灸量：具体施灸时间根据小儿年龄及病情灵活应用，一般为 5~10 分钟，以局部微红有温热感为度。

按语：发热原因复杂，必须详细检查，明确诊断。小儿高热惊厥多见于 4 岁以下的小儿，因神经系统未完善，一旦发热超过 40℃，便易出现两眼上翻、四肢强直并阵阵抽动等，应密切关注患儿状态，必要时应立即送医院治疗。平时应注意饮食有节，预防感冒。发热期间，饮食要富有营养，适量多补充高蛋白食物，尽可能忌食油腻食物。

3. **感冒** 是小儿时期最常见的外感性疾病之一,发病率占儿科疾病的首位。以发热恶寒、鼻塞流涕、打喷嚏、轻咳为主要表现。

艾灸选穴:大椎、风门、肺俞、合谷等。

灸量:具体施灸时间根据小儿年龄及病情灵活应用,一般为5~10分钟,以局部微红有温热感为度。

按语:艾灸治疗感冒较好。平时应加强锻炼,增强机体抵抗力。饮食宜清淡,易消化,防止引起感冒夹滞。小儿鼻炎也可参照此法施灸。

4. **哮喘** 是小儿时期常见的一种呼吸道疾病,临床上常以阵发性呼吸困难,呼气延长,喉间有哮鸣音,严重时张口抬肩,唇口青紫,不能平卧为特征。好发于春秋季节,常在清晨或夜间发作或加重。

艾灸选穴:大椎、风门、肺俞、天突、膻中、定喘、中脘、神阙、气海等。

灸量:具体施灸时间根据小儿年龄及病情灵活应用,一般为5~10分钟,以局部微红有温热感为度。

按语:艾灸可以扶正祛邪,本病的治疗应重视扶正治本。艾灸能够很好地改善幼儿体质,增强免疫力,对预防哮喘的发生有很好的作用。

(三)心、小肠病症

小儿神气怯弱,一旦听到异声、看到异物都可致心神不宁,而易于发生惊恐、客忤等,甚则出现惊风、抽搐。从现代医学研究来看,小儿神经系统发育尚未成熟,情感脆弱,故易因精神刺激而发病。灸法能够增强脏腑的功能,补益气血,填精益髓。因此,临床亦可用于治疗小儿心、小肠病症。具体适应证如下:

1. **夜啼** 指小儿经常在夜间无明显诱因而哭闹不止,烦躁不安,间歇发作或持续发作,甚则通宵达旦。或每夜定时啼哭,白天如常,多见于1岁以下婴幼儿。是婴儿时期常见的一种睡眠障碍。

艾灸选穴:身柱、中脘、神阙、内关、百会等。

灸量:具体施灸时间根据小儿年龄及病情灵活应用,一般为5~10分钟,以局部微红有温热感为度。

按语:啼哭是小儿的一种生理活动,可表达需求或痛苦,如饥饿、惊吓等都可以导致啼哭,此时如及时发现并对症处理,啼哭就会停止,此不属于病态。艾灸治疗本病时,应排除因急腹症和一些其他感染性疾病引起的啼哭。

2. **口疮** 又称"口疳",以小儿口腔黏膜溃烂为主症。

艾灸选穴:合谷、内庭、劳宫、脾俞、胃俞、中脘、天枢、三阴交等。

灸量:具体施灸时间根据小儿年龄及病情灵活应用,一般为5~10分钟,以局部微红有温热感为度。

按语:小儿口疮,常因消化不良、过食辛辣刺激食物、便秘等引起。平时应注意口腔卫生,忌食辛辣肥甘食品。也可将吴茱萸粉加醋调成糊状,贴敷于双侧涌泉穴,每2天换药1次。

(四)肾、膀胱病症

肾为先天之本。小儿之禀赋根于父母,出生之后又赖后天水谷之滋养。小儿初生正处生长发育之时,肾气未盛,气血未充,肾气随年龄增长而逐渐充盛。小儿具有"肾常虚"的生理特点,即小儿的禀赋不足则肾气先虚,若后天又失于调养,则肾精失于填充,易受虚损。"肾主骨、生髓,通于脑",小儿的生长发育、抗病能力以及骨髓、脑髓、发、耳、齿等的正常发育和功能都与肾脏有关。肾虚常易导致小儿体质虚弱,疾病反复难愈,甚至生长发育迟缓,如骨骼生长不利,出现囟门迟闭、齿迟、行迟、立迟、鸡胸等症。肾气虚损,膀胱气化失利,则发生水肿,尿频,遗尿等。灸法能够增强脏腑的功能,补益气血、填精益髓,还可激发人体正气,因此,临床治疗小儿肾、膀胱病症疗效显著。具体适应证如下:

1. 遗尿 指3岁以上小儿,不能自主控制排尿,睡眠时经常尿床的一种病症。多见于10岁以下儿童。3岁以下婴幼儿,由于脑髓未充,脏腑未坚,或正常的排尿习惯尚未养成,而产生尿床者不属病理现象。

艾灸选穴:关元、中极、膀胱俞、三阴交等。

灸量:具体施灸时间根据小儿年龄及病情灵活应用,一般为5~10分钟,以局部微红有温热感为度。

按语:正常小儿1岁以后白天可逐渐控制小便,随着年龄增长,小儿经脉日渐充盛,排尿和表达均逐步完善。而学龄儿童可因白天贪玩,精神疲劳,夜间偶发尿床,则不属于病理状态。艾灸治疗遗尿疗效确切,但需要配合正确的饮食,家长需定时喊醒小儿排尿,以养成定时排尿的习惯。

2. 尿频 是指以小便次数增多为特征的病症。好发于学龄前儿童,尤以幼儿发病率高,女孩多于男孩,本病预后较好。

艾灸选穴:关元、中极、膀胱俞、三阴交等。

灸量:具体施灸时间根据小儿年龄及病情灵活应用,一般为5~10分钟,以局部微红有温热感为度。

按语:小儿因气化功能不健全,小便次数偶有增多,无尿急及其他不适,不属病态。家长要及时积极针对病因进行防治:如控制感染,治疗泌尿系病变,切除过长包皮等;适当控制饮水、注意局部清洁卫生,勤换内衣内裤;引导小儿参加趣味性体育锻炼和游戏,分散其注意力,解除其紧张情绪和自卑感;对小儿进行膀胱功能训练,延长排尿间隔时间。

3. 五迟、五软、五硬　是小儿生长发育障碍的病症。五迟、五软、五硬为传统中医病名,五迟代表小儿发育迟缓,本该在一定年龄出现的立、行、语言、头发和出牙等生理现象没有出现,或虽然出现,但明显不如同龄小儿。五软和五硬是对肢体,乃至全身状身状态的描述,五软为软弱无力,五硬为拘急僵直。

艾灸选穴:神阙、关元、中脘、足三里、阳陵泉、三阴交、肝俞、脾俞、胃俞、肾俞等。

灸量:具体施灸时间根据小儿年龄及病情灵活应用,一般为 5~10 分钟,以局部微红有温热感为度。

按语:本病究其病因病机多系孕期调护不当、饮食、精神、起居等因素损伤胎元之气或父母精血虚损等,致先天精髓不充,脏气虚弱,筋骨肌肉失养而出现五迟五软。治以扶正补虚,固本培元为主。从预后来讲,疗程较长,《活幼心书》中言:"苟或有生,譬诸阴地浅土之草,虽有发生而畅茂者少。又如培植树木,动摇其根而成者鲜矣。由是论之,婴孩怯弱不耐寒暑,纵使成人,亦多有疾。"及早诊断、及时治疗往往能改善预后,年龄在 3 个月内效果更佳。此外,采用综合疗法,配合针灸、推拿、功能锻炼等也有利于疾病的向愈。

（五）其他病症

1. 小儿保健

艾灸选穴:大椎、身柱、肺俞、神阙、中脘、足三里等。

灸量:具体施灸时间根据小儿年龄及病情灵活应用,一般为 5~10 分钟,以局部微红有温热感为度,每周 1~2 次。

按语:艾灸上述穴位,对提高小儿的抵抗力、促进小儿发育、强身健脑均有一定作用。

2. 脑瘫　为小儿脑性瘫痪的简称,指小儿大脑发育不全而致的临床综合征,可伴有智力低下、惊厥、听觉和视觉障碍以及学习困难等,是由多种原因引起脑损伤而致的后遗症。

艾灸选穴:大椎、百会、四神聪、身柱、腰阳关、合谷、涌泉等。

灸量:具体施灸时间根据小儿年龄及病情灵活应用,一般为 5~10 分钟,以局部微红有温热感为度,每周 1~2 次。

按语:本病小儿年龄越小,效果越好,但治疗疗程较长,艾灸尤其适用于 5 岁以下的患儿,针对 5 岁以上的患儿,除了艾灸治疗以外,还应配合矫形手法治疗,同时,应与功能锻炼相结合。

3. 近视　是一种屈光不正的眼部疾患,外观眼部一般无明显异常,以视近处清晰、视远处模糊为主症。按调节性可分为：假性近视、真性近视和混合性近视。一般儿童的近视眼，多数属于"假性近视"。由于用眼过度，调节紧张而引起的一种功能性近视，如果不及时解痉矫正，日久就可发展成为真性近视。

艾灸选穴：印堂、攒竹、太阳、四白、风池、翳风、肝俞、脾俞、光明等。

灸量：具体施灸时间根据小儿年龄及病情灵活应用，一般为 5~10 分钟，以局部微红有温热感为度，每周 1~2 次。

按语：假性近视为功能性，多发于青少年，视力可在数周或 1~2 个月内下降，适当休息后又可得到不同程度的缓解。真性近视为器质性改变，不能自然恢复。艾灸治疗对假性近视有明显效果，对真性近视有改善视力的作用。

三、小儿艾灸疗法的注意事项

施灸时，应向患儿家长及小儿详细交待艾灸疗法的操作过程，打消患者对艾灸的恐惧感或紧张感，以取得患者的信任及合作。仍须注意以下各点，以保证其安全有效。

1. 施灸的体位　患儿体位要舒适，且便于医师操作；一般空腹、过饱、极度疲劳及小儿拒绝配合时不宜施灸。

2. 施灸顺序　一般先灸上部，后灸下部，先灸阳部，后灸阴部（即先背部、后胸腹，先头身、后四肢）。临床具体操作时又须灵活掌握，如小儿脱肛宜先灸长强以收肛，后灸百会以举陷。

3. 施灸操作　操作时要注意防止艾火脱落，以免灼伤皮肤及衣物。灸疗过程中随时了解小儿的反应，及时调整灸火与皮肤间距离，以免引起灸伤。

4. 施灸时间　小儿艾灸疗法要严格控制施灸时间，一般将施灸时间控制在 5~10 分钟，以局部温热微红为度。

5. 其他　若灸后出现小水疱，可不处理，任其自然吸收。若水疱较大，可用消毒针刺破水疱，放水后涂以龙胆紫药水。此外，用过的艾条等，应装入小口玻璃瓶或筒内，以防复燃。

主要参考文献

1. 王华兰,张世卿.中国儿科推拿[M].郑州:河南科学技术出版社,2019.

2. 王华兰.推拿治疗学[M].上海:上海科学技术出版社,2011.

3. 张锐.张汉臣小儿推拿[M].青岛:青岛出版社,2017.

4. 廖品东.小儿推拿学[M].2版.北京:人民卫生出版社,2016.

5. 柳少逸.小儿推拿讲稿——"广意派"传承录[M].北京:中国中医药出版社,2016.

6. 汪受传,丁樱,王素梅.中医儿科学[M].上海:上海科学技术出版社,2017.

7. 汪受传.中华医学百科全书:中医儿科学[M].北京:中国协和医科大学出版社,2017.

8. 徐荣谦.中医儿科学[M].北京:中国中医药出版社,2013.

9. 张奇文,朱锦善.实用中医儿科学[M].北京:中国中医药出版社,2016.

10. 朱锦善.儿科心鉴[M].北京:中国中医药出版社,2007.

11. 徐荣谦.刘弼臣实用中医儿科学[M].北京:中国中医药出版社,2014.

12. 王琦.中医藏象学[M].北京:人民卫生出版社,1997.

13. 陈宇清.新推拿法[M].郑州:河南人民出版社,1955.

14. 陈宇清.新推拿十八法详解[M].郑州:河南人民出版社,1957.

15. 陈宇清.胃病推拿法[M].郑州:河南人民出版社,1963.

16. 胡玲,刘清国.经络腧穴学[M].2版.上海:上海科学技术出版社,2018.

17. 王富春,贾春生.刺法灸法学[M].3版.上海:上海科学技术出版社,2018.

18. 邢华,姚斐,龚利,等.脏腑推拿的源流及学术特点[J/OL].辽宁中医杂志:1-7〔2019-12-11〕.http://kns.cnki.net/kcms/detail/21.1128.R.20190626.1031.100.html.